践行四川大学"两个伟大"暨庆祝四川大学学报（医学版）创刊60周年系列图书

现代医学实践探析

——肿瘤分册

XIANDAI YIXUE SHIJIAN TANXI

ZHONGLIU FENCE

李为民　别明江／主编

汤　洁　余　琳　吕　熙　陈　杉／副主编

四川大学学报（医学版）编辑部／编

U0341314

四川大学出版社

责任编辑：杨丽贤
责任校对：龚娇梅
封面设计：墨创文化
责任印制：王　炜

图书在版编目（CIP）数据

现代医学实践探析. 肿瘤分册 / 李为民，别明江主
编. —成都：四川大学出版社，2018.7
ISBN 978-7-5690-2021-2

Ⅰ.①现…　Ⅱ.①李…　②别…　Ⅲ.①临床医学－研
究②肿瘤－诊疗－研究　Ⅳ.①R4

中国版本图书馆 CIP 数据核字（2018）第 148404 号

书名	现代医学实践探析——肿瘤分册

主　　编	李为民　别明江
出　　版	四川大学出版社
地　　址	成都市一环路南一段24号（610065）
发　　行	四川大学出版社
书　　号	ISBN 978-7-5690-2021-2
印　　刷	郫县犀浦印刷厂
成品尺寸	210 mm×285 mm
插　　页	2
印　　张	14
字　　数	416 千字
版　　次	2018 年 8 月第 1 版
印　　次	2018 年 8 月第 1 次印刷
定　　价	59.00 元

◆读者邮购本书，请与本社发行科联系。
　电话：(028)85408408/(028)85401670/
　(028)85408023　邮政编码：610065
◆本社图书如有印装质量问题，请
　寄回出版社调换。
◆网址：http://www.scupress.net

目　录

·肺癌分子病理与临床诊疗进展·

肺癌诊治水平的进展与提高 ……………………………………… 李为民，刘　丹，卢　铀（3）

核糖体蛋白 S6 shRNA 慢病毒载体的构建及其对肺腺癌 A549 细胞株增殖的影响

………………………………………… 陈勃江，李为民，刘　丹，张　雯（8）

携带人 *AKT2*、*PDK1*、*BAD* 基因的慢病毒表达载体的构建及其在 293T 细胞中的表达

………………………………………… 朱　静，陈勃江，黄　娜，李为民（14）

REGγ 促进肺癌细胞的恶性生物学行为

………………… 覃　晴，郭福春，罗顺涛，李晓玉，刘晓柯，王永生（20）

2000 年与 2010 年四川大学华西医院收治肺癌患者的临床流行病学特征及病理类型分布特点

………………………………………… 姚晓军，张洪伟，蒲　强，刘伦旭（26）

局限性磨玻璃影在 I 期肺癌中的诊断价值 ……… 黄　燕，王佑娟，王威亚，蒲　强，李为民（35）

32 例晚期及术后复发肺肉瘤样癌患者的治疗及生存分析

………………… 熊伟杰，张新星，黄媚娟，陈　柳，宋玲玲，薛建新，王永生，卢　铀（40）

·肺癌的早期诊断·

肺癌早期诊断方法及临床意义 ……………………………… 李为民，赵　爽，刘伦旭（47）

TTF-1、NapsinA、P63 和 CK5/6 在肺癌组织的表达与分型诊断的价值

………………………………………… 余　何，李　镭，刘　丹，李为民（53）

Rh-Endostatin 作用肺癌血管正常化时相与 CA9 表达的关系初探

………………… 何　朗，孙永红，刘　康，徐幸幸，杨　蜜，吴　迅，蒋　莉（60）

支气管内超声引导针吸活检术对肺门、纵隔淋巴结肿瘤和结核的诊断价值

… 王　业，朱　辉，杨　赛，王　可，田攀文，史静宇，韩青兵，罗永霄，罗凤鸣，李为民（66）

6 458 例肺癌患者临床特征及诊疗现状分析

………………… 李　镭，刘　丹，张　立，周　萍，宋　娟，程　越，余　何，赵　爽，李为民（72）

肺磨玻璃结节的外科诊断和治疗分析——附 663 例报告

………………… 韦诗友，赵珂嘉，郭成林，梅建东，蒲　强，马　林，车国卫，

………………… 陈龙奇，伍　伫，王　允，寇瑛琍，林一丹，李为民，刘伦旭（80）

·泌尿系统肿瘤的综合治疗·

在规范化诊治基础上改进和提高泌尿系统肿瘤综合治疗水平 …………………… 李 响，李 虹（87）
BNIP3 在肾透明细胞癌中的表达及其与 HIF-1α、VEGF 的相关性研究
………………… 罗 琳，熊子兵，曾 浩，陈 铌，陈雪芹，张 朋，李 响（93）
结缔组织生长因子受体结合区域的预测及筛选 ………… 张 朋，朱育春，张 立，李 响（98）
原发性肾平滑肌肉瘤 13 例临床病理分析
………… 熊子兵，石 明，Kunwar Ashok，陈 铌，张 朋，曾 浩，李 响（102）
高危局限进展性肾透明细胞癌术后辅助应用干扰素-α 的生存分析
………… 夏 娟，李 响，陈雪芹，李 雄，曾 浩，魏 强，张 朋，朱育春（108）
耻骨后顺行前列腺癌根治术与逆行根治术的围手术期情况和长期并发症比较
………… 熊子兵，石 明，Kunwar Ashok，陈 铌，张 朋，曾 浩，李 响（113）
根治性膀胱切除术围手术期并发症风险因素分析
………… 范 钰，石 明，熊子兵，韩 平，张 朋，曾 浩，李 响，魏 强（118）

·血液肿瘤的靶向治疗·

血液肿瘤靶向治疗进展 ……………………………………………………… 牛 挺，刘 霆（127）
酪氨酸激酶抑制剂治疗慢性粒细胞白血病的临床疗效分析
………… 李向龙，朱焕玲，刘红英，吕素娟，郑素萍，吴 俣，牛 挺，刘 霆（133）
中国西南地区老年人 EB 病毒阳性弥漫大 B 细胞淋巴瘤的临床病理特点及预后分析
………………… 叶云霞，张文燕，李甘地，刘卫平，刘艳梅，林 莉，廖殿英，
………………………………… 郭 嘉，谢春燕，蒋炜杰，刘 莉，张尚福（139）
儿童急性 B 前体淋巴细胞白血病 CD20 表达与临床特征及预后的相关性研究
…… 陈晓曦，袁粒星，张 鸽，万朝敏，霍婉莹，唐 雪，艾 媛，万 智，朱易萍，高 举（146）
GATA-2 基因高表达在 AML1/ETO 阳性急性髓系白血病中的临床意义
………………… 谢惠敏，高 丽，王 楠，徐媛媛，李永辉，于 力，王莉莉（153）
FLT3 基因突变与急性早幼粒细胞白血病髓外复发
………………………………… 李 军，邹兴立，刘婷婷，蒋 孟，牛 挺（160）
急性白血病异基因造血干细胞移植 BFA/BuCyA 两种预处理方案的比较
………………… 唐 韫，李建军，陈心传，刘志刚，卢忠平，黄晓鸥，刘 霆（166）
HyperCVAD 方案和 CHOP 方案治疗淋巴母细胞淋巴瘤的效果分析
………………………… 胡 原，赵 夏，吴丽莉，蔡昌枰，赵维莅，王 黎（172）

·消化道肿瘤的内镜诊治·

消化道肿瘤的早期诊断与内镜下微创治疗 ………………………… 王一平，吴俊超（181）
常规内镜黏膜下剥离术与经内镜黏膜下隧道剥离术治疗食管大面积黏膜病变的疗效及并发症分析
………………… 王 瑾，秦金玉，郭天娇，甘 涛，王一平，吴俊超（188）
内镜经黏膜下隧道切除术治疗上消化道黏膜下肿瘤的研究
………………… 秦金玉，罗斌阳，郭天娇，王一平，吴俊超，王显坤，甘 涛（194）

表浅食管鳞癌淋巴结转移规律探讨

　　…………………… 苏　畅，朱林林，冯　丽，郭天骄，甘　涛，杨锦林，吴俊超，王一平（200）

130例内镜下黏膜切除浅表型食管癌及食管上皮内肿瘤的病理学分析

　　…………… 何　度，吴　霞，江　丹，要文青，刘庆林，王艺颖，朱林林，秦金玉，张文燕（206）

表浅胃食管交界腺癌内镜分型与浸润深度相关性分析

　　………………………………………… 郭天娇，马一菡，秦金玉，王一平，杨锦林（212）

附录　………………………………………………………………………………………（219）

·肺癌分子病理与临床诊疗进展·

肺癌诊治水平的进展与提高*

李为民[1]，刘 丹[1]，卢 铀[2]

1. 四川大学华西医院 呼吸内科（成都610041）；2. 四川大学华西医院 肿瘤中心 胸部肿瘤科（成都610041）

【摘要】 肺癌是恶性肿瘤死亡的首要原因。本专题主要针对肺癌流行病学、早期筛查及诊断以及治疗策略等热点问题进行研究，提出目前肺癌临床流行病学及病理类型分布的变化，阐述低剂量CT及孤立性结节影像学特点在肺癌早期筛查诊断中的价值，研究晚期脑转移肺癌及肺肉瘤样癌患者的治疗策略，并探索靶向治疗的新靶点。在规范化诊治的基础上，通过基础研究获得新发现并逐步应用于临床，从而提高肺癌高危人群早期筛查的准确率，从分子病理水平对肺癌进行分子分型，充分实现个体化治疗，改善晚期肺癌治疗策略，达到改善患者生存和预后的目的。

【关键词】 肺癌 早期筛查 靶向治疗

Advances and Improvements in the Diagnoses and Treatments of Lung Cancer *LI Wei-min[1], LIU Dan[1], LU You[2]. 1. Department of Respiratory Medicine, West China Hospital, Sichuan University, Chengdu 610041, China; 2. Department of Thoracic Center, Cancer Center, West China Hospital, Sichuan University, Chengdu 610041, China*

【Abstract】 Lung cancer is the leading cause of cancer-related death worldwide. The topics of this issue include the changes of lung cancer epidemiology and its histological characteristics, the value of low dose CT in early detection of lung cancer and the image characteristics of solitary pulmonary nodule in early diagnosis of lung cancer, the advances in the therapeutic strategies for lung cancer with brain metastases and pulmonary sarcomatoid carcinoma, and new potential targets of molecular targeted therapy in lung cancer. In order to more effectively improve the survival and prognosis of the patients with lung cancer, it is necessary to strengthen basic research on the molecular pathogenesis of lung cancer, and to translate the advances in basic research into the efforts of exploring the specific and sensitive diagnosis tools for lung cancer, and so increasing the accuracy of early screening and diagnosis, as well as classifying the lung cancer by molecular pathology to achieve individualized therapy.

【Key words】 Lung cancer Early screening for lung cancer Target therapy

肺癌是恶性肿瘤死亡的首要原因。近年来，伴随环境及人们生活习惯的改变，以及人们对肺癌认识的不断深入，肺癌无论在流行病学、早期筛查，还是诊断技术、治疗方式上都发生了巨大变化。本专题针对这些热点问题进行研究，分析目前肺癌的临床流行病学及病理类型分布、早期筛查及晚期肺癌治疗的新进展，并从分子水平研究肺癌分子标志物，探索靶向治疗的新靶点。本文将从以下几个方面进行简要述评。

1 流行病学变化

近50年来，肺癌发病及死亡率呈逐年快速增高的趋势，全球肺癌的男性发病率增加了10～30倍，而女性增加了3～8倍[1]。2008年我国36个肿瘤登记点发布的数据显示，肺癌新发病例数的约52.2万，占所有恶性肿瘤病例数18.5%；肺癌死亡病例数约45.3万，占所有恶性肿瘤死亡例数的23.1%，发病率和死亡率均居恶性肿瘤之首[2]。未来20年，我国的肺癌发病数和死亡数仍可能持续上升。

随着戒烟措施的实施以及人们戒烟意识的加强，肺癌患者的性别构成比发生了变化，男性肺癌发病率逐渐达到平台，甚至开始出现下

* 国家自然科学基金（No. 81372504、No. 81241068、No. 81201851）资助

降趋势，而女性肺癌发病率却快速上升。2012年欧洲呼吸年会公布的数据显示，相比2007年，2012年肺癌患者中，男性患者死亡率降低了10%，而女性增加了7%。在中国，女性肺癌发病率高于欧洲国家，尤其是非吸烟女性。研究结果认为这与中国女性承受更多的烹饪油烟污染及被动吸烟相关。除此之外，欧洲及日本的研究数据发现，青年肺癌发病率呈逐年上升趋势[3,4]。尽管国内尚无大规模数据统计，但是多个地区单中心研究结果都显示肺癌发病有年轻化的趋势，青年患者中以肺腺癌多见，且女性所占比例较高，吸烟患者所占比例较低，这种改变和工业化进程、大气污染愈加严重有着不可分割的关系。

另一变化趋势是肺癌病理类型分布在发生变化。过去吸烟所致肺癌患者中，肺鳞癌最多，而从20世纪末开始，肺腺癌发病率不断增加，目前已取代肺鳞癌，成为最常见的病理类型。姚晓军等[5]对四川大学华西医院2 167例肺癌患者进行分析后同样发现，近十年内，肺癌女性患者构成比明显上升；病理类型分布上，肺腺癌及小细胞癌构成比明显上升，而肺鳞癌由44.8%下降至28.7%。

因此，目前肺癌流行病学特点的变化，与社会环境、大气污染、生活习惯、职业暴露及遗传背景等均密切相关，而关注肺癌流行病学特征，更有利于提高早期诊断率，避免漏诊及误诊，尽早选择针对性的治疗方案。

2 肺癌早期筛查的进展

2.1 高危人群

肺癌早期筛查应主要在高危人群中进行。高危人群主要涵盖高龄和有吸烟史的人群。目前各个研究及指南对高危人群的定义标准尚不一致，2013年美国癌症综合网络（National Comprehensive Cancer Network，NCCN）发布的非小细胞肺癌（non-small cell lung cancer，NSCLC）指南定义高危人群为55～74岁，且吸烟史30包/年（现在或既往），而戒烟不超过15年；或者年龄大于50岁，吸烟史20包/年，且合并一项额外的高危因素（除外二手烟）[6]。而法国Blanchon等[7]的研究对象是50～75岁无症

状、当前或既往吸烟每天多于15支，持续至少20年（戒烟不超过15年）的人群。前列腺、肺、结肠、卵巢癌筛查试验（PLCO）肺癌研究还包含了社会经济状况、体质指数、肺癌家族史、慢性阻塞性肺疾病（COPD）病史等危险因素，更全面地分析了肺癌的高危因素。由PLCO开发出的PLCO模型较美国全国性肺癌行动计划（NLST）标准敏感性更高，特异性与NLST标准相当，但是PLCO模型复杂，临床应用受限[8]。

2.2 低剂量CT（low-dose computer tomography，LDCT）筛查

2013年NCCN发布的NSCLC指南推荐高危人群应当每年使用LDCT进行肺癌筛查。早期肺癌行动计划（ELCAP）研究结果发现，使用LDCT筛查非钙化结节阳性率为胸部X线检查（CXR）的3倍，筛查出肺癌阳性率为CXR的4倍，I期肺癌筛查阳性率为CXR的6倍[9]。但是，利用LDCT在高危人群中进行早期筛查能否降低肺癌患者的死亡率尚存在争议。在丹麦及德国分别进行的两项早期肺癌筛查的随机研究，均未获得CT筛查能降低肺癌死亡率的证据[10,11]；NELSON研究及美国NLST研究尽管最终死亡率分析结果尚未公布，却首次发现了LDCT筛查能够降低肺癌的死亡率，但还需要更大样本的随机对照试验进行验证[12,13]。

LDCT筛查具有较明确的筛查程序，临床操作性较高。如NCCN推荐在高危人群中进行LDCT筛查，将发现结节分为实性或部分实性结节，以及磨玻璃样影（ground glass opacity，GGO）、磨玻璃结节（ground glass nodule，GGN）、非实性结节（nonsolid nodule，NS）。根据结节大小及实性成分比例不同，调整随访复查LDCT时间及进一步检查措施。尽管LDCT筛查方法能提高肺癌的早期诊断率，但特异性较差，使患者面临精神负担、过度诊断及过度治疗的风险。

早期肺癌往往以单发结节为表现，其中GGO是肺癌的一种重要CT征象，在CT影像上表现为密度增加、局灶性云雾状密度影，阴影内血管和支气管纹理清晰可辨。越来越多的研究[14]认为，GGO与早期肺腺癌密切相关，结

节实性成分越多，恶性程度越大，病情越趋于疾病晚期。黄燕等[15]研究发现局限性磨玻璃影（focal ground glass opacity，fGGO）总恶性率为 71.4%。混合型磨玻璃影（mixed ground glass opacity，mGGO）、单纯型磨玻璃影（pure ground glass opacity，pGGO）和实性病灶的恶性率分别为 75.0%、60.0% 和 48.2%。恶性 fGGO 毛刺、分叶、血管集束征的发生率均超过 70%，且高于良性组。这说明磨玻璃样结节的恶性诊断率相当高，在临床诊断时需要提高警惕。

3 晚期肺癌靶向治疗的进展

晚期肺癌的治疗以综合治疗为主。过去，肺癌的治疗策略往往是"一刀切"方案，而传统化疗方案逐渐步入平台期，标准含铂双药化疗方案的有效率仅为 25%～35%，中位生存期为 8～10 月[16]。但随着分子靶向治疗的应用，晚期肺癌治疗方案的制订已不仅要考虑性别、年龄、体力评分、TNM 分期及病理类型等因素，还需要重视肿瘤的基因特征，以制订个体化治疗方案。

靶向治疗的出现标志着晚期肺癌的治疗进入了新纪元，跨入了个体化治疗时代。目前已在临床广泛应用的靶向药物主要包括表皮生长因子酪氨酸激酶抑制剂（epidermal growth factor receptor tyrosine kinase inhibitor，EGFR-TKI）、抗 EGFR 单克隆抗体、肿瘤血管生长抑制药，以及针对棘皮动物微管相关蛋白样 4（echinodermmicrotuble-associated protein-like 4，EML4）-间变性淋巴瘤激酶（anaplastic lymphoma kinase，ALK）融合基因突变靶点的抑制剂。

EGFR 是具有酪氨酸激酶活性的跨膜蛋白。EGFR 酪氨酸激酶功能区的突变位点主要集中在第 18～21 外显子，EGFR 突变是 EGFR-TKI 治疗疗效的预测生物标记。2011 年，美国肿瘤学会建议，对于 EGFR 突变阳性患者，EGFR-TKI 作为晚期 NSCLC 患者的一线治疗方案；2013 年，NCCN 指南提出肺癌组织学分型和分子分型的重要性，推荐腺癌患者需常规进行 EGFR 突变及 ALK 检测。目前在我国上市的 EGFR 抑制剂吉非替尼、埃罗替尼及厄洛替尼等，以及 EGFR 的单克隆抗体西妥昔单抗都已在临床广泛应用。

EML4-ALK 融合基因靶点是 NSCLC 新兴生物标记和治疗靶点，有报道称 2%～11% 的肿瘤患者 EML4-ALK 呈阳性，而罕见于小细胞肺癌[17]。在 NSCLC 患者中，EML4-ALK 重排常见于年轻非吸烟腺癌患者。虽然 NSCLC 患者 EML4-ALK 阳性率较低，但因其独特的分子病理特点以及临床特征，研究者们认为 EML4-ALK 阳性是一种独立的肺癌亚型，它与 EGFR 突变是互为独立的分子事件。目前，克唑替尼是唯一批准应用于临床的 ALK 抑制剂。2009 年美国临床肿瘤学会（ASCO）报道，克唑替尼治疗 ALK 阳性 NSCLC 患者，客观缓解率为 57%，缓解时间为 1～15 月；随后 ASCO 更新了 I 期克唑替尼的临床试验结果，客观有效率达 61%，中位生存时间 1 年的概率为 81%。2012 年，NCCN 指南推荐克唑替尼作为 ALK 阳性的晚期 NSCLC 患者的一线治疗方案。

KRAS 突变是 EGFR-TKI 治疗反应的负性预测因子，主要引起原发耐药[18]。KRAS 突变主要见于非亚裔、肺黏液腺癌及吸烟患者，而且在肺癌中 KRAS 突变与 EGFR 突变是相互排斥的，目前对于 KRAS 突变患者，各个指南尚不推荐行靶向治疗。但是，2012 年 ASCL 会议上 Janne 等[19]的一项前瞻性研究，首次报告了对 KRAS 突变的肺癌患者采用司美替尼联合多西他赛的靶向治疗方案后患者临床获益。随后，BATTLE 试验[20]则证明 KRAS 突变患者可获益于索拉菲尼治疗，Riely 等[21]也发现采用哺乳动物雷帕霉素靶蛋白（mTOR）抑制剂地邻莫司治疗 KRAS 突变患者较安慰剂无进展生存期更长。因此，KRAS 突变患者是否能够采用 EGFR-TKI 治疗，或采用其他更有效的靶向药物治疗尚需更大规模的临床试验。

肿瘤血管生长抑制剂是指作用于血管内皮生长因子（vascular endothelial growth factor，VEGF）的单克隆抗体，如贝伐单抗、索拉菲尼等。Ⅲ期随机对照临床试验 ECOG4599 研究分析了贝伐单抗联合卡铂、紫杉醇方案治疗晚期非鳞癌非小细胞肺癌疗效，结果显示联合贝伐单抗后患者中位生存时间首次超过了 1 年[22]。

因此，贝伐单抗可作为晚期肺癌的治疗选择，但其仅适用于非鳞癌患者，且易发生出血风险，需要严格把握适应证。

靶向药物在 NSCLC 脑转移治疗中的作用研究，也越来越多地受到学者们的关注。Kim 等[23]回顾性分析，吉非替尼单药治疗 NSCLC 脑转移可将患者的中位生存期延长至 9～13.5 个月。Welsh 等[24] Ⅱ期研究全脑放疗（whole brain radiotherapy，WBRT）联合厄洛替尼治疗 NSCLC 脑转移的反应率达 85％，中位生存期为 11.81 个月。2013 年 NCCN 指南推荐，EGFR 突变阳性患者发生脑转移，建议局部治疗或 WBRT 放疗同时，联合厄洛替尼（部分地区可用吉非替尼）或阿法替尼治疗。

尽管晚期肺癌的靶向治疗获得了突破性进展，但是对于 EGFR 突变及 ALK 阴性或未定性的肺癌患者，标准含铂化疗方案仍为首选；对于临床少见肺癌病理类型，如肺肉瘤样癌，晚期治疗方案的研究尚少，但熊伟杰等[25]的研究分析仍提示与其他同期 NSCLC 患者效果相似，铂类联合 3 代细胞毒性药物是Ⅳ期 NSCLC 患者的一线治疗标准方案。为提高这些患者的生存期及治疗反应，更全面的新型靶点仍需不断探索。

4 潜在靶点的研究进展

有关肺癌潜在靶标的探索始终是热点研究。如 mTOR 靶点，通过激活 PI3K 通路参与调节细胞周期，其抑制剂依维莫司等单药或联合治疗研究都已进入Ⅰ期/Ⅱ期临床试验。纤维细胞生长因子受体 1（FGEER1）通过 4 条不同信号通路，包括 RAS-RAF-MAPK、PI3K/Akt、STAT 及 PLCγ 通路，在细胞凋亡、增殖、血管生成及远处转移等过程中发挥作用。以 FGFR1 为靶点的小分子抑制剂 BIBF1120 已有Ⅱ期临床试验结果，发现以铂类为基础的化疗失败后的晚期 NSCLC 患者，接受 BIBF1120 治疗后中位生存期提高[26]。

大量处于研究初级阶段的靶点也不断涌现，比如陈勃江等[27]发现特异性抑制核糖体蛋白 S6 对肺腺癌细胞株增殖有显著抑制；覃晴等[28]发现蛋白酶体激活因子 γ（REGγ）在肺癌组织中的表达高于癌旁正常组织，对肺癌增殖、迁移具有明显促进作用；朱静等[29]前期研究发现 PI3K/Akt 信号通路中的 AKT2、BAD 及 PDK1 靶点在 NSCLC 中发挥关键作用。这些都有望成为肺癌靶向治疗的新靶点，有利于进一步完善肺癌分子分型图谱，指导靶向治疗。

综上，提高早期筛查及早期诊断率是降低肺癌死亡率的根本，改善肺癌治疗策略是提高肺癌患者生存时间的关键。肺癌的诊治已进入崭新的分子时代，在传统的病理分型基础上，对肺癌进行分子分型，实施个体化治疗方案将成为肺癌临床治疗的主流，在完善"肺癌分子分型图谱"的基础上，更多肺癌患者能够从靶向治疗中获益。

参 考 文 献

1　钱桂生，余时沧. 肺癌流行病学最新资料与启示. 中华结核和呼吸杂志，2012，35（2）：86-89.

2　昌盛，代敏，任建松，同 dl 等. 中国 2008 年肺癌发病、死亡和患病情况的估计及预测. 中华流行病学杂志，2012，33（4）：391-394.

3　STRAND T E, MALAYERI C, ESKONSIPO P K, et al. Adolescent smoking and trends in lung cancer incidence among young adults in Norway 1954-1998. Cancer Causes Control, 2004, 15 (1): 27-33.

4　MARUGAME T, YOSHIMI I, KAMO K, et al. Trends in lung cancer mortality among young adults in Japan. Jpn J Clin Oncol, 2005, 35 (4): 177-180.

5　姚晓军，张洪伟，蒲强，等. 2000 年与 2010 年四川大学华西医院收治肺癌患者的临床流行病学及病理类型分布特点. 四川大学学报（医学版），2014，45（2）：309-315.

6　NCCN guidelines version 1. 2014. Non-small cell lung cancer. Naional Comprehensive Cancer Network, 2013. Available at www. nccn. org.

7　BLANCHON T, BRÉCHOT J M, GRENIER P A, et al. Baseline results of the Depiscan study: a French randomized pilot trial of lung cancer screening comparing low dose CT scan (LDCT) and chest X-ray (CXR). Lung Cancer, 2007, 58 (1): 50-58.

8　TAMMEMAGI M C, KATKI H A, HOCKING W G, et al. Selection criteria for lung-cancer screening. N Engl J Med, 2013, 368 (8): 728-736.

9　HENSCHKE C I. Early lung cancer action project: overall design and findings from baseline screening. Cancer, 2000, 89 (11 Suppl): 2474-2482.

10　SAGHIR Z, DIRKSEN A, ASHRAF H, et al. CT screening for lung cancer brings forward early disease. The randomised Danish lung cancer screening trial: status after five annual screening rounds with low-dose CT. Thorax, 2012, 67 (4): 296-301.

11　BECKER N, MOTSCH E, GROSS M L, et al. Randomized study on early detection of lung cancer with MSCT in Germany: study design and results of the first screening round. J Cancer Res Clin Oncol, 2012, 138 (9): 1475-1486.

12　HOREWEG N, VAN DER AALST C M, THUNNISSEN E, et al. Characteristics of lung cancers detected by computer tomography screening in the randomized NELSON trial. Am J Respir Crit Care Med, 2013, 187

(8)：848-854.

13　ABERLE D R，ADAMS A M，BERG C D，*et al*. Reduced lung-cancer mortality with low-dose computed tomographic screening. N Engl J Med，2011，365（5）：395-409.

14　NAKATA M，SAEKI H，TAKATA I，*et al*. Focal ground-glass opacity detected by low-dose helical CT. Chest，2002，121（5）：1464-1467.

15　黄燕，王佑娟，王威亚，等. 局限性磨玻璃影在Ⅰ期肺癌中的诊断价值. 四川大学学报（医学版），2014，45（2）：316-319.

16　ETTINGER D S，AKERLEY W，BEPLER G，*et al*. Non-small cell lung cancer. J Natl Compr Canc Netw，2010，8（7）：740-801.

17　CHENG L，ALEXANDER R E，MACLENNAN G T，*et al*. Molecular pathology of lung cancer：key to personalized medicine. Mod Pathol，2012，25（3）：347-369.

18　南娟，曹志成. 肺癌的个体化靶向治疗. 中国肺癌杂志，2013，16（8）：C21-34.

19　JANNE A P，SHAW T A，PEREIRA J R，*et al*. Phase Ⅱ double-blind，randomized study of selumetinib（SEL）plus docetaxel（DOC）versus DOC plus placebo as second-line treatment for advanced KRAS mutant non-small cell lung cancer（NSCLC）. J Clin Oncol（Meeting Abstracts），2012，30（15 Suppl）：7503.

20　KIM E S，HERBST R S，WISTUBA Ⅱ，*et al*. The BATTLE trial：personalizing therapy for lung cancer. Cancer Discov，2011，1（1）：44-53.

21　RIELY J G，BRAHMER R J，PLANCHARD D，*et al*. A randomized discontinuation phase Ⅱ trial of ridaforolimus in non-small cell lung cancer（NSCLC）patients with KRAS mutations. J Clin Oncol（Meeting Abstracts），2012，30（15 Suppl）：7531.

22　LOPEZ-CHAVEZ A，YOUNG T，FAGES S，*et al*. Bevacizumab maintenance in patients with advanced non-small-cell lung cancer，clinical patterns，and outcomes in the Eastern Cooperative Oncology Group 4599 Study：results of an exploratory analysis. J Thorac Oncol，2012，7（11）：1707-1712.

23　KIM J H，KIM H S，KWON J H，*et al*. Systemic chemotherapy after cranial irradiation in patients with brain metastases from non-small cell lung cancer：a retrospective study. Lung Cancer，2009，63（3）：405-409.

24　WELSH J W，KOMAKI R，AMINI A，*et al*. Phase Ⅱ trial of erlotinib plus concurrent whole-brain radiation therapy for patients with brain metastases from non-small-cell lung cancer. J Clin Oncol，2013，31（7）：895-902.

25　熊伟杰，张新星，黄媚娟，等. 32 例晚期及术后复发肺肉瘤样癌患者的治疗及生存分析. 四川大学学报（医学版），2014，45（2）：320-323.

26　RECK M，KALSER R，ESCHBACH C，*et al*. A phase Ⅱ double-blind study to investigate efficacy and safety of two doses of the triple angiokinase inhibitor BIBF 1120 in patients with relapsed advanced non-small-cell lung cancer. Ann Oncol，2011，22（6）：1374-1381.

27　陈勃江，李为民，刘丹，等. 核糖体蛋白 S6 shRNA 慢病毒载体的构建及其对肺腺癌 A549 细胞株增殖的影响. 四川大学学报（医学版），2014，45（2）：293-298.

28　覃晴，郭福春，罗顺涛，等. REGγ 促进肺癌细胞的恶性生物学行为. 四川大学学报（医学版），2014，45（2）：304-308.

29　朱静，陈勃江，黄娜，等. 携带人 *AKT*2、*PDK*1、*BAD* 基因的慢病毒载体的构建及其在 293T 细胞中的表达. 四川大学学报（医学版），2014，45（2）：299-303.

编辑　吕　熙

核糖体蛋白 S6 shRNA 慢病毒载体的构建及其对肺腺癌 A549 细胞株增殖的影响[*]

陈勃江，李为民[△]，刘　丹，张　雯

四川大学华西医院呼吸内科（成都 610041）

【摘要】　目的　探讨靶向抑制核糖体蛋白 S6（rpS6）表达的短发夹 RNA（short hairpin RNA，shRNA）慢病毒载体的构建方法及抑制 rpS6 表达对肺腺癌 A549 细胞株增殖的影响。方法　合成针对 rpS6 基因的双链寡核苷酸序列，插入质粒载体 pGCsil-GFP，转化大肠杆菌细胞，测序鉴定插入片段；再通过 293T 细胞转染和慢病毒包装，收集浓缩病毒并感染肺腺癌 A549 细胞株。流式细胞技术分选强阳性表达绿色荧光蛋白（GFP）的细胞克隆，荧光定量 PCR 及 Western blot 检测 rpS6 基因的 mRNA 和蛋白干扰效率。体外利用 CCK-8 试剂盒定点检测细胞的光密度（OD）值，分析抑制 rpS6 表达对肺腺癌 A549 细胞株增殖能力的影响。结果　重组 pGCsil-sh-rpS6-GFP 质粒经测序鉴定示：插入序列与 rpS6 干扰序列完全符合，证实 pGCsil-sh-rpS6-GFP 质粒构建成功。sh-rpS6 慢病毒稳定感染 A549 细胞株后，流式细胞技术分选 GFP 强阳性表达的细胞克隆比率为 86.80%。荧光定量 PCR 与 Western blot 检测示：sh-rpS6 组的 mRNA 和蛋白干扰效率分别为（79.72±6.83）%、（83.77±12.13）%。体外增殖实验示：与 A549 细胞相比，sh-rpS6 组在各时间点的 OD 值较对照组均下降（均 $P<0.05$）。结论　构建的 sh-rpS6 慢病毒载体能稳定、有效地抑制肺腺癌 A549 细胞株 rpS6 的表达，并有效减慢 A549 细胞株的增殖速度。

【关键词】　核糖体蛋白 S6　短发夹 RNA　肺腺癌　增殖

Construction of sh-rpS6 Lentivirus Vectors and Its Effect on Proliferation in Lung Adenocarcinoma A549 Cell Lines　*CHEN Bo-jiang*，*LI Wei-min*[△]，*LIU Dan*，*ZHNAG Wen*. *Department of Respiratory Medicine*，*West China Hospital*，*Sichuan University*，Chengdu 610041，China

△ Corresponding author，E-mail：weimi003@yahoo.com

【Abstract】　**Objective**　To construct the sh-rpS6 lentivirus vector targeting ribosomal protein S6 (rpS6) and explore its effect on proliferation in lung adenocarcinoma A549 cell lines. **Methods**　Sequences targeting the rpS6 gene were selected. The double strand shRNA oligo was ligated to pGCsil-GFP lentivirus vector and transformed into E. coli. The resulting recombinant vector was verified by sequencing. After transfection and lentivirus packing，the viral particles were collected and infected A549 cells. After selection of GFP positive cells by FACS，mRNA and protein expression levels of rpS6 were determined by real time PCR and Western blot. In the following experiment，the proliferation changes of A549 cell lines after the interference by sh-rpS6 was investigated by using CCK-8 kit. **Results**　The sequencing result confirmed that pGCsil-sh-rpS6-GFP vector was successfully developed. Stably transfected A549 cell lines by sh-rpS6 were selected through FACS，with a selection ratio of 86.80%. The silencing effects of sh-rpS6 were determined by real-time PCR and Western blot，suggesting that mRNA and protein expression of rpS6 in the targeted cells reduced by (79.72±6.83)% and (83.77±12.13)%，significantly lower than those of control groups. *In vitro* showed the cell proliferation with sh-rpS6 was significantly slower than that of controls ($P<0.05$). **Conclusion**　The constructed sh-rpS6 lentivirus vector could inhibit the expression of rpS6 in A549 cell lines effectively and significantly slow the cell proliferation *in vitro*.

＊ 国家自然科学基金（No. 81241068、No. 81372504）、中国博士后科学基金（2013M542281）、四川省科技厅应用基础研究（No. 2013JY0012）资助

△通信作者，E-mail：weimi003@yahoo.com

【Key words】　Ribosomal protein S6 (rpS6)　Short hairpin RNA (shRNA)　Lung adenocarcinoma　Proliferation

肺癌是全球范围内导致肿瘤相关死亡的首位恶性肿瘤[1]。近年来，大量研究聚焦于各种癌基因的异常激活及其相关信号传导通路，为肺癌的防治开辟了新途径。蛋白质合成是基因表达的根本，主要在核糖体内完成。核糖体蛋白S6（ribosomal protein S6，rpS6）是核糖体结构蛋白，有研究报道，rpS6参与正常细胞大小的调节，其磷酸化是细胞生长与存活的关键环节[2,3]。在食管癌[4]、口腔癌[5]、胰腺癌[6]等多种恶性肿瘤中检测到rpS6的异常高表达，而其在肺癌中的作用鲜见报道。

由于超过85%的肺癌为非小细胞肺癌（NSCLC），且腺癌的发病率逐年升高，故本研究以肺腺癌A549细胞株为目的细胞株，利用RNA干扰（RNA interference，RNAi）技术，合成针对rpS6的短发夹RNA（short hairpin RNA，shRNA）序列，以慢病毒为载体，将其转染到A549细胞中，特异性抑制rpS6的表达；采用免疫荧光定量PCR（Real-time PCR）和Western blot检测rpS6的抑制效率，并获得稳定抑制的细胞克隆；再在体外采用CCK-8试剂盒检测抑制rpS6表达对A549细胞增殖速度的影响。

1　材料与方法

1.1　材料

质粒pGCsil-GFP（带绿色荧光）、辅助质粒pHelper 1.0、pHelper 2.0及293T细胞、PCR用试剂primer（R&F）均购自上海吉凯基因技术有限公司；胎牛血清购自上海微科生化试剂有限公司；凯基全蛋白抽提试剂盒购于南京凯基生物科技公司；A549细胞株、DMEM细胞培养基、Age I和EcoRI、兔抗人S6抗体（1∶1 000，#2217）、Phototope-HRP Western blot二抗及Cell Counting kit-8（CCK-8）分别为美国ATCC、GIBCO、New England Biolabs、Cell signaling technology、NEB、日本Dojindo产品。

1.2　方法

1.2.1　靶向干扰rpS6表达的pGCsil-sh-rpS6-GFP质粒的构建　在NCBI基因库中查找rpS6

的基因mRNA序列（NM _ 001010，829 bp），根据RNAi序列的设计原则，采用Beacon designer 2软件设计并合成特异性沉默rpS6的双链寡核苷酸（double-strand oligonucleotide，ds oligo）。rpS6的shRNA序列为TGAACG CAAACTTCGTAC T，同时设计阴性对照（NC）序列。经退火形成带黏性末端的双链。Age I和EcoR I酶切pGCsil-GFP载体，使其线性化并与ds oligo连接，再转化大肠埃希菌（大肠杆菌）细胞，提取阳性克隆，PCR送Invitrogen公司测序鉴定插入序列片段。

PCR上游引物：5′-CCTATTTCCCATGA TTCCTTCATA-3′；PCR下游引物：5′-GTA ATACGGTTATCCACGCG-3′。PCR电泳以双蒸水（ddH₂O）作为对照以排除外源性核酸污染所导致的假阳性。

1.2.2　慢病毒的包装、收获与滴度测定　将pGCsil-sh-rpS6-GFP质粒和辅助质粒pHelper 1.0、pHelper 2.0按照Qiagen试剂盒操作说明进行高纯度无内毒素抽提。将293T细胞铺板并保证细胞处于良好状态，加入Lipofectamine 2000试剂与各质粒DNA混合液进行细胞转染。置于37 ℃、5%CO_2孵箱孵育48 h后收集293T细胞上清液，置于4 ℃，4 000 ×g离心10 min获得浓缩病毒液。设置8孔，将病毒原液按照10倍比例梯度稀释，采用逐孔稀释法测定病毒滴度。设病毒原液的病毒滴度为x TU/μL，则第2管至第8管病毒滴度为$x×10^{-1}$ TU/μL～$x×10^{-7}$ TU/μL。各管分别取10 μL加入各孔293T细胞中，则第1孔至第8孔的病毒总量为$x×10$ TU～$x×10^{-6}$ TU，病毒原液量为10 μL～10^{-6} μL。观察细胞孔中可清晰计数的带荧光的细胞数（每个带荧光的细胞均感染了1个病毒），即为该孔中感染了细胞的病毒总量，根据公式"病毒滴度（TU/μL）=带有荧光细胞数/病毒原液量"计算病毒滴度[7]。

1.2.3　感染目的细胞A549细胞株及流式细胞技术筛选　所有实验均分为3组：sh-rpS6 A549细胞组（sh-rpS6组）、阴性对照病毒

A549 细胞组（NC 组）和未干预的 A549 细胞组（A549 组）。通过前期预实验确定 A549 细胞株的感染最佳条件：感染复数（multiplicity of infection，MOI）值＝40，且同时予完全培养基及 5 $\mu g/mL$ polybrene 孵育细胞。按 5×10^4/孔将 A549 细胞接种于 6 孔板，当细胞融合度达到 30% 左右时，相当于细胞数为 1×10^5/孔，所需病毒量为细胞数的 40 倍，即 4×10^6 TU/孔；再结合病毒滴度计算每孔需加入的病毒体积和 polybrene 进行病毒感染细胞实验。24 h 后以含 10% 胎牛血清的完全培养基为细胞换液，继续孵育，并每 24 h 于荧光显微镜下观察报告基因 GFP 的表达情况。当荧光率大于 80% 时，提示感染达到理想状态。加胰酶消化细胞并采用无菌流式细胞极术筛选强阳性表达绿色荧光蛋白的稳定感染 sh-rpS6 慢病毒载体的 A549 细胞，获得纯化细胞。再将纯化的细胞接种至培养皿，加含有 10% 胎牛血清的培养基，置于 5% CO_2、37 ℃孵箱继续培育，取部分纯化细胞分为 2 份，分别提取 RNA 和总蛋白。

1.2.4 荧光定量 PCR 鉴定 rpS6 mRNA 的干扰效率 按照 RNAse-free 操作提取 3 组细胞（sh-rpS6 组、NC 组及 A549 组）总 RNA，再根据 Promega 公司 M-MLV 操作说明书进行 RNA 逆转录获得 cDNA。以 β-actin 为内参，采用两步法荧光定量 PCR 测定 mRNA，$2^{-\triangle\triangle Ct}$ 计算 mRNA 表达量，再根据公式"（对照组 mRNA 值－干扰组 mRNA 值）/对照组 mRNA 值× 100%"计算 sh-rpS6 组 mRNA 干扰效率。引物利用 Beacon designer 2 软件设计，rpS6 上游引物：5′-ATTCAGCGTCTTGTTACTCCAC-3′，下游引物：5′-CCTTAGCCTCCTTCATTCTCTTG-3′。

1.2.5 Western blot 检测 rpS6 的蛋白干扰效率

使用凯基全蛋白提取试剂盒，按照说明书步骤，分别提取 3 组细胞的总蛋白，BCA 法测定蛋白浓度。SDS-PAGE 电泳、转膜、封闭后滴加抗 rpS6 一抗（1:1 000稀释）并于膜上 4 ℃孵育过夜；洗涤后再滴加二抗，孵育 60 min；显色液显色，Quantity one 软件检测蛋白条带，以目的蛋白与 β-actin 内参的积分光密度（IOD）比值表示蛋白相对含量。sh-rpS6 组蛋白干扰效

率计算公式为：（对照组 IOD 值－干扰组 IOD 值）/对照组 IOD 值×100%。

1.2.6 CCK-8 法检测体外细胞增殖能力 实验分组：除上述 3 组细胞外，同时设置培养基组（无细胞），共 4 组。将生长状态良好的目的细胞用完全培养基配制成细胞悬液，以 2×10^3/孔接种至 96 孔板，每组 3 个复孔。各孔定容至 100 μL，孵箱培养 24 h。向各孔加入 10 μL CCK-8 溶液，注意避免产生气泡，再置于孵箱中孵育 1～2 h。利用酶标仪分别在加入 CCK-8 后 24 h、48 h、72 h、96 h、120 h 及 144 h 时间点测定细胞在 450 nm 处的光密度（OD）值，绘制细胞生长曲线，分析各组细胞的增殖能力。

1.2.7 统计学方法 计量数据用 $\bar{x} \pm s$ 表示。正态分布且方差齐性，则多组间进行单因素方差分析（ANOVA），两两比较采用 LSD 法；否则作非参数秩和检验。$P < 0.05$ 为差异有统计学意义。

2 结果

2.1 pGCsil-sh-rpS6-GFP 载体的构建及鉴定

PCR 电泳结果显示，连接的空载体片段大小为 306 bp，sh-rpS6 阳性克隆片段大小为 343 bp（已从载体切去 24 bp），提示阳性克隆片段已插入质粒中（图 1）。

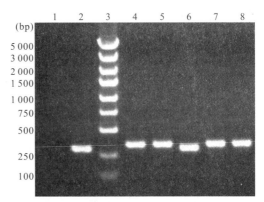

图 1 pGCsil-sh-rpS6-GFP 质粒的 PCR 电泳结果

Fig 1 PCR electrophoresis for pGCsil-sh-rpS6-GFP PCR positive clones

1：Control（ddH₂O）；2：Negative vector control（NC）；3：Marker；4-8：pGCsil-sh-rpS6-GFP

图 2 显示阳性克隆菌群的测序结果。可见 sh-rpS6 片段包含在阳性克隆序列中，为 Ccg gaaTGAACGCAAACTTCGTACTTTCAAGAG

AAGTACGAAGTTTGCGTTCAttTTTTTg，完全符合之前设计的 shRNA 片段序列，说明 sh-rpS6 序列已成功克隆到慢病毒 pGCsil-sh-rpS6-GFP 载体中。

2.2 慢病毒的包装、收获与滴度测定

由图 3 可见，病毒转染 293T 细胞 4 d 后，在第 8 孔（图 3 H）中观察到 3 个带荧光的细胞，提示该孔有 3 个病毒感染细胞，病毒总量为 3，病毒滴度为 3×10^6 TU/μL，即 3×10^9 TU/mL。

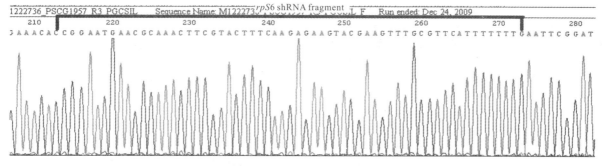

图 2　pGCsil-sh-rpS6-GFP 质粒测序结果（彩图见附录图 1）

Fig 2　Sequencing results for pGCsil-sh-rpS6-GFP plasmid

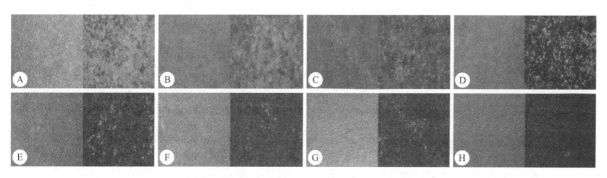

图 3　"逐孔稀释法"测定 sh-rpS6 慢病毒滴度（×100）（彩图见附录图 2）

Fig 3　Determinationthe titer for lentiviral sh-rpS6 with the method of hole-by-dilution in bright fields and fluorescent fields（×100）

A：Virus stock；B-H：Virus solutions with sequential 10-fold dilutions from the virus stock，indicating that their virus titers were 10^{-1}，10^{-2}，10^{-3}，10^{-4}，10^{-5}，10^{-6} and 10^{-7} to virus stock respectively

2.3 感染目的细胞 A549 细胞株及流式细胞技术分选阳性克隆

计算每孔细胞所需加入的病毒体积，为 1.3 μL〔（4×10^6 TU）/（3×10^9 TU/mL）〕。加入病毒 5 d 后，sh-rpS6 和 NC 组 80％细胞出现绿色荧光，A549 组未见荧光，所有细胞均状态良好（图 4）。

流式细胞技术分选阳性表达 GFP 蛋白的细胞，分析显示 GFP 强阳性的细胞占细胞总数的 86.80％，说明所构建的慢病毒载体为靶细胞，有较高的感染效率。

2.4 rpS6 mRNA 和蛋白干扰效率的检测结果

荧光定量 PCR 示：A549 组（0.942±0.034）及 NC 组（1.002±0.080）细胞相比，差异无统计学意义，sh-rpS6 组的 rpS6 mRNA 水平（0.191±0.008）则较前二者降低（$P<0.05$），提示 sh-rpS6 干扰 A549 细胞株中 rpS6 mRNA 的表达。sh-rpS6 组的 mRNA 干扰效率为（79.72±6.83）％。

如图 5 所示，NC 组（0.790±0.145）和未干预的 A549 细胞（0.986±0.121）相比，差异无统计学意义，sh-rpS6 组 rpS6 的蛋白表达（0.160±0.117）则较前二者下降，差异有统计学意义（$P<0.05$）。这说明这 rpS6 蛋白在 A549 细胞中获得稳定沉默。sh-rpS6 细胞组的蛋白干扰效率为（83.77±12.13）％。

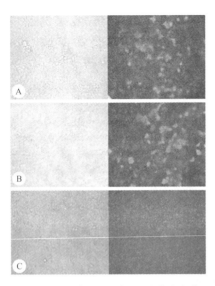

图 4　各组 A549 细胞株感染病毒 5 d 的荧光表达（×100）
（彩图见附录图 3）

Fig 4　Expression of A549 cells infected with the lentiviral sh-*rp*S6 at 5 d in bright fields and fluorescent fields（×100）

A：sh-*rp*S6 group；B：NC group；C：A549 group

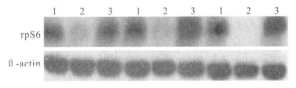

图 5　各组细胞 rpS6 的蛋白表达水平

Fig 5　Expression of rpS6 protein in all groups

1：NC group；2：sh-*rh*S6 group；3：A549 group

2.5　体外细胞增殖能力的影响

　　以时间点为横坐标、OD 值为纵坐标绘制细胞生长曲线（图 6）。结果显示：NC 组与 A549 细胞组 OD 值差异无统计学意义（$P > 0.05$），即慢病毒载体对细胞增殖能力无影响；sh-*rp*S6 组的细胞 OD 值较对照组下降（$P < 0.05$），干扰 *rp*S6 的基因表达显著抑制细胞的增殖速度。

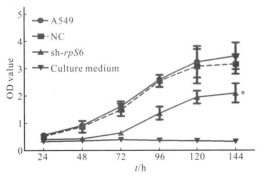

图 6　各组细胞在不同时间点的 OD 值

Fig 6　OD values of the cells in each group at each point

* $P < 0.05$，vs. NC group and A549 group

3　讨论

　　RNAi 的基本原理是利用小干扰 RNA（small interference RNA，siRNA）致目的基因降解，从而使靶基因沉默[8]。RNAi 具有高效性、高特异性、高稳定性、可遗传性等特点，对靶基因的干扰效率主要由载体系统和细胞感染效率决定[7,8]。常用的载体系统分为病毒载体和非病毒载体两大类。前者主要包括腺病毒、慢病毒，后者则指脂质体、质粒等[7,8]。以非病毒载体为媒介的 RNAi 对不同靶细胞的感染效率有明显差异，但普遍存在感染率低的缺陷。病毒载体的最大优点是对目的细胞的感染效率高，对靶基因的干扰效率稳定。常用的病毒载体包括腺病毒和慢病毒。腺病毒载体感染起效快、效率高。但因腺病毒载体无法将外源基因整合到目的细胞的基因组中，故其介导的基因沉默时间短；同时，腺病毒的基因组较大，在转移外源性基因的同时，也会表达大量的病毒自身蛋白，激活宿主免疫系统，从而杀灭感染细胞，使干扰持续时间进一步降低[7,8]。慢病毒载体转移的基因片段容量大，且免疫原性低，病毒遗传物质能与宿主基因整合，并随细胞分裂而传递，使靶片段在细胞多次分裂后仍能稳定表达，从而实现目的基因的长效、稳定干扰，适用于体内、体外研究，目前已有大量相关报道[7-10]。此外，提高 RNAi 效率的另一种办法是设计 shRNA。shRNA 包含 2 个短的反向重复序列，中间由一茎环（loop）序列分隔，组成发夹结构，且以 5～6 个连续 T 作为 RNA 聚合酶Ⅲ的转录终止子。将 siRNA 序列以"短发夹"的形式克隆进质粒载体中，当进入细胞后，该发夹序列被表达出来，形成一个"双链 RNA"，并被 RNAi 通道处理，使靶基因沉默。且与 siRNA 相比，shRNA 的作用更稳定、高效[7,11]。

　　本研究选择慢病毒为 RNAi 载体，构建针对 rpS6 表达的 shRNA，感染 A549 细胞 5 d 后，细胞感染率即达 80%，且 rpS6 的 mRNA 和蛋白的抑制率亦达 80% 左右，与刘丹[7]、Zavareh[12] 及 Deharvengt 等[13] 所报道的结果基本一致，显示出较高的干扰效率，为后续分析、比较细胞生物学行为的研究奠定了坚实基础。

rpS6 是核糖体 40S 小亚基的结构蛋白，在 Ser235/Ser236 位点磷酸化后活化，形成 p-rpS6 （phospho-rpS6），后者与含有 5′末端寡嘧啶段 （5′terminaloligopyrimidine tract，5′-TOP）结构 的 mRNA（*TOP* mRNA）结合，影响 *TOP* mRNA 与核糖体的亲和力，从而调节 mRNA 翻译的起始，影响多种基因表达，调控细胞生长、增殖等活性[14]。Akar 等[15]发现干扰乳腺癌细胞株 rpS6 上游激酶 p70S6K 的表达后 rpS6 的水平明显下降，细胞在体外的增殖速度下降 50%。将细胞注入裸鼠体内，肿瘤增殖降低。该实验显示 rpS6 有促进乳腺癌细胞增殖的作用。Buck 等[16]下调胰腺癌细胞株中 p-rpS6 的水平，也发现细胞增殖速度显著减慢。本研究对肺腺癌 A549 细胞株的研究结果与 Akar 和 Buck 的研究结果一致，均提示 rpS6 有促进肿瘤细胞增殖的作用。

综上，本研究成功构建了可特异性抑制 rpS6 表达的 sh-*rpS6* 慢病毒载体；进一步体外实验发现：干扰 *rpS6* 基因能显著抑制 A549 细胞株的增殖能力。我们设想：在动物和人体内，可否通过沉默 rpS6 的表达而抑制肺癌细胞的增殖速度，从而实现减小荷瘤体积、减缓疾病进展之目标？rpS6 或许可以成为 NSCLC 治疗的潜在靶点。当然，这之中尚有诸多问题需要深入分析和探讨。

参 考 文 献

1 CHEN B, WANG Y, CAO H, et al. Early lung cancer detection using the self-evaluation scoring questionnaire and chest digital radiography: a 3-year follow-up study in China. J Digit Imaging, 2013, 26 (1): 72-81.

2 ROSNER M, SCHIPANY K, HENGSTSCHLÄGER M. Phosphorylation of nuclear and cytoplasmic pools of ribosomal protein S6 during cell cycle progression. Amino Acids, 2013, 44 (4): 1233-1240.

3 CHEN L, HU L, DONG J Y, et al. Rapamycin has paradoxical effects on S6 phosphorylation in rats with and without seizures. Epilepsia, 2012, 53 (11): 2026-2033.

4 KIM S H, JANG Y H, CHAU G C, et al. Prognostic significance and function of phosphorylated ribosomal protein S6 in esophageal squamous cell carcinoma. Mod Pathol, 2013, 26 (3): 327-335.

5 CHAISUPARAT R, ROJANAWATSIRIVEJ S, YODSANGA S. Ribosomal protein S6 phosphorylation is associated with epithelial dysplasia and squamous cell carcinoma of the oral cavity. Pathol Oncol Res, 2013, 19 (2): 189-193.

6 KHALAILEH A, DREAZEN A, KAHTIB A, et al. Phosphorylation of ribosomal protein S6 attenuates DNA damage and tumor suppression during development of pancreatic cancer. Cancer Res, 2013, 73 (6): 1811-1820.

7 刘丹, 黄燚, 陈勃江, 等. 慢病毒载体介导人非小细胞肺癌 A549 细胞 Akt2 基因靶向抑制. 中华肺部疾病杂志（电子版）, 2011, 4 (6): 454-461.

8 孙平, 赵微, 赵毅玲. RNA 干扰技术的原理与应用. 医学综述, 2011, 17 (2): 164-167.

9 COCKRELL A S, KAFRI T. Gene delivery by lentivirus vectors. Mol Bio technol, 2007, 36 (3): 184-204.

10 ALLEN E H, ATKINSON S D, LIAO H, et al. Allele-specific siRNA silencing for the common keratin 12 founder mutation in Meesmann epithelial corneal dystrophy. Invest Ophthalmol Vis Sci, 2013, 54 (1): 494-502.

11 BURNETT J C, ROSSI J J, TIEMANN K. Current progress of siRNA/shRNA therapeutics in clinical trials. Biotechnol J, 2011, 6 (9): 1130-1146.

12 ZAVAREH R B, SUKHAI M A, HURREN R, et al. Suppression of cancer progression by MGAT1 shRNA knockdown. PLoS One, 2012, 7 (9): e43721.

13 DEHARVENGT S J, TSE D, SIDELEVA O, et al. PV1 down-regulation via shRNA inhibits the growth of pancreatic adenocarcinoma xenografts. J Cell Mol Med, 2012, 16 (11): 2690-2700.

14 HELLYER N J, NOKLEBY J J, THICKE B M, et al. Reduced ribosomal protein S6 phosphorylation after progressive resistance exercise in growing adolescent rats. J Strength Cond Res, 2012, 26 (6): 1657-1666.

15 AKAR U, OZPOLAT B, MEHTA K, et al. Targeting p70S6K prevented lung metastasis in a breast cancer xenograft model. Mol Cancer Ther, 2010, 9 (5): 1180-1187.

16 BUCK E, EYZAGUIRRE A, HALEY J D, et al. Inactivation of Akt by the epidermal growth factor receptor inhibitor erlotinib is mediated by HER-3 in pancreatic and colorectal tumor cell lines and contributes to erlotinib sensitivity. Mol Cancer Ther, 2006, 5 (8): 2051-2059.

编辑 吕 熙

携带人 *AKT2*、*PDK1*、*BAD* 基因的慢病毒表达载体的构建及其在 293T 细胞中的表达[*]

朱　静^{1,2}，陈勃江²，黄　娜³，李为民^{2△}

1. 绵阳市中心医院 呼吸内科（绵阳 621000）；2. 四川大学华西医院 呼吸内科（成都 610041）；

3. 成都医学院第一附属医院 呼吸内科（成都 610050）

【摘要】　　目的　构建含人丝氨酸/苏氨酸蛋白激酶 B（protein kinase B，PKB/AKT2）、磷酸肌醇依赖激酶-1（phosphoinositide-dependent kinase 1，PDK1）、bcl-2 相关性死亡蛋白（bcl-2-associated death protein，BAD）基因的绿色荧光慢病毒载体，鉴定其在 293T 细胞中的表达。方法　选择病理证实的非小细胞肺癌（NSCLC）组织，采用特异性引物 RT-PCR 扩增 AKT2、PDK1 及 BAD cDNA。将 PCR 产物与 T 载体连接测序，测序正确的目的片段从 T 载体上酶切下与慢病毒骨架质粒连接，将此重组的慢病毒表达载体质粒及包装系统共转染入 293T 细胞（人胚肾细胞系），收集病毒上清液，Western blot 检测 AKT2，BAD 及 PDK1 蛋白质表达。结果　凝胶电泳证实 AKT2、BAD、PDK1 三基因成功转导全以 pCDF1-MCS2-EF1-cop*GFP* 为骨架质粒的慢病毒包装系统中，磷酸钙转染法 72 h 后 BAD、PDK1 及 AKT2 的转染率分别约为 100％、95％、90％。慢病毒包装后测定 3 种病毒滴度均达 6.7×10^6 PFU/mL，并通过 Western blot 法检测到 AKT2、BAD、PDK1 蛋白在 293T 细胞的表达。结论　成功构建了携带人 *AKT2*、*BAD*、*PDK1* 原癌基因的慢病毒表达载体，在 293T 细胞中成功鉴定其表达。

【关键词】　AKT2　BAD　PDK1　慢病毒载体　绿色荧光蛋白　非小细胞肺癌

Construction and Expression of Recombinant Lentiviral Vectors of *AKT2*，*PDK1* and *BAD* *ZHU Jing*^{1,2}，*CHEN Bo-jiang*²，*HUANG Na*³，*LI Wei-min*^{2△}．　1. *Department of Respiratory Medicine*，*Mianyang Central Hospital*，Mianyang 621000，China；　2. *Department of Respiratory Medicine*，*West China Hospital*，*Sichuan University*，Chengdu 610041，China；3. *Department of Respiratory Medicine*，*the First Affiliated Hospital of Chengdu Medical College*，Chengdu 610050，China

△ Corresponding author，E-mail：weimi003@yahoo.com

【Abstract】　**Objective**　To construct human protein kinase B（ATK2），phosphoinositide-dependent kinase 1（PDK1）and bcl-2-associated death protein（BAD）lentiviral expression vector，and to determine their expressions in 293T cells. **Methods**　Total RNA was extracted from lung cancer tissues. The full-length coding regions of human *ATK2*，*BAD* and *PDK1* cDNA were amplified via RT-PCR using specific primers，subcloned into PGEM-Teasy and then sequenced for confirmation. The full-length coding sequence was cut out with a specific restriction enzyme digest and subclone into pCDF1-MCS2-EF1-cop*GFP*. The plasmids were transfected into 293T cells using the calcium phosphate method. The over expression of AKT2，BAD and PDK1 were detected by Western blot. **Results** *AKT2*，*PDK1* and *BAD* were subcloned into pCDF1-MCS2-EF1-cop*GFP*，with an efficiency of transfection of 100％，95％，and 90％ respectively. The virus titers were 6.7×10^6 PFU/mL in the supernatant. After infection，the proteins of AKT2，PDK1 and BAD were detected by Western blot. **Conclusion**　The lentivial vector pCDF1-MCS2-EF1-cop*GFP* containing *AKT2*，*BAD* and *PDK1* were successfully constructed and expressed in 293T cells.

＊ 国家自然科学基金（No. 81241068、No. 81372504）、中国博士后科学基金（No. 2013M542281）、四川省科技厅应用基础研究（No. 2013JY0012）资助

△ 通信作者，E-mail：weimi003@yahoo.com

【Key words】 AKT2 BAD PDK1 Lentivirus Green fluorescent protein（GFP） Non-small cell lung cancer

肺癌是当今世界上严重威胁人类健康与生命的恶性肿瘤之一，然而，目前对肺癌的研究大多局限于少数蛋白的表达水平上，对于信号通路的整体激活、调控模式，及其整体上下游信号的网络调节机制则少有报道。丝氨酸/苏氨酸蛋白激酶 B（protein kinase B，PKB/AKT2）是一种重要的信号蛋白分子，它是磷脂酰肌醇-3-激酶（phosphoinositide-3-kinase，PI3K）信号传导通路的中心环节，以 AKT 为中心的 AKT/PKB 网络信号通路参与多种生物学功能的调节，包括介导细胞增殖、细胞生长、细胞存活，以及组织血管形成等。当细胞受到胰岛素样生长因子等胞外信号刺激时，磷酸肌醇依赖激酶-1（PDK1）催化 AKT，促使其磷酸化，加速细胞的生长与增殖[1]。bcl-2 相关性死亡蛋白（BAD）属于 B 淋巴细胞/白血病-2 蛋白家族，参与识别不同类型的促凋亡信号，AKT 可通过促使 BAD 磷酸化，阻止细胞色素 C 释放入胞浆，而抑制细胞凋亡[2]。本研究的目的是以慢病毒 pCDF1-MCS2-EF1-copGFP 为载体，通过基因克隆、磷酸钙转染和 Western blot 法，构建携带 AKT2、BAD、PDK1 原癌基因慢病毒载体，为研究以 AKT 为中心的 PDK/AKT/BAD 信号通路致正常支气管上皮细胞恶变提供实验基础。

1 材料和方法

1.1 主要试剂

限制性内切酶 EcoR I、BgL II 及 T4 DNA 连接酶购自 New England Biolabs 公司；TaqDNA 聚合酶购自 TaKaRa 公司；细胞培养基 DMEM 购自 GIBCO 公司；TRIzon 总 RNA 提取试剂购自北京康为世纪生物科技有限公司；兔源性 AKT2、BAD、PDK 抗体及辣根过氧化物酶（HRP）标记的山羊抗兔 IgG 抗体均购自 Cell signaling 公司。

1.2 质粒及细胞株

克隆 pGEM-Teasy 载体购自 Promega 公司（片段大小为 3 015 bp）；慢病毒质粒系统包括骨架质粒 pCDF1-MCS2-EF1-copGFP〔自带报告基因绿色荧光蛋白（GFP），片段大小为 6 771 bp〕和包装质粒 pMDLg-pRRE、pRSV-REV、pMD2G。慢病毒载体包装细胞 293T 为四川大学华西医院干细胞生物学研究室保存，非小细胞肺癌组织来源于四川大学呼吸内科。

1.3 引物设计

使用 Primer5 软件设计基因引物。AKT2 引物：上游（P1）5'-CGGAATTCATGAATGAGG TGTCTGTCATCAAAG-3'，下游（P2）5'-CGGGA TCCTCACTCGCGGATGCTGGC-3'，扩增片段为 1 446 bp；PDK1 引物：上游（P1）5'- CGGAATTC ATGAGGCTGGCGCGG C-3'，下游（P2）5'-GGACTAGTCTAGGC ACTGCGGAACGTC，扩增片段为 1 310 bp；BAD 引物：上游（P1）5'- CGGAATTC ATGTTCCAGATCCCAGAGTTTGA - 3'，下游（P2）5'-CGGGATCCTCACTGGGAGGGG GCG-3'，扩增片段为 506 bp。

1.4 方法

1.4.1 目的基因的克隆

1.4.1.1 目的基因的 PCR 扩增 选择病理证实的非小细胞肺癌组织，从组织中抽提总 RNA；使用特异性引物 RT-PCR 扩增目的基因 AKT2、PDK1、BAD；琼脂糖凝胶电泳分析 PCR 扩增结果。

1.4.1.2 质粒的构建和扩增 将扩增正确的 PCR 产物进行胶回收，用 T4 DNA 连接酶将 PCR 产物与 pGEM-Teasy 载体进行连接，并转化至感受态细胞 DH5α；在转化的平板上蓝白斑筛选挑阳性克隆，以 160 r/min 的转速摇菌，快速抽提质粒 DNA。

1.4.1.3 质粒的鉴定和测序 EcoRI 和 BgL II 双酶切电泳鉴定重组质粒 pGEM-AKT2-Teasy、pGEM-BAD-Teasy 和 pGEM-PDK1-Teasy，鉴定正确的重组质粒寄至上海 Invitrogen 测序，酶切鉴定及测序正确的质粒即为克隆成功的目的基因。

1.4.2 pCDF1-*AKT*2-EF1-cop*GFP*、pCDF1-*BAD*-EF1-cop*GFP* 及 pCDF1-*PDK*1-EF1-cop*GFP* 重组慢病毒表达载体的构建和鉴定

1.4.2.1 质粒的构建和扩增 慢病毒载体骨架质粒 pCDF1-MCS2-EF1-cop*GFP* 载体和测序正确的 *AKT*2、*BAD*、*PDK*1 分别经 *Eco*R Ⅰ、*Bgl* Ⅱ双酶切消化，回收，使用柱层析法纯化。将 *AKT*2、*BAD*、*PDK*1 与慢病毒骨架质粒用 T4 DNA 连接酶进行连接，转化至感受态细胞 DH5α；在转化的平板上蓝白斑筛选挑阳性克隆，以 160 r/min 的转速摇菌，快速抽提质粒 DNA。

1.4.2.2 质粒的鉴定 *Eco*RⅠ和 *Bgl*Ⅱ双酶切电泳鉴定抽提的重组质粒 pCDF1-*AKT*2-EF1-cop*GFP*、pCDF1-*BAD*-EF1-cop*GFP* 及 pCDF1-*PDK*1-EF1-cop*GFP*，酶切鉴定正确者即为构建好的携带 *AKT*2、*BAD*、*PDK*1 基因的重组慢病毒表达载体，以备转染用。

1.4.3 慢病毒包装体系的建立

1.4.3.1 细胞培养 使用含 10% FBS 的 DMEM 细胞培养基培养 293T 细胞，将细胞置于 37 ℃、5% CO_2 培养箱中进行培养、传代，传至第 3 代的 293T 细胞供转染及感染用。

1.4.3.2 转染体系 磷酸钙转染体系：2×BBS 500 μL，pCDF1-*AKT*2-EF1-cop*GFP*、pCDF1-*BAD*-EF1-cop*GFP* 及 pCDF1-*PDK*1-EF1-cop*GFP* 及包装质粒共 12 μg，0.25 mmol/L $CaCl_2$ 溶液 500 μL。

1.4.3.3 质粒转染 在 Ep 管中建立磷酸钙包装体系，轻弹使其混匀，室温放置 20 min。取生长良好的 293T 细胞接种于 6 孔板上，待细胞覆盖率达 80% 时利用磷酸钙转染法进行转染，然后将含有 293T 细胞的培养皿于 37 ℃、3% CO_2 孵箱中过夜。转染 24 h，给 293T 细胞换液后，将

培养瓶放入孵箱中继续培养，分别于 24 h、48 h 及 72 h 后观察细胞变化及绿色荧光的表达情况。通过高倍显微镜下计数带 GFP 蛋白的 293T 细胞，5 次计数取平均数来计算质粒转染效率。

1.4.3.4 病毒滴度测定 分别收集含有病毒颗粒的上清液（原液），按病毒原液滴度的 10^{-1}、10^{-2}、10^{-3}、10^{-4}、10^{-5}、10^{-6} 进行系列稀释，检测 3 种病毒滴度。

1.4.4 病毒感染 293T 细胞 将 1 mL 病毒上清液加入 $2×10^5$/皿 293T 细胞培养皿中，37 ℃、5% CO_2 培养箱中培养 72 h 后镜下观察 GFP 蛋白的表达，反映病毒感染的大致情况。

1.4.5 Western blot 检测 293T 细胞中 AKT2、BAD、PDK1 蛋白的表达 用细胞裂解液裂解感染 72 h 后的细胞及培养上清液，1 500 r/min 离心 5 min，取离心后的上清液进行蛋白定量。将等量的蛋白及内参蛋白进行 SDS-PAGE 凝胶电泳后转移至 PVDF 膜上，5% 脱脂奶粉封闭 2 h，1∶100 兔源性抗 AKT2、BAD、PDK1 抗体 4 ℃孵育过夜，洗膜后以碱性磷酸酶标记的二抗室温孵育 2 h，碱性磷酸酶显色，以 β-actin 为内参蛋白，于凝胶自动成像分析系统下成像。

2 结果

2.1 *AKT*2、*BAD* 及 *PDK*1 基因的 PCR 扩增

*AKT*2、*BAD* 及 *PDK*1 基因的 PCR 扩增见图 1～图 3。*AKT*2、*PDK*1 及 *BAD* 电泳产物的大小与理论预测的产物大小（1 446 bp、506 bp、1 310 bp）一致。

2.2 重组质粒 pGEM-*AKT*2-Teasy、pGEM-*BAD*-Teasy、pGEM-*PDK*1-Teasy 的鉴定

重组质粒双酶切后分别产生 1 446 bp（*AKT*2），506 bp（*BAD*），1 310 bp（*PDK*1）

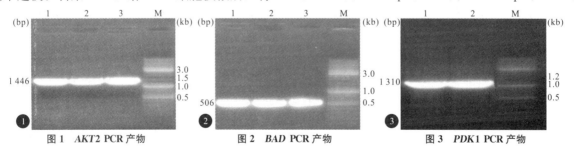

图 1 *AKT*2 PCR 产物　　　　图 2 *BAD* PCR 产物　　　　图 3 *PDK*1 PCR 产物

Fig 1 PCR amplification of *AKT*2（lane 1，2 and 3）　Fig 2 PCR amplification of *BAD*（lane 1，2 and 3）　Fig 3 PCR amplification of *PDK*1（lane 1 and 2）

M：marker

和 3 015 bp（pGEM-Teasy 载体）cDNA 片段。电泳产物大小与理论预测的产物大小一致，从 DNA 层面证明了质粒的构建成功。（图 4）

2.3 重组慢病毒表达载体的鉴定

重组慢病毒表达载体的鉴定见图 5。重组慢病毒载体质粒 pCDF1-*AKT*2-EF1-cop*GFP*、pCDF1-*BAD*-EF1-cop*GFP* 及 pCDF1-*PDK*1-EF1-cop*GFP* 经双酶切后电泳，出现的片段分别为 1 446 bp（*AKT*2）、506 bp（*BAD*）、1 310 bp（*PDK*1）和 6771 bp（慢病毒骨架质粒），与理论预测的产物大小一致，证明慢病毒载体构建成功。

2.4 质粒转染 293T 细胞后的转染率和病毒滴度

3 种慢病毒载体质粒转染 293T 细胞后的镜下表现相似，荧光显微镜下可见于 24 h、48 h 及 72 h 细胞均有绿色荧光，且荧光强度逐渐增强，

72 h 后可达高峰（图 6）。72 h 后携带 *BAD*、*PDK*1 及 *AKT*2 的质粒的转染率分别约为 100%、95%、90%，显示出本研究慢病毒包装系统的高效性。收集含有病毒颗粒的上清液，系列稀释法可检测到 3 种病毒的滴度均可达 6.7×10^6 PFU/mL。转染率及病毒滴度的结果均证明包装病毒成功。

2.5 病毒的感染情况

3 种病毒感染细胞后的表现相似，荧光显微镜下可见大量 GFP 蛋白在细胞中表达（图 7）。

2.6 AKT2、BAD 及 PDK1 蛋白的表达

Western blot 分别检测到 AKT2、PDK1 及 BAD 蛋白的表达，大小与理论预测一致，证实 AKT2、BAD 及 PDK1 在 293T 细胞中成功表达（图 8）。

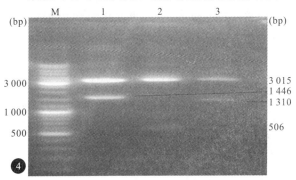

图 4 *AKT*2、*BAD*、*PDK*1 与 T 载体重组后酶切鉴定结果

Fig 4 The results of enzyme digestion of *AKT*2（lane 1）、*BAD*（lane 2）、*PDK*1（lane 3）and pGEM-Teasy vector

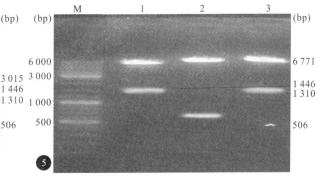

图 5 慢病毒表达载体的酶切鉴定结果

Fig 5 The results of enzyme digestion of pCDF1-*AKT*2-EF1-cop*GFP*（lane 1）、pCDF1-*BAD*-EF1-cop*GFP*（lane 2）and pCDF1-*PDK*1-EF1-cop*GFP*（lane 3）

M：Marker；pGEM-Teasy vector：3015 bp；pCDF1-MCS2-EF1-cop*GFP* vector：6771 bp

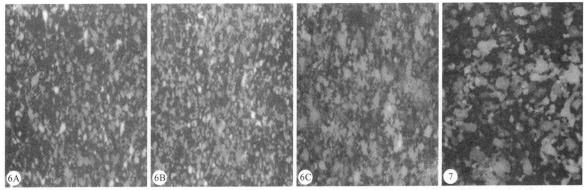

图 6 pCDF1-*BAD*-EF1-cop*GFP* 转染后不同时间在 293T 细胞中的表达（彩图见附录图 4）

Fig 6 The expression of pCDF1-*BAD*-EF1-cop*GFP*（fluorscence microscope）after BAD infection

A：24 h；B：48 h；C：72 h

图 7 BAD 病毒感染 293T 细胞后的绿色荧光蛋白的表达（彩图见附录图 5）

Fig 7 The green fluorescence protein in 293T cells

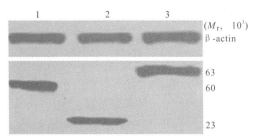

图8　蛋白免疫印迹检测 AKT2、PDK1 及 BAD 蛋白的表达

Fig 8　Western blot of AKT2（lane 1）, BAD（lane 2）, PDK1（lane 3）

3　讨论

PI3K/AKT 通路是一个经典抗凋亡、促存活的信号转导途径[3]，在众多肿瘤发生发展、侵袭转移及放化疗抵抗中发挥重要作用，如肺癌、乳腺癌、卵巢癌、前列腺癌、胰腺癌、膀胱癌等[4]。AKT 的磷酸化依赖于信号通路上游的 PI3K，当细胞受到胰岛素样生长因子等胞外信号刺激时，细胞膜上的酪氨酸激酶受体活化，PI3K 调节亚基（p85）中的 SH2 结构域与之结合并引起催化亚基（p110）变构激活，随即催化二磷酸酯酰肌醇（PIP2）生成三磷酸酯酰肌醇（PIP3），通过募集 AKT 至质膜，导致 AKT 构型改变，从而在 PDK1 催化下磷酸化 AKT。而 AKT 可通过促使 BAD 磷酸化而降低 BAD 与 bcl-xl 和 bcl-2 结合，阻止细胞色素 C 释放入胞浆，而抑制细胞凋亡。

在本研究中，我们先将目的基因与 T 载体连接，酶切、测序正确后，再与慢病毒载体连接，通过转染、感染及 Western blot 法检测到目的基因的表达。然而，目前不少研究是将目的基因与慢病毒载体直接连接[5]，但此连接方法不能保证目的基因的稳定复制。使用 TaqDNA 聚合酶扩增的 PCR 产物中有多个位点带有 A 碱基，取适量回收的 PCR 片段与带 T 碱基的 pGEM-Teasy 载体进行 T-A 连接，这样与直接连于慢病毒载体上相比，PCR 产物与 T 载体连接效率会大幅提高，目的基因能在 T 载体高效稳定地复制增殖。

本研究中，慢病毒骨架质粒 pCDF1-MCS2-EF1-copGFP 自带报告基因 GFP，在荧光显微镜下计数带 GFP 蛋白的细胞，即能准确反映转染效率及感染情况。在本实验中，随着 293T 细胞培养时间的延长，AKT2、BAD 及 PDK1 转染率均出现逐渐升高的趋势，在 72 h 时可达到高峰，可高达 100%，高于众多文献报道[6]的转染率。然而在相同细胞密度、细胞状态、质粒加入量和转染条件一样的情况下，3 种质粒的转染率不一致，我们分析可能跟我们需要转入的目的基因片段的大小有关：磷酸钙形成的沉淀更易将小片段的 DNA 复合物包裹，通过胞吞的方法将质粒导入 293T 细胞内部，所以 BAD（506 bp）的转染效率高于 AKT2（1 446 bp）和 PDK1（1 310 bp）。

常用的病毒载体主要包括慢病毒和腺病毒。腺病毒的基因组较大，在转移外源性基因的同时，也会表达大量的病毒自身蛋白，激活宿主免疫系统，从而杀灭感染细胞[7]。慢病毒载体为"自杀性"病毒，其特点在于病毒感染目的细胞后不会再感染其他细胞，也不会利用宿主细胞产生新的病毒颗粒。本研究采用慢病毒包装系统，最终测得的病毒滴度高达 6.7×10^6 PFU/mL，与 Binaifer 等[8]所报道的结果基本一致，显示出慢病毒包装系统的稳定性及高效性，为后续分析比较细胞生物学行为的研究奠定了基础。

目前大多数对 AKT 磷酸化及活化的研究仅局限于已经病理证实的肺癌组织中[9,10]。至于在正常支气管上皮细胞中 AKT 是怎样被激活的，以及 AKT 磷酸化后对促进肿瘤细胞的生长、增殖，抑制凋亡，促进转移与侵袭的鲜有报道。目前尚无 AKT2 诱导正常支气管上皮细胞恶变的研究，亦无有关 PDK1 对 NSCLC 中 AKT 活性调节和 AKT 是如何通过调节 BAD 在 NSCLC 的发生发展中发挥作用的报道。本实验旨在通过构建携带目的基因的慢病毒和在正常支气管上皮细胞过表达等处理，率先探讨以 AKT2 为中心的 PDK1/AKT2/BAD 信号通路在 NSCLC 中的作用及网络调节机制，为研究非小细胞肺癌的发病机制及基因治疗提供了新的、有益的实验依据。

参 考 文 献

1　SRIDHAR S S, HEDLEY D, SIU L L. Raf kinase as a target for anticancer therapeutics. Mol Cancer Ther, 2011,

4（9）：677-685.

2 OZES O N, MAYO L D, GUSTIN J A, et al. NF-κB activation by tumour necrosis factor requires the Akt serine-threonine kinase. Nature, 2007, 401（6748）：82-85.

3 NAM S Y, JUNG G A, HUR G C, et al. Upregulation of FLIP（S）by Akt, a possible inhibition mechanism of TRAIL-induced apoptosis in human gastric cancers. Cancer Sci, 2003, 94（12）：1066-1073.

4 WALLERAND H, CAI Y, WAINBERG Z A, et al. Phospho-Akt pathway activation and inhibition depends on N-cadherin or phospho-EGFR expression in invasive human bladder cancer. Urol Oncol, 2010, 28（2）：180-188.

5 HU H P, HSIEH S C, KING C C, et al. Characterization of retrovirus-based reporter viruses pseudotypedwith the precursor membrane and envelope glycoproteins offour serotypes of dengueviruses. Virology, 2007, 368（2）：376-387.

6 LIU G P, WEI W, ZHOU X, et al. I_2PP_2A regulates p53

and Akt correlativelyand leads the neurons toabort apoptosis. Neurobiol Aging, 2010, 165（3）：25-32.

7 COCKRELL A S, KAFRI T. Gene delivery by lentivirus vectors. Mol Bio technol, 2007, 36（3）：184-204.

8 BINAIFER R, PEI J, MITSUUCHI Y, et al. Frequent activation of AKT in non-small cell lung carcinomas and preneoplastic bronchial lesions. Carcinogenesis, 2009, 25（11）：2053-2055.

9 WEAVER C V, LIU S P. Differentially expressed pro- and anti-apoptogenic genes in response to benzene exposure：Immunohistochemical localization of p53, Bag, Bad, Bax, Bcl-2, and Bcl-w in lung epithelia. Exp Toxicol Pathol, 2012, 59（5）：265-272.

10 SINGH P, YAM M, RUSSELL P J, et al. Molecular and traditional chemotherapy：A united front against prostate cancer. Cancer Lett, 2010, 293（1）：1-14.

编辑 吕 熙

REGγ 促进肺癌细胞的恶性生物学行为*

覃　晴[1]，郭福春[1]，罗顺涛[2]，李晓玉[1]，刘晓柯[1]，王永生[1△]

1. 四川大学华西医院 肿瘤中心 胸部肿瘤科（成都 610041）；2. 四川大学 生物治疗国家重点实验室（成都 610041）

【摘要】　目的　研究蛋白酶体激活因子 γ（REGγ）在人肺癌组织及细胞系中的表达以及其对肺癌细胞增殖、肺癌细胞周期以及迁移能力等多种恶性生物学行为的影响。方法　免疫组织化学染色检测 REGγ 在肺癌组织以及癌旁正常组织中的表达情况；Western blot 检测肺癌细胞系及肺正常上皮细胞系中 REGγ 的表达；构建 REGγ 过表达及沉默肺癌 H1975 稳定细胞株，用 MTT 法检测不同 REGγ 表达情况的肺癌细胞 H1975 稳定细胞株的增殖变化；PI 染色流式检测 REGγ 对肺癌细胞周期的作用；通过细胞划痕实验观察 REGγ 对肺癌细胞迁移能力的影响。结果　在肺癌组织中 REGγ 的表达程度明显高于癌旁正常组织。在多个肺癌细胞系中，REGγ 表达量均高于正常细胞系。REGγ 过表达可以促进肺癌细胞增殖（$P<0.05$），增加肿瘤细胞 $S+G_2/M$ 期的比例（$P<0.05$），并增强其迁移能力（$P<0.05$），沉默 REGγ 后上述影响均发生逆转。结论　REGγ 对肺癌多种恶性生物学行为有明显促进作用。

【关键词】　蛋白酶体激活因子 γ　细胞周期　细胞迁移

REGγ Promotes Malignant Behaviors of Lung Cancer Cells　*QIN Qing[1]，GUO Fu-chun[1]，LUO Shun-tao[2]，LI Xiao-yu[1]，LIU Xiao-ke[1]，WANG Yong-sheng[1△]．　1. Department of Thoracic Oncology，Cancer Center，West China Hospital，Sichuan University*，Chengdu 610041，China；*2. State Key Laboratory of Biotherapy，Sichuan University*，Chengdu 610041，China

△ Corresponding author，E-mail：wangys75@gmail.com

【**Abstract**】　**Objective**　To determine the expression of proteasome aotivator γ（REGγ）in human lung cancer tissues and cell lines and its association with malignant biological behaviors. **Methods** Immunohistochemistry（IHC）was used to detect the expression of REGγ in lung cancer and normal lung tissues. The expressions of REGγ in lung cancer cells and normal epithelial cells were determined by Western blot. The H1975 lung cancer stable cell lines with different levels of *REGγ* expression were constructed and their proliferations were evaluated by MTT assay. PI staining was used to assess the influence of REGγ on cell growth cycle. The effect of REGγ on the migration of lung cancer cells were observed with the cell scratch experiment. **Results**　Lung cancer tissues had significantly higher levels of REGγ expression than normal tissues. Similarly，lung cancer cell lines showed higher levels of REGγ expression than the normal epithelial cell line. The overexpression of *REGγ* enhanced cancer cell proliferations（$P<0.05$），promoted more cells into the $S+G_2/M$ phase（$P<0.05$）and promoted the migration of cancer cells（$P<0.05$）. All of these effects were reversed after suppression of *REGγ*. **Conclusion**　REGγ facilitates malignant biological behaviors of lung cancers.

【**Key words**】　REGγ　Cell cycle　Migration

　　蛋白酶体激活因子 γ（REGγ）是蛋白酶体重要的激活因子。不同于另外两个蛋白酶体激活因子 REGα 和 REGβ 主要表达于免疫细胞[1]，越来越多的报道显示 REGγ 在乳腺癌[2]、结肠癌、甲状腺癌[3]等多种肿瘤组织中均存在较高表达，并与众多肿瘤相关基因及通路有关[4]。其中，*REGγ* 与抑癌基因 *p*53 存在的反馈调节通路[5]，对细胞周期蛋白 p21，p19，p16[6]以及类固醇受体辅助活化因子-3（SRC-3）[7]的调节被认为与肿瘤的关系密切。

　　肺癌是目前国内外发病率及死亡率最高的

---

　　* 国家科技重大新药创制专项基金项目（No. 2011ZX09302-001-01）资助

　　△ 通信作者，E-mail：wangys75@gmail.com

肿瘤之一[8]，其较高的恶性程度与肺癌细胞增殖快、迁移能力强有着密切关系。有个别研究[4]提示 REGγ 在肺癌组织中表达有所增加，但其在肺癌中的影响尚不清楚。在本研究中，我们检测了 86 例临床肺癌组织标本中 REGγ 的表达，并进一步探讨了 REGγ 对肺癌多种恶性生物学行为的影响。

1 材料与方法

1.1 材料

1.1.1 组织标本 选取四川大学华西医院病理科保存并被明确诊断为原发性肺癌的标本 86 例。

1.1.2 细胞及培养 人肺癌细胞株 H1975、H446、A549、SK-MES-1 以及正常人肺上皮细胞系 MRC-5 均购自 ATCC，其中 H1975 及 H446 培养于 RPMI-1640（Hyclone 公司）、A549 培养于 DMEM-F12（Hyclone 公司）、SK-MES-1 及 MRC-5 培养于 MEM（GIBCO 公司）培养基中。各培养基中均含 10% 胎牛血清（GIBCO 公司），100 U/mL 青霉素，100 μg/mL 链霉素，5% CO_2，37 ℃ 培养。

1.1.3 主要试剂 MTT 及 PI 荧光染料购自 Sigma 公司，REGγ 单克隆抗体购自 Abcam 公司。总 RNA 提取试剂 TRIZOL、转染试剂 Lipo2000 购自 Invitrogen 公司。逆转录试剂盒购自 TaKaRa 公司。RT-PCR 反应试剂盒（染料法）购自 Bio-rad 公司。过表达 REGγ 的质粒 pCDH-REGγ 及其空载质粒 pCDH-empty 购自广州复能基因公司，含有不同短发夹 RNA（shRNA）干扰序列质粒 pLKO.1-shRNA-1、pLKO.1-shRNA-2、空载质粒 pLKO.1-empty 以及病毒包装辅助质粒 psPAX2、pMD2 购自 Thermo 公司。

1.2 方法

1.2.1 组织标本免疫组化染色 石蜡切片经脱蜡和水化后行抗原修复，1∶200 anti-REGγ 抗体 4 ℃ 孵育过夜，生物素化二抗孵育，最后进 DAB 显色封片观察。免疫组织化学染色阳性表达为界线清晰，突出于背景的棕黄色或棕褐色颗粒。REGγ 主要表达于细胞核内，胞核、胞浆同时呈棕黄色即为阳性，单纯胞浆着色而无胞核着色或胞核、胞浆均无着色为阴性。

1.2.2 Western blot 检测肺癌细胞系及肺正常上皮细胞系 REGγ 的表达 待细胞贴壁生长至 80% 时，经 RIPA 裂解后 10% SDS-PAGE 电泳 2 h，4 ℃ 转膜 1 h，室温封闭 2 h，一抗 4 ℃ 孵育过夜，第 2 天二抗 37 ℃ 孵育 1 h 后显影观察。采用凝胶成像仪拍照并测定各显色条带的灰度值，计算目的条带与 β-actin 灰度值的比值，以正常细胞系与其 β-actin 灰度值的比值为 1，计算目的蛋白的相对含量。

1.2.3 REGγ 基因过表达及沉默稳定细胞株的构建 采用 Lipo2000 转染试剂，分别将 pCDH-REGγ、pCDH-empty、pLKO.1-shRNA-1、pLKO.1-shRNA-2 以及 pLKO.1-empty 质粒与病毒包装辅助质粒 psPAX2，pMD 共转染 293T 细胞，于 48 h 及 72 h 后收集病毒上清液感染人肺癌细胞系 H1975，于最后一次感染后 24 h 给予 0.8 μg/mL 嘌呤霉素进行细胞筛选，并保持嘌呤霉素处理 21 d 后，经 Western blot 及实时荧光定量 PCR（qRT-PCR）进行 REGγ 表达量鉴定。鉴定后嘌呤霉素浓度减半培养。

1.2.4 qRT-PCR 使用 TRIZOL 试剂盒提取 RNA，经逆转录后得到 cDNA，通过染料法进行荧光定量 PCR 反应。REGγ 上游引物 Fw 5′-TCAGTTCTCAGCGCACCATT-3′，下游引物 Rew 5′-TG AGCTTCACTTCCTGATCCAC-3′；18S RNA 上游引物 Fw 5′-GGACACGGACAGG ATTGACA-3′，下游引物 Rew5′-GACATCT AAGGGCATCACAG-3′，反应结果通过 BioRad CFX Manager 软件进行分析。目的基因的表达采用相对定量法，即以 18S 作为内参，计算 ΔCt，以 $2^{-\Delta\Delta Ct}$ 表示目的基因 mRNA 的相对表达量，并以空白对照 $2^{-\Delta\Delta Ct}$ 为 1，计算目的基因 mRNA 的相对表达量。

1.2.5 MTT 检测 取对数生长期细胞进行 96 孔板铺板，每个细胞稳定株 5 个复孔，铺板 24 h 后开始进行 MTT 检测，连续测量 5 d。检测前，每孔加入 20 μL MTT（5 mg/mL），37 ℃ 避光孵育 2～4 h 后弃上清液，每孔加入 150 μL DMSO，摇床室温孵育 15 min 后通过酶标仪检测 570 nm 波长吸光度（A_{570}）值。

1.2.6 细胞周期分析 胰酶消化贴壁细胞后，

为达到同步化的目的,用无血清培养基重悬铺板,饥饿处理 24 h 后换为完全培养基。继续培养 24 h 后,胰酶消化收集细胞,70％冷乙醇固定,封口膜封口后 4 ℃冰箱保存。检测前用 PBS 洗两遍,随后每管加入 500 mL PI 染液(0.5 μg/mL),4 ℃避光孵育 30 min,使用流式细胞仪(BD公司)对细胞周期进行检测。其结果通过 FlowJo 软件进行分析。

1.2.7 细胞划痕 将稳定株细胞接种于 6 孔板中,待细胞融合至 95％时,用 200 μL 无菌枪头在单层细胞上划痕,每孔划痕 3 条,将孔板 4 等分。用 PBS 清洗 3 次后加入完全培养基,在 0 h 使用倒置显微镜(Nikon)记录初始空白面积,每孔选取 12 个视野,24 h 后再次记录。使用 ImageJ 软件测量空白面积,并计算迁移比率。

1.2.8 统计学方法 数据采用 $\bar{x}\pm s$ 表示。各组间比较使用 ANOVA 分析,$P<0.05$ 为差异有统计学意义。

2 结果

2.1 REGγ 在肺癌组织及肺癌细胞系中的表达

86 例肺癌患者的肿瘤组织中 REGγ 均呈阳性表达,阳性表达率 100％,其程度明显高于癌旁正常组织(图 1A)。同时,经 Western blot 检测,REGγ 在小细胞肺癌细胞 H446,肺腺癌细胞 H1975、A549,肺鳞癌细胞 SK-MES-1 等多种肺癌细胞中的表达水平均高于肺正常上皮细胞 MRC-5。其相对表达水平分别为 H446(2.28±0.46)、H1975(2.32±0.35)、A549(3.05±0.28)、SK-MES-1(2.74±0.55),详见图 1B。

2.2 REGγ 过表达及沉默稳定细胞株的建立

在所有被检肺癌细胞系中,选择临床发病率相对较高、REGγ 表达量相对适中的肺腺癌细胞 H1975,建立 REGγ 过表达(H1975-REGγ⁺)及沉默稳定株(shRNA-1,shRNA-2)。Westerrn blot 及 qRT-PCR 检测不同稳定株中 REGγ 的表达结果显示,H1975-REGγ⁺ 与其空载 pCDH-empty 相比,蛋白与 mRNA 水平均有明显上调,不同 REGγ 沉默稳定株(shRNA-1/shRNA-2)均抑制了 REGγ 的表达(与其空

载 pLKO.1-empty 相比),详见图 2。

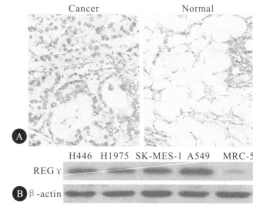

图 1 REGγ 在肺癌组织(A:IHC×400)及肺癌细胞系(B:Western blot)中高表达(彩图见附录图 6)

Fig 1 High expression of REGγ in the lung cancer tissues(A:IHC×400)and cell lines(B:Western blot)

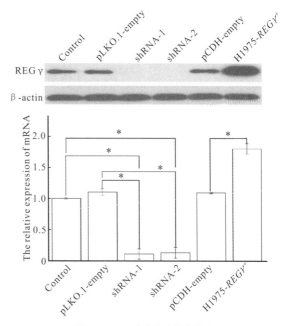

图 2 REGγ 稳定表达株的鉴定

Fig 2 Identification of stable cell lines with different levels of REGγ expression by Western blot(A)and qRT-PCR(B)

* $P<0.05$

2.3 REGγ 促进 H1975 细胞增殖

MTT 检测显示,H1975-REGγ⁺ 细胞生长速度快于其 pCDH-empty 细胞(图 3A),差异有统计学意义($P<0.05$);而在同样情况下,沉默 REGγ 基因(shRNA-1/shRNA-2)后其生长明显变缓(图 3B),差异有统计学意义($P<0.05$)。表明 REGγ 在肺癌中的过表达是加快其生长的原因之一。

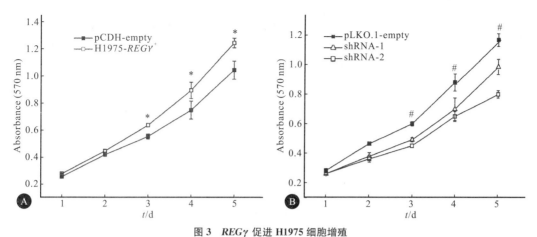

图 3 *REG*γ 促进 H1975 细胞增殖

Fig 3 *REG*γ enhanced the proliferation of H1975

* *P*<0.05，vs. pCDH-empty；♯ *P*<0.05，vs. shRNA-1 and shRNA-2

2.4 *REG*γ 对 H1975 细胞周期的影响

H1975 过表达 *REG*γ 后，进入增殖活跃的 S+G$_2$/M 期细胞的比例增加，pCDH-empty 组为（35.99±1.34）%，H1975-*REG*γ$^+$ 组细胞比例上升到（39.10±1.25）%（图 4）。而 *REG*γ 沉默后，细胞周期阻滞于 G$_0$/G$_1$ 期，shRNA-1 组、shRNA-2 组以及 pLKO.1-empty 组则分别为（65.83±0.19）%、（69.09±1.76）% 和（60.25±1.98）%，差异有统计学意义（*P*<0.05）。提示肺癌中 *REG*γ 的过表达在调节细胞生长周期方面有重要作用。

2.5 *REG*γ 增强 H1975 的迁移能力

H1975-*REG*γ$^+$ 组迁移比率明显高于对照组〔（61.39±8.05）% vs.（45.46±7.12）%〕，差异有统计学意义（*P*<0.05），证明 *REG*γ 可以增强 H1975 的迁移能力。而建立的 2 个 *REG*γ 沉默稳定株相对于 pLKO.1-empty 组其迁移能力明显减弱〔（19.27±6.14）%，（29.51±3.75）% vs.（47.59±4.19）%，*P*<0.05〕，也进一步证明了 *REG*γ 的表达增强了肺癌细胞系 H1975 的迁移能力，详见图 5。

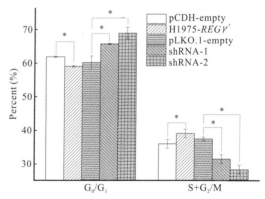

图 4 *REG*γ 对 H1975 细胞周期的影响

Fig 4 The effect of *REG*γ on the cell cycle of H1975

* *P*<0.05

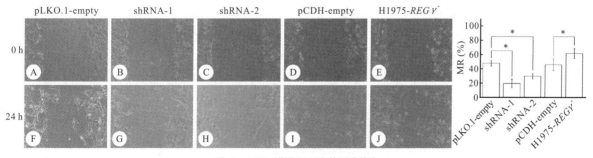

图 5 *REG*γ 增强 H1975 的迁移能力

Fig 5 *REG*γ promoted the migration of H1975

* *P*<0.05. MR：Migration rate

3 讨论

REGγ 是一种相对保守的在核蛋白。其激活蛋白酶体的功能以及特殊的细胞定位，决定了其对细胞存在多方面的影响。作为蛋白酶体激活剂，REGγ 可以通过 ATP-泛素非依赖的方式促进细胞周期激酶抑制剂 P21[9] 以及类固醇受体辅助活化因子-3（SRC-3）[7]、HCV 核心蛋白[10] 的降解。此外，REGγ 还可以通过蛋白酶体非依赖的方式发挥作用。它通过易化单泛素化作用增强抑癌基因 P53 编码的 P53 蛋白从细胞核内转移至细胞质内[11]，并最终通过鼠双微基因 2（MDM2）依赖方式增强其降解[12]，从而抑制 P53 的功能，并最终发挥抑制凋亡、促进肿瘤生长的作用。REGγ 与肿瘤的关系甚至作为肿瘤治疗的新靶点越来越受到人们的关注[13]。

He 等[4] 的研究提示 REGγ 在肺癌组织中存在过表达现象，但其对于肺癌的影响并不清楚。本研究检测了人肺癌组织标本以及多种人肺癌细胞系中 REGγ 的表达，进一步明确了在肺癌组织以及肺癌细胞系中，REGγ 均存在明显的过表达现象，提示 REGγ 在肺癌的发生发展中可能扮演了重要的角色。为探讨其对肺癌细胞恶性生物学行为的影响，我们同时建立了肺癌 REGγ 过表达及沉默稳定株。之前有文献报道 REGγ 在乳腺癌中具有促进细胞生长以及调节细胞周期的作用[14]。我们的实验首次验证了 REGγ 在肺癌细胞中也存在促进细胞增殖、增加增殖细胞比例的作用。此外，我们的实验也首次证明了 REGγ 过表达可以明显增强肺癌细胞的迁移，提示 REGγ 在肺癌的高侵袭、高转移中可能扮演重要角色。在通过不同干扰序列建立的两个 REGγ 沉默稳定株中均发现 REGγ 沉默后可成功逆转上述影响，也进一步验证了 REGγ 在肺癌细胞中存在的促进细胞增殖、增加增殖细胞比例以及增强细胞迁移的作用。然而 Zannini 等[15] 的研究显示 REGγ 的缺失而非过表达会导致染色体的不稳。越来越多的研究表明 REGγ 在肿瘤细胞中具有作用多样性、组织及细胞特异性的特点。

我们的研究不但明确了 REGγ 在肺癌细胞恶性生物学行为中发挥重要的作用，也为进一步研究靶向 REGγ 在肺癌治疗中的作用提供了重要的参考信息，尤其是抑制 REGγ 的表达后，肺癌细胞的众多恶性生物学行为均得到抑制，提示对 REGγ 的抑制有望成为肺癌治疗的一个新策略。此外，REGγ 是否对肺癌其他方面特别是肿瘤免疫存在影响仍有待进一步研究。

参 考 文 献

1 REALINI C, JENSEN C C, ZHANG Z, et al. Characterization of recombinant REGalpha, REGbeta, and REGgamma proteasome activators. J Biol Chem, 1997, 272 (41): 25483-92.

2 TIAN M, XIAOYI W, XIAOTAO L, et al. Proteasomes reactivator REG gamma enhances oncogenicity of MDA-MB-231 cell line via promoting cell proliferation and inhibiting apoptosis. Cell Mol Biol (Noisy-le-grand), 2009, 55 (Suppl): OL1121-OL1131.

3 ZHANG M, GAN L, REN G S. REGgamma is a strong candidate for the regulation of cell cycle, proliferation and the invasion by poorly differentiated thyroid carcinoma cells. Braz J Med Biol Res, 2012, 45 (5): 459-65.

4 HE J, CUI L, ZENG Y, et al. REGgamma is associated with multiple oncogenic pathways in human cancers. BMC Cancer, 2012, 12: 75. doi: 10.1186/1471-2407-12-75.

5 ALI A, WANG Z, FU J, et al. Differential regulation of the REGgamma-proteasome pathway by p53/TGF-beta signalling and mutant p53 in cancer cells. Nat Commun, 2013, 4: 2667. doi: 10.1038/ncomms3667.

6 KOBAYASHI T, WANG J, AL-AHMADIE H, et al. ARF regulates the stability of p16 protein via REGgamma-dependent proteasome degradation. Mol Cancer Res, 2013, 11 (8): 828-833.

7 LI X, LONARD D M, JUNG S Y, et al. The SRC-3/AIB1 coactivator is degraded in a ubiquitin- and ATP-independent manner by the REGgamma proteasome. Cell, 2006, 124 (2): 381-392.

8 LI F, ZENG H, YING K. The combination of stem cell markers CD133 and ABCG2 predicts relapse in stage I non-small cell lung carcinomas. Med Oncol, 2011, 28 (4): 1458-1462.

9 LI X, AMAZIT L, LONG W, et al. Ubiquitin- and ATP-independent proteolytic turnover of p21 by the REGgamma-proteasome pathway. Mol Cell, 2007, 26 (6): 831-842.

10 MORI Y, MORIISHI K, MATSUURA Y. Hepatitis C virus core protein: its coordinate roles with PA28gamma in metabolic abnormality and carcinogenicity in the liver. Int J Biochem Cell Biol, 2008, 40 (8): 1437-1442.

11 LIU J, YU G, ZHAO Y, et al. REGgamma modulates p53 activity by regulating its cellular localization. J Cell Sci, 2010, 123 (Pt 23): 4076-4084.

12 ZHANG Z, ZHANG R. Proteasome activator PA28 gamma regulates p53 by enhancing its MDM2-mediated degradation. EMBO J, 2008, 27 (6): 852-864.

13 NALEPA G, WADE H J. Therapeutic anti-cancer targets upstream of the proteasome. Cancer Treat Rev, 2003, 29 (Suppl 1): 49-157.

14 WANG X, TU S, TAN J, et al. REG gamma: a potential marker in breast cancer and effect on cell cycle and proliferation of breast cancer cell. Med Oncol, 2011, 28 (1): 31-41.

15 ZANNINI L, LECIS D, BUSCEMI G, et al. REGgamma proteasome activator is involved in the maintenance of chromosomal stability. Cell Cycle, 2008, 7 (4): 504-512.

编辑 沈 进

2000 年与 2010 年四川大学华西医院收治肺癌患者的临床流行病学特征及病理类型分布特点

姚晓军[1,2]，张洪伟[2]，蒲　强[1]，刘伦旭[1△]

1. 四川大学华西医院 胸外科（成都 610041）；2. 四川省眉山肿瘤医院　胸外科（眉山 620010）

【摘要】　目的　回顾性分析四川大学华西医院 2000 年与 2010 年收治的原发性支气管肺癌患者的临床流行病学特征及病理类型分布，以初步了解肺癌的流行趋势。方法　收集 2000 年与 2010 年四川大学华西医院收治的初诊为原发性支气管肺癌并登记为四川地区常住人口的病例，对两组患者的性别、年龄、城乡来源、吸烟史、职业暴露、病理类型等临床资料进行对比分析。结果　收集肺癌病例共 2 167 例，其中 2000 年 616 例，2010 年 1 551 例。肺癌患者男女比由 2000 年的 2.78∶1 下降至 2010 年的 2.13∶1（$P=0.013$）。2000 年与 2010 年肺癌患者发病年龄差异无统计学意义（$P=0.302$）。地域分布上，十年间大城市及中小城市肺癌患者构成比下降（大城市：42.1% vs. 32.0%，$P<0.001$；中小城市：39.9% vs. 31.7%，$P<0.001$），乡镇及农村患者构成比上升（乡镇：5.5% vs. 8.1%，$P=0.041$；农村：12.5% vs. 28.2%，$P<0.001$）。病理类型分布方面，2000 年肺癌患者病理类型以鳞癌为主，2010 年以腺癌为主，十年间鳞癌构成比由 44.8% 下降至 28.7%（$P<0.001$），腺癌构成比由 43.0% 上升至 53.1%（$P<0.001$），小细胞癌构成比由 3.7% 上升至 11.9%（$P<0.001$）；两个时间段鳞癌在男性患者中的构成比均高于女性（2000 年：52.1% vs. 24.5%；2010 年：37.7% vs. 9.5%），而腺癌在女性患者中的构成比均高于男性（2000 年：60.7% vs. 36.6%；2010 年：75.8% vs. 42.9%）；两个时间段鳞癌在老年患者（≥60 岁）中的构成比均高于青年患者（<45 岁）（2000 年：50.5% vs. 33.8%；2010 年：30.2% vs. 15.6%），而腺癌在青年患者中的构成比均高于老年患者（2000 年：54.9% vs. 36.9%；2010 年：57.1% vs. 51.8%）；2000 年与 2010 年肺癌吸烟患者病理类型均以鳞癌为主（55.6%，40.9%），非吸烟患者均以腺癌为主（58.4%，75.7%）；伴职业暴露的肺癌患者病理类型均以腺癌为主（46.2%，60.2%）。结论　近十年来，肺癌女性患者构成比明显上升，腺癌及小细胞癌构成比明显上升，鳞癌与男性、老年患者（≥60 岁）及吸烟密切相关，腺癌则与女性、青年患者（<45 岁）及职业暴露密切相关。

【关键词】　肺肿瘤　流行病学　病理学

Clinical Epidemiology and Histological Characteristics of Patients with Lung Cancer in West China Hospital of Sichuan University　*YAO Xiao-jun*[1,2]，*ZHNAG Hong-wei*[2]，*PU Qiang*[1]，*LIU Lun-xu*[1△]. 1. *Department of Thoracic Surgery*，*West China Hospital*，*Sichuan University*，Chengdu 610041，China；2. *Department of Thoracic Surgery*，*Meishan Cancer Hospital*，Meishan 620010，China

△ Corresponding author，E-mail：lunxu_liu@aliyun.com

【Abstract】　**Objective**　To identify changes in patterns of primary bronchogenic carcinoma. **Methods** We reviewed clinical data of patients with primary bronchogenic carcinoma，who were identified as permanent residents of Sichuan province and were treated in West China Hospital of Sichuan University in 2000 and 2010. The distributions of gender，age，urban/rural residency，smoking history，occupational exposure and histological types of tumor were compared between the 2000 group and 2010 group. **Results**　A total of 2 167 patients（616 in 2000 and 1551 in 2010）met the inclusion criteria. Compared with the 2000 group，the 2010 group had a lower proportion of male patients（male/female sex ratio dropped from 2.78∶1 to 2.13∶1，$P=0.013$），more patients from medium and small sized cities（patients from large city decreased from 42.1% to 32.0%，$P<0.001$，and patients from medium and small sized cities decreased from 39.9% to 31.7%，$P<0.001$），more patients from rural areas（patients from townships increased from 5.5% to 8.1%，$P=0.041$，

△ 通信作者，E-mail：lunxu_liu@aliyun.com

and patients from villages increased from 12.5% to 28.2%, $P<0.001$). No significant difference in age was found in the two cohorts of patients. The proportion of squamous cell carcinoma dropped from 44.8% in 2000 to 28.7% in 2010 ($P<0.001$). The proportion of adenocarcinoma increased from 43.0% in 2000 to 53.1% in 2010 ($P<0.001$). The proportion of small cell lung cancer increased from 3.7% in 2000 to 11.9% in 2010 ($P<0.001$). The proportion of squamous cell carcinoma in male patients was higher than that of female patients (60.7% vs. 36.6% in 2000; 75.8% vs. 42.9% in 2010). The proportion of adenocarcinoma was higher in female patients than that of male patients (60.7% vs. 36.6% in 2000; 75.8% vs. 42.9% in 2010). The proportion of squamous cell carcinoma was higher in elderly patients (≥60) than that of young patients (<45) (50.5% vs. 33.8% in 2000; 30.2% vs. 15.6% in 2010). The proportion of adenocarcinoma in young patients was higher than of elderly patients (54.9% vs. 36.9% in 2000; 57.1% vs. 51.8% in 2010). Squamous cell carcinoma was predominate in smoking patients (55.6% in 2000; 40.9% in 2010). Adenocarcinoma was predominate in no-smoking patients (58.4% in 2010; 75.7% in 2010) and the patients exposed to risk occupations (46.2% in 2000; 60.2% in 2010). **Conclusion**　Over the past decade, the percentages of female patients, adenocarcinoma and small cell lung cancer increased significantly in the patients with lung cancer. Male gender, old age (≥60) and smoking are risk factors of squamous cell carcinoma. Female gender, young age (<45) and occupational exposure are risk factors of adenocarcinoma.

【Key words】　Lung neoplasms　Epidemiology　Pathology

近年来全球肺癌的发病率和死亡率均呈上升态势，尤其在中国等经济发展中国家[1, 2]。世界卫生组织（WHO）预测，到 2025 年，中国每年新增肺癌病例将超过 100 万，成为世界第一肺癌大国[3]。肺癌的另一变化趋势是病理类型分布的改变。在全球范围内，肺腺癌的发病率已超过鳞癌，肺鳞癌在男性中的比例大幅度下降，在女性人群中，肺腺癌的比例持续上升[4]。肺癌的流行病学特征随时间、地域及人群分布的变化而改变。本文对 2000 年与 2010 年于四川大学华西医院收治的初诊原发性支气管肺癌并登记为四川地区常住人口的病例进行对比研究，以初步了解肺癌临床流行病学特征及病理类型分布近十年来的变化，分析两者之间的潜在联系，并探索造成这些变化及分布特点的因素。

1　资料和方法

1.1　资料

资料来源于 2000 年和 2010 年四川大学华西医院登记住院病案，均为初诊原发性支气管肺癌并登记为四川地区常住人口，排除无病理学依据、肺转移癌、复治及复发的病例。共收集肺癌病例 2 167 例，其中 2000 年 616 例，2010 年 1 551 例。病理类型按 1999 年版 WHO 肺部肿瘤组织学分类标准分型，病理亚型按其所属主要病理类型分支进行统计（如细支气管肺泡癌纳入腺癌做统计分析），混合癌按其主要成分进行统计，神经内分泌癌中有明确组织学类型的纳入其中统计（如大细胞癌、小细胞癌、腺癌、鳞癌等），类癌单独列出，其他不能分型者单独统计。收集内容包括两组患者的性别、年龄、城乡来源、吸烟史、职业暴露、病理类型等临床资料。

1.2　统计学方法

组间比较使用 t 检验、χ^2 检验、秩和检验及 Fisher 确切概率法。$P<0.05$ 为差异有统计学意义。

2　结果

2.1　流行病学特征

2.1.1　性别　2000 年与 2010 年肺癌患者男女比分别为 2.78∶1 及 2.13∶1，女性患者比例明显上升（$\chi^2=6.202$，$P=0.013$）。

2.1.2　年龄　2000 年肺癌患者中位年龄 60 岁（22～88 岁），平均（58.6±11.6）岁，其中男性中位年龄 60 岁（22～88 岁），平均（59.3±11.1）岁，女性中位年龄 59 岁（25～86 岁），平均（56.6±12.6）岁。2010 年肺癌患者中位年龄 60 岁（15～85 岁），平均（59.5±10.8）

岁，其中男性中位年龄 61 岁（31～85 岁），平均（60.5±10.4）岁，女性中位年龄 59 岁（15～84 岁），平均（57.4±11.3）岁。2000 年与 2010 年肺癌患者发病年龄差异无统计学意义（$P=0.302$），两个时间段女性患者发病年龄均较男性低（$P=0.022$；$P<0.001$）。如表 1 所示，2000 年与 2010 年肺癌患者不同年龄段的频数分布差异具有统计学意义（$\chi^2=29.420$，$P=0.002$），高发年龄段分别位于 60～64 岁和 55～59 岁，男性及女性均符合此特点。

本组资料年龄组根据世界卫生组织（WHO）年龄分段定义：44 岁以下为青年人，45 岁至 59 岁为中年人，60 岁以上为老年人。如表 1 所示，2000 年与 2010 年青、中、老年各年龄组肺癌患者构成比差异无统计学意义，肺癌患者主要集中在老年组。男女构成比在青年患者中最小，在中老年患者中逐渐升高（2000 年分别为 1.73：1，2.74：1，3.17：1；2010 年分别为 1：1，2.04：1，2.61：1）。

表 1 不同年龄段肺癌患者在不同性别患者中的分布〔case（%）〕

Table 1 Age and gender distributions of patients with lung cancer〔caese（%）〕

Age groups (yr.)	2000 ($n=616$)			2010 ($n=1\,551$)		
	Male	Female	Total	Male	Female	Total
Youth	45 (9.9)	26 (16.0)	71 (11.5)	77 (7.3)	77 (16.0)	154 (9.9)
<30	3 (0.7)	4 (2.5)	7 (1.1)	0 (0)	4 (0.8)	4 (0.3)
30-	10 (2.2)	6 (3.7)	16 (2.6)	10 (1.0)	9 (1.8)	19 (1.2)
35-	8 (1.8)	12 (7.4)	20 (3.2)	24 (2.3)	19 (3.8)	43 (2.8)
40-44	24 (5.3)	4 (2.5)	28 (4.5)	43 (4.1)	45 (9.1)	88 (5.7)
Middle age	167 (36.9)	61 (37.4)	228 (37.0)	397 (37.6)	195 (39.4)	592 (38.2)
45-	47 (10.4)	19 (11.7)	66 (10.7)	100 (9.5)	56 (11.3)	156 (10.0)
50-	52 (11.5)	18 (11.0)	70 (11.4)	82 (7.8)	42 (8.5)	124 (8.0)
55-59	68 (15.0)	24 (14.7)	92 (14.9)	215 (20.4)	97 (19.6)	312 (20.1)
Old age	241 (53.2)	76 (46.6)	317 (51.5)	582 (55.1)	223 (45.1)	805 (51.9)
60-	76 (16.8)	33 (20.2)	109 (17.7)	212 (20.1)	80 (16.2)	292 (18.8)
65-	75 (16.6)	20 (12.3)	95 (15.4)	152 (14.4)	80 (16.2)	232 (15.0)
70-	64 (14.1)	15 (9.2)	79 (12.8)	129 (12.2)	35 (7.1)	164 (10.6)
75-	20 (4.4)	5 (3.1)	25 (4.1)	66 (6.3)	25 (5.1)	91 (5.9)
≥80	6 (1.3)	3 (1.8)	9 (1.5)	23 (2.2)	3 (0.6)	26 (1.8)
Total	453	163	616	1 056	495	1 551

2.1.3 城乡地域分布 如表 2 所示，大城市肺癌患者构成比由 2000 年的 42.1% 下降至 2010 年的 32.0%（$\chi^2=19.678$，$P<0.001$），中小城市患者由 39.9% 下降至 31.7%（$\chi^2=12.671$，$P<0.001$），乡镇患者由 5.5% 上升至 8.1%（$\chi^2=4.183$，$P=0.041$），农村患者由 12.5% 上升至 28.2%（$\chi^2=60.289$，$P<0.001$）。

表 2 不同城乡地域的肺癌病理类型分布〔case（%）〕

Table 2 Distribution of histological types of lung cancer by residency〔case（%）〕

Histological type	2000 ($n=616$)				2010 ($n=1\,551$)			
	Large city*	Medium and small sized cities△	Townships	Villages	Large city*	Medium and small sized cities△	Townships	Villages
AD	103 (39.8)	99 (40.2)	18 (52.9)	45 (58.4)	287 (57.9)	278 (56.5)	74 (59.2)	189 (43.2)
SCC	127 (49.0)	115 (46.7)	11 (32.4)	23 (29.9)	116 (23.4)	129 (26.2)	36 (28.8)	164 (37.4)
Else	29 (11.2)	32 (13.0)	5 (14.7)	9 (11.7)	93 (18.8)	85 (17.3)	15 (12.0)	85 (19.4)
Total	259 (42.1)	246 (39.9)	34 (5.5)	77 (12.5)	496 (32.0)	492 (31.7)	125 (8.1)	438 (28.2)

AD: Adenocarcinoma; SCC: Squamous cell carcinoma. * The central area of Chengdu which is the largest city in Sichuan province. △Chengdu suburb and other cities in Sichuan province

2.1.4 吸烟状况 2000年肺癌吸烟患者吸烟指数（每日平均吸烟支数×吸烟年数）平均（646.0±351.3）年支，2010年平均（684.4±435.9）年支，吸烟指数比较差异无统计学意义（$t=-1.523$，$P=0.128$）。2000年与2010年肺癌吸烟患者中吸烟指数大于400年支者其构成比分别为81.7%及79.5%。如表3所示，2000

年与2010年肺癌吸烟患者比例无明显变化（61.4% vs. 60.4%，$\chi^2=0.154$，$P=0.695$）。其中男性患者中吸烟者比例由79.5%上升至86.7%（$\chi^2=12.840$，$P<0.001$），女性患者中吸烟者比例由11.0%下降至4.2%（$\chi^2=10.171$，$P=0.001$）。

表3 吸烟与不吸烟患者的肺癌病理类型分布〔case（%）〕

Table 3　Relationship between histological types of lung cancer and smoking〔case（%）〕

Histological type	2000 (n=616)						2010 (n=1 551)					
	Smoking			Non-smoking			Smoking			Non-smoking		
	Male	Female	Total	Male	Female	Total	Male	Female	Total	Male	Female	Total
AD	121 (33.6)	5 (27.8)	126 (33.3)	45 (48.4)	94 (64.9)	139 (58.4)	346 (37.8)	17 (81.0)	363 (38.7)	107 (76.4)	358 (75.5)	465 (75.7)
SCC	201 (55.8)	9 (50.0)	210 (55.6)	35 (37.6)	31 (21.4)	66 (27.7)	379 (41.4)	4 (19.0)	383 (40.9)	19 (13.6)	43 (9.1)	62 (10.1)
SCLC	11 (3.1)	1 (5.6)	12 (3.2)	6 (6.5)	5 (3.4)	11 (4.6)	131 (14.3)	0 (0)	131 (14.0)	8 (5.7)	46 (9.7)	54 (8.8)
Else	27 (7.5)	3 (16.7)	30 (7.9)	7 (7.5)	15 (10.3)	22 (9.2)	60 (6.6)	0 (0)	60 (6.4)	6 (4.3)	27 (5.7)	33 (5.4)
Total	360	18	378 (61.4)	93	145	238 (38.6)	916	21	937 (60.4)	140	474	614 (39.6)

AD: Adenocarcinoma; SCC: Squamous cell carcinoma; SCLC: Small cell lung cancer

2.1.5 职业暴露 见表4。伴职业暴露的肺癌患者构成比由2000年的14.8%下降至2010年的11.0%（$\chi^2=5.826$，$P=0.016$）。其中密切接触化工、矿物质、石棉、煤焦、有毒气体、电离辐射等职业肺癌患者所占比例无明显变化（31.9% vs. 35.1%，$\chi^2=0.274$，$P=0.600$），

机械制造、冶金等重工业类职业肺癌患者所占比例由59.3%下降至43.3%（$\chi^2=6.135$，$P=0.013$），路政、建筑、运输类职业肺癌患者所占比例由8.8%上升至21.6%（$\chi^2=6.890$，$P=0.009$）。

表4 职业暴露人群的肺癌病理类型分布〔case（%）〕

Table 4　Relationship between histological types of lung cancer and occupational risk exposure〔case（%）〕

Histological type	2000 (n=616)				2010 (n=1 551)			
	A	B	C	Total	A	B	C	Total
AD	17 (58.6)	23 (42.6)	2 (25.0)	42 (46.2)	38 (63.3)	44 (59.5)	21 (56.8)	103 (60.2)
SCC	12 (41.4)	23 (42.6)	6 (75.0)	41 (45.1)	11 (18.3)	22 (29.7)	9 (24.3)	42 (24.6)
Else	0 (0)	8 (14.8)	0 (0)	8 (8.8)	11 (18.3)	8 (10.8)	7 (18.9)	26 (15.2)
Total	29	54	8	91 (14.8)	60	74	37	171 (11.0)

AD: Adenocarcinoma; SCC: Squamous cell carcinoma. A: Occupations exposed to toxic gases and chemicals, mining and quarrying, asbestos production and ionizing radiation; B: Heavy industrial occupations; C: Occupations included road administration, construction and transportation

2.2 病理类型分布特点

2.2.1 肺癌病理类型分布变化 见表5。2000年肺癌患者病理类型以鳞癌为主，2010年肺癌患者病理类型以腺癌为主，十年中鳞癌构成比由44.8%下降至28.7%（$\chi^2=51.565$，$P<$

0.001），腺癌构成比由43.0%上升至53.1%（$\chi^2=17.869$，$P<0.001$），从而替代鳞癌成为最主要病理类型。小细胞癌构成比由3.7%上升至11.9%（$\chi^2=34.115$，$P<0.001$）。其他病理类型两个时间段的构成比差异均无统计学意义。

表5　2000年和2010年肺癌病理类型分布〔case（%）〕

Table 5　Distributiions of histological types of lung cancer by year 2000 and 2010〔case（%）〕

Histological type	2000 ($n=616$)	2010 ($n=1\,551$)	χ^2	P
Adenocarcinoma	265 (43.0)	828 (53.1)	17.869	<0.001
Squamous cell carcinoma	276 (44.8)	445 (28.7)	51.565	<0.001
Adenosquamous cell carcinoma	26 (4.2)	55 (3.5)	0.558	0.455
Small cell lung cancer	23 (3.7)	185 (11.9)	34.115	<0.001
Large cell lung cancer	1 (0.2)	9 (0.6)	0.890	0.345*
Carcinosarcoma	3 (0.5)	8 (0.5)	0.000	1.000*
Carcinoid tumour	2 (0.3)	2 (0.1)	0.162	0.687*
Neuroendocrine carcinoma	4 (0.6)	3 (0.2)	1.600	0.206*
Carcinomas of salivary gland type	1 (0.2)	5 (0.3)	0.035	0.852*
Non-Hodgkin's lymphoma	0 (0)	1 (0.1)	—	1.000△
Undetermined carcinoma	15 (2.4)	10 (0.6)	12.392	<0.001

＊ Continuity correction.　△ Fisher's exact test

2.2.2　肺癌病理类型与性别的关系　如表6所示，2000年肺癌男性患者病理类型以鳞癌为主，2010年则以腺癌为主，十年中鳞癌构成比由52.1%下降至37.7%（$\chi^2=27.11$，$P<0.001$），而腺癌构成比由36.6%上升至42.9%（$\chi^2=5.123$，$P<0.001$）。在女性患者中，2000年与2010年病理类型均以腺癌为主，且腺癌构成比由60.7%上升至75.8%（$\chi^2=13.735$，$P<0.001$），鳞癌构成比由24.5%下降至9.5%（$\chi^2=24.190$，$P<0.001$）。两个时间段腺癌在女性患者中的构成比均高于男性（2000年：60.7% vs. 36.6%；2010年：75.8% vs. 42.9%），而鳞癌在男性患者中的构成比均高于女性患者（2000年：52.1% vs. 24.5%；2010年：37.7% vs. 9.5%）。

表6　不同性别患者的肺癌病理类型分布〔case（%）〕

Table 6　Distribution of histological types of lung cancer by gender〔case（%）〕

Histological type	2000 ($n=616$)		2010 ($n=1\,551$)	
	Male	Female	Male	Female
AD	166 (36.6)	99 (60.7)	453 (42.9)	375 (75.8)
SCC	236 (52.1)	40 (24.5)	398 (37.7)	47 (9.5)
Else	51 (11.3)	24 (14.7)	205 (19.4)	73 (14.7)
Total	453	163	1 056	495

AD：Adenocarcinoma；SCC：Squamous cell carcinoma

2.2.3　肺癌病理类型与年龄的关系　如表7所示，青年及中年患者2000年与2010年病理类型均以腺癌为主，十年中其构成比差异无统计学意义（青年：54.9% vs. 57.1%，$\chi^2=0.097$，$P=0.756$；中年：47.8% vs. 54.6%，$\chi^2=$ 3.012，$P=0.083$），而鳞癌构成比明显下降（青年：33.8% vs. 15.6%，$\chi^2=9.611$，$P=0.002$；中年：40.4% vs. 30.1%，$\chi^2=7.882$，$P=0.005$）。2000年老年患者病理类型以鳞癌为主，2010年则以腺癌为主，十年中鳞癌构成比由50.5%下降至30.2%（$\chi^2=40.667$，$P<0.001$），而腺癌构成比由36.9%上升至51.8%（$\chi^2=20.224$，$P<0.001$）。两个时间段鳞癌在老年患者中的构成比均高于青年患者（2000年：50.5% vs. 33.8%；2010年：30.2% vs. 15.6%），而腺癌在青年患者中的构成比均高于老年患者（2000年：54.9% vs. 36.9%；2010年：57.1% vs. 51.8%）。

2.2.4　肺癌病理类型和吸烟的关系　如表3所示，吸烟患者中，2000年与2010年肺癌病理类型均以鳞癌为主（55.6%，40.9%），非吸烟患者中，则均以腺癌为主（58.4%，75.7%）。但女性吸烟患者2000年以鳞癌为主（50.0%），2010年则以腺癌为主（81.0%）。

2.2.5　肺癌病理类型与地域分布的关系　如表2所示，2000年大城市及中小城市肺癌患者病理类型均以鳞癌为主，十年中鳞癌构成比明显下降（大城市：49.0% vs. 23.4%，$\chi^2=51.280$，$P<0.001$；中小城市：46.7% vs. 26.2%，$\chi^2=31.229$，$P<0.001$），而腺癌构成比明显上升，成为最主要的病理类型（大城市：39.8% vs. 57.9%，$\chi^2=22.308$，$P<0.001$；中小城市：40.2% vs. 56.5%，$\chi^2=17.352$，$P<0.001$）。

乡镇和农村患者 2000 年与 2010 年均以腺癌为主，乡镇患者腺癌与鳞癌十年中构成比变化均无统计学差异（腺癌：52.9% vs. 59.2%，χ^2＝0.429，P＝0.512；鳞癌：32.4% vs. 28.8%，

χ^2＝0.162，P＝0.687）。农村患者十年中鳞癌构成比变化无统计学差异（29.9% vs. 37.4%，χ^2＝1.624，P＝0.203），腺癌构成比由 58.4% 下降至 43.2%（χ^2＝6.176，P＝0.013）。

表 7　不同年龄组的肺癌病理类型分布〔case（%）〕

Table 7　Distribution of histological types of lung cancer by age〔case（%）〕

Histological type	2000 (n＝616)			2010 (n＝1 551)		
	<45 yr.	45~59 yr.	≥60 yr.	<45 yr.	45~59 yr.	≥60 yr.
AD	39 (54.9)	109 (47.8)	117 (36.9)	88 (57.1)	323 (54.6)	417 (51.8)
SCC	24 (33.8)	92 (40.4)	160 (50.5)	24 (15.6)	178 (30.1)	243 (30.2)
Else	8 (11.3)	27 (11.8)	40 (12.6)	42 (27.3)	91 (15.4)	145 (18.0)
Total	71	228	317	154	592	805

AD：Adenocarcinoma；SCC：Squamous cell carcinoma

2.2.6　肺癌病理类型与职业暴露的关系　如表 4 所示，2000 年与 2010 年肺癌患者中伴职业暴露者病理类型均以腺癌为主，且其构成比由 46.2% 上升至 60.2%（χ^2＝4.076，P＝0.029），在两个时间段均高于普通人群的腺癌构成比（2000 年：46.2% vs. 42.5%；2010 年：60.2% vs. 52.5%）。

3　讨论

世界卫生组织国际癌症研究署（IARC）2010 年发布的 GLOBOCAN2008 癌症报告[2, 5]显示：2008 年全球肺癌新发病例预测约 161 万例，死亡约 138 万例，在所有恶性肿瘤中分别占 13% 及 18%，均居第一位，女性肺癌新发病例及死亡率均明显低于男性。抽样调查[5]显示，1988 年至 2005 年，我国肺癌发病率呈现逐年上升趋势，年平均增长 1.63%，其中男性为 1.30%，女性为 2.34%。在我国，肺癌的发病率及死亡率已居所有恶性肿瘤之首，其中男性发病率和死亡率居第一位，女性发病率居第二位（低于乳腺癌），死亡率居第一位[6]。

肺癌的发病率和死亡率在几乎所有国家和地区均是男性高于女性。但近年在全球范围，尤其是在北美、欧洲等发达国家，女性肺癌的发病率要高于男性，男女性别比正逐渐下降[7]。我国肺癌流行趋势亦符合上述特征[5, 8, 9]。本组资料中，肺癌男女比由 2000 年的 2.78：1 下降至 2010 年的 2.13：1，且越年轻其比值越小。在 2010 年的青年患者中，男性和女性患者数量

均等。目前，对于女性肺癌发病率增长原因的解释众多，如主动吸烟与二手烟、室内环境污染（油烟、煤气等）、大气污染、雌激素水平、遗传易感性、病毒感染等。其中，吸烟已被公认为肺癌最主要的致病原因。研究[10]表明，有既往吸烟史及仍在吸烟的女性其肺癌发病率更高，而且就吸烟诱发肺癌而言，女性易感性比男性更高[11]。Kligerman 等[12]的回顾性研究显示，由于 $CYP1A1$ 基因的高表达、谷胱甘肽转移酶 M1（$GSTM1$）突变、$P53$ 突变及胃泌素多肽受体基因突变，导致女性对吸烟致癌作用的遗传和分子易感性较男性更强，而在与烟草使用无关的遗传因素中，则与其家族史、EGFR 突变、DNA 修复能力下降有关；雌激素已被证明能促进女性腺癌细胞的生长；此外，人乳头瘤病毒（HPV16/HPV18）的感染也可能会增加女性罹患肺癌的风险。

本组资料中肺癌病理类型分布的改变较为显著。在 2000 年至 2010 年十年间，肺腺癌构成比明显上升，已取代鳞癌，在男女患者中成为最常见的病理类型。两个时间段腺癌在女性中的构成比均高于男性，而鳞癌在男性中的构成比均高于女性。这种变化及分布特点与全球的总体流行趋势大致相同[4]。早在 1977 年，Vincent 等[13]就报道在 1 682 例肺癌病例中发现腺癌超过了鳞癌。此后这一发现被很多临床研究[14, 15]所证实，从而在这一时期，肺腺癌为最常见的病理组织类型的观点被正式建立。尽管在某些国家这一趋势并不明显，如在塞尔维亚，

鳞癌无论是在男性还是在女性患者中目前均占主导地位[16]。但从全球范围来看，肺腺癌发病率的增加已是不争的事实。近年来，越来越多的流行病学调查[17,18]提示大气污染与肺癌发病率及死亡率的增加密切相关。国内研究[19]显示，在2001年以前，烟草对于肺癌患者产生的相对贡献大于环境污染，但在2001年后，则为环境污染大于烟草。Liaw等[20]的一项研究结果表明，大气环境中的致癌物，尤其是一氧化氮浓度与肺腺癌发病率之间呈剂量-反应关系。

吸烟是公认的肺癌主要致病因素，其对全球80%男性肺癌患者及至少50%女性肺癌患者产生直接影响[2]。本资料2000年与2010年肺癌吸烟患者比例及吸烟指数比较均无明显差异，两个时间段吸烟指数大于400年支的患者分别占81.7%及79.5%，表明目前我国人群吸烟率及吸烟量可能仍维持在较高状态。医学界通常把吸烟指数超过400年支的人列为发生肺癌的"高危人群"。研究结果[21]表明，吸烟与肺癌的发生呈现一定的剂量-效应关系，吸烟量越多，吸烟年限越长，开始吸烟年龄越早，肺癌的致病风险越高。被动吸烟同样如此[22]。

肺癌病理类型中与吸烟关系最密切的是小细胞癌和鳞癌。本组资料显示，十年间小细胞癌构成比明显上升，并均以吸烟患者为主。美国一项对小细胞癌30年的流行病学调查[23]显示，由于吸烟人群的减少导致了小细胞癌发病率的降低。在西方国家，小细胞癌在非吸烟患者中所占比例极少[24]。反观国内文献[8,25]报道，其比例并不低，占30%~50%。其原因可能与人种差异、生活习惯、环境因素及接触致癌物的不同等诸多因素有关。本组资料中，尽管腺癌在吸烟和非吸烟人群中的构成比均上升，但在两个时间段吸烟患者均以鳞癌为主，非吸烟者则均以腺癌为主，说明烟草仍是肺鳞癌的主要致病因素。但在女性患者中，吸烟患者2000年以鳞癌为主，2010年则腺癌（81.0%）远高于鳞癌（19.0%）。中国女性人群吸烟率约3.1%，其肺癌发病率（21.3/10万）却高于德国（16.4/10万）及意大利（11.4/10万）等欧洲国家，这些国家成年女性吸烟率约20%[2]，表明在中国女性肺癌患者的致癌因素中，除烟草外，还另有元凶。

肺癌的发病率随年龄的增长而逐渐增高，近年来已有文献报道肺癌发病年龄有不断下降，肺癌发病率曲线有向前移的倾向，即发病年龄提前5~10岁[8,19]。本组资料中，无论是肺癌患者总体发病年龄还是各年龄组（青、中、老年）患者近十年构成比变化均无统计学差异，但就高发年龄段来讲，2010年（55~59岁）较2000年（60~64岁）前移了5岁。这些结果尚不足以表明肺癌发病年龄有下降的趋势，分析原因可能与我国人口老龄化密切相关[5]。

本组资料中，两个时间段腺癌在青年患者中所占比例最高，而鳞癌在老年患者中所占比例均最高。青年患者与老年患者在病理类型分布上存在较大的差异，提示不同年龄组机体罹患肺癌的病因不尽相同。青年患者可能更多与遗传易感性有关，老年患者可能与其吸烟时间长、机体免疫力低下及接触环境致癌物时间长密切相关。

在中国，大城市、中小城市、乡镇及农村居民的生活环境及生活方式均有不同，在肺癌的流行病学上也表现出一定的差异。我国城市和农村的肺癌死亡率有明显差别，城市平均值高于农村，城市越大死亡率越高[26]。本组资料中，乡村患者构成比的上升可能为近年来乡村患者经济条件改善、健康意识加强及农村医疗保险制度的健全，使得更多的乡村患者选择到大型医疗中心就诊。而在过去，由于受地域及经济状况等因素的制约，乡村患者在华西医院的就诊量相对较低。本组资料显示，2000年城市肺癌患者病理类型以鳞癌为主，乡镇及农村患者则以腺癌为主，十年间，城市患者腺癌构成比上升，成为主要病理类型，相反农村患者腺癌构成比明显下降，而鳞癌构成比有增加趋势。这种城市和农村肺癌病理类型分布的变化可能与城市工业化及汽车尾气增加所导致的环境污染加重密切相关，而其对农村居民的影响较低。

职业危害也是肺癌的重要致病因素之一。本组资料中，伴职业暴露的肺癌患者构成比十年间由14.8%下降至11.0%。这种变化可能与我国目前的职业防护措施较前已有所加强及环境污染增加了普通人群罹患肺癌的风险有关。其中机械制造、冶金等重工业类职业肺癌患者所占比例下降，而路政、建筑、运输类职业肺癌患者所占比例上升，可能与近年来四川地区高污染、高能耗重工业企业逐渐淘汰或转型，而交通运输业、建筑业迅猛发展，其职业人群较易接触大气粉尘及汽车尾气有关。本组资料中，两个时间段伴职业暴露的肺癌患者腺癌构成比均高于普通人群。由于各种职业环境致癌物的致病机制不尽相同，与之相关的肺癌病理类型可能也存在一定的差异。目前已知电离辐射易致小细胞癌，苯并芘易致腺癌，砷易致鳞癌等。来自土耳其的一项病例对照研究[27]显示：纺织和谷物碾磨业的工人罹患鳞状细胞癌的风险较高，纺织工人及污水处理厂工人罹患小细胞癌的风险较高，而建筑工人则更易患腺癌。因此，不同地区职业暴露人群的主要肺癌病理类型与该地区主要职业环境致癌物密切相关。

近十年来，肺癌的流行病学特征及病理类型构成已发生了较大的变化，女性患者构成比上升，肺腺癌及小细胞癌构成比明显上升，鳞癌与男性、老年患者（≥60岁）及吸烟密切相关，腺癌则与女性、青年患者（<45岁）及职业暴露密切相关。多数肺癌发病可运用行之有效的干预措施来预防，包括：①加强环境治理，减少污染排放；②加强戒烟教育，加大控烟力度，实现公共场所无烟化；③完善职业防护措施；④提倡适当的身体锻炼和健康的饮食模式；⑤对于高危人群（中老年人、重度烟民、长期从事高危职业者、伴肺部基础疾病者、有癌症家族史者等），应加大恶性肿瘤筛查力度，普及健康体检，真正做到肺癌的早诊早治。实施和维护这些措施需要政府相关职能部门、公共医疗卫生机构及社会群体的共同努力。

参 考 文 献

1　PARKIN D M, BRAY F, FERLAY J, et al. Global cancer statistics, 2002. CA Cancer J Clin, 2005, 55（2）: 74-108.

2　JEMAL A, BRAY F, CENTER M M, et al. Global cancer statistics. CA Cancer J Clin, 2011, 61（2）: 69-90.

3　白春学, 钟南山. 加强综合实力　提高肺癌的诊治水平. 中华结核和呼吸杂志, 2008, 31（12）: 882-883.

4　GABRIELSON E. Worldwide trends in lung cancer pathology. Respirology, 2006, 11（5）: 533-538.

5　陈万青, 张思维, 邹小农. 中国肺癌发病死亡的估计和流行趋势研究. 中国肺癌杂志, 2010, 13（5）: 488-493.

6　陈万青, 张思维, 郑荣寿, 等. 中国肿瘤登记地区 2007 年肿瘤发病和死亡分析. 中国肿瘤, 2011, 20（3）: 162-169.

7　JEMAL A, SIEGEL R, XU J, et al. Cancer statistics, 2010. CA Cancer J Clin, 2010, 60（5）: 277-300.

8　曾谊, 梁杰, 沈洪兵. 南京市 1996—2005 年 1128 例肺癌住院病例发病特征的动态变化分析. 中国肺癌杂志, 2008, 11（3）: 406-409.

9　郑莹, 吴春晓, 鲍萍萍, 等. 上海市肺癌的流行现况和时间趋势. 诊断学理论与实践, 2006, 5（2）: 126-130.

10　AGUDO A, AHRENS W, BENHAMOU E, et al. Lung cancer and cigarette smoking in women: a multicenter case-control study in Europe. Int J Cancer, 2000, 88（5）: 820-827.

11　KIYOHARA C, OHNO Y. Sex differences in lung cancer susceptibility: a review. Gend Med, 2010, 7（5）: 381-401.

12　KLIGERMAN S, WHITE C. Epidemiology of lung cancer in women: risk factors, survival, and screening. Am J Roentgenol, 2011, 196（2）: 287-295.

13　VINCENT R G, PICKREN J W, LANE W W, et al. The changing histopathology of lung cancer: a review of 1682 cases. Cancer, 1977, 39（4）: 1647-1655.

14　ISHCHENKO B I, KRIVETS N P. Differential X-ray diagnosis of delimited pneumosclerosis with central lung cancer. Vopr Onkol, 1982, 28（2）: 70-75.

15　YESNER R, CARTER D. Pathology of carcinoma of the lung. Changing patterns. Clin Chest Med, 1982, 3（2）: 257-289.

16　STOJSIC J, RADOJICIC J, MARKOVIC J, et al. Gender and age trends of histological types of lung cancer in a 20-year period: pathological perspective. J BUON, 2010, 15（1）: 136-140.

17　KATANODA K, SOBUE T, SATOH H, et al. An association between long-term exposure to ambient air pollution and mortality from lung cancer and respiratory diseases in Japan. J Epidemiol, 2011, 21（2）: 132-143.

18　POPE C A, 3rd, BURNETT R T, TURNER M C, et al. Lung cancer and cardiovascular disease mortality associated with ambient air pollution and cigarette smoke: shape of the exposure-response relationships. Environ Health Perspect, 2011, 119（11）: 1616-1621.

19　王梅, 魏文强. 中国肺癌患者住院人次增长现况及其主要影响因素分析. 中国肿瘤, 2007, 16（9）: 672-675.

20　LIAW Y P, TING T F, HO C C, et al. Cell type

specificity of lung cancer associated with nitric oxide. Sci Total Environ, 2010, 408 (21): 4931-4934.

21 ALBERG A J, FORD J G, SAMET J M. Epidemiology of lung cancer: ACCP evidence-based clinical practice guidelines (2nd edition). Chest, 2007, 132 (3 Suppl): 29S-55S.

22 TAYLOR R, NAJAFI F, DOBSON A. Meta-analysis of studies of passive smoking and lung cancer: effects of study type and continent. Int J Epidemiol, 2007, 36 (5): 1048-1059.

23 GOVINDAN R, PAGE N, MORGENSZTERN D, et al. Changing epidemiology of small-cell lung cancer in the United States over the last 30 years: analysis of the surveillance, epidemiologic, and end results database. J Clin Oncol, 2006, 24 (28): 4539-4544.

24 ANTONY G K, BERTINO E, FRANKLIN M, et al. Small cell lung cancer in never smokers: report of two cases. J Thorac Oncol, 2010, 5 (5): 747-748.

25 段玉忠, 蒋仁容. 1152 例肺癌患者临床病理资料分析. 山东医药, 2008, 48 (18): 84.

26 邹小农. 中国肺癌流行病学. 中华肿瘤防治杂志, 2007, 14 (12): 881-883.

27 ELCI O C, AKPINAR-ELCI M, ALAVANJA M, et al. Occupation and the risk of lung cancer by histologic types and morphologic distribution: a case control study in Turkey. Monaldi Arch Chest Dis, 2003, 59 (3): 183-188.

编辑 汤 洁

局限性磨玻璃影在Ⅰ期肺癌中的诊断价值

黄　燕[1]，王佑娟[1]，王威亚[2]，蒲　强[3]，李为民[4△]

1. 四川大学华西医院 健康管理中心（成都 610041）；2. 四川大学华西医院 病理科（成都 610041）

3. 四川大学华西医院 胸外科（成都 610041）；4. 四川大学华西医院 呼吸内科（成都 610041）

【摘要】　目的　分析不同性质局限性磨玻璃影（focal area of ground-glass opacity，fGGO）的CT鉴别诊断要点，探讨fGGO在Ⅰ期肺癌诊断中的价值。**方法**　纳入2007—2010年在四川大学华西医院胸外科行胸部CT显示肺部有孤立病灶（直径≤5 cm）的患者。根据实性成分含量分为单纯型磨玻璃影（pGGO）、混合型磨玻璃影（mGGO）和实性3组，分别计算各组的恶性率。根据术后病理诊断将患者分为Ⅰ期肺癌组和良性组，分别对两组中各CT征象进行量化分析，并在两组间进行比较。**结果**　共纳入202例病灶，其中fGGO 63例（包括15例pGGO和48例mGGO），fGGO在Ⅰ期肺癌的发生率高于良性病灶〔40.2%（45/122）vs. 20.0%（18/90），$P<0.05$〕。fGGO总恶性率为71.4%（45/63）。mGGO、pGGO和实性病灶的恶性率分别为75.0%、60.0%和48.2%。恶性fGGO毛刺、分叶、血管集束征的发生率均超过70%，且高于良性组（$P<0.05$）。**结论**　fGGO是提示肺癌的重要征象。mGGO为恶性的可能性很大，尤其是当病灶出现毛刺、分叶及血管集束中的一种或几种，高度怀疑恶性。

【关键词】　局限性磨玻璃影　Ⅰ期肺癌　鉴别诊断

Value of fGGO in Diagnosing Stage Ⅰ Lung Cancers　*HUANG Yan[1]，WANG You-juan[1]，WANG Wei-ya[2]，PU-Qiang[3]，LI Wei-min[4△].　1. Health Management Center，West China Hospital，Sichuan University，Chengdu 610041，China；2. Department of Pathology，West China Hospital，Sichuan University，Chengdu 610041，China；3. Department of Chest Surgery，West China Hospital，Sichuan University，Chengdu 610041，China；4. Department of Respiratory Medicine，West China Hospital，Sichuan University，Chengdu 610041，China*

△ Corresponding author，E-mail：weimi003@yahoo.com

【Abstract】　**Objective**　To determine the value of focal area of ground-glass opacity (fGGO) for early detection and diagnosis of lung cancers. **Methods**　We reviewed clinical data of all patients whose chest CT images showed isolated lesions ≤ 5 cm in diameter in the Department of Chest Surgery at West China Hospital，Sichuan University between 2007 and 2010. According to the volume of solid components，the lesions were classified as pure ground-glass opacity (pGGO)，mixed ground-glass opacity (mGGO) or solid lesions. The malignant ratio and stage of lesions were calculated based on the postoperative pathological tests. The characteristics of CT signs were compared between the benign and malignant lesions. **Results**　Of the 202 cases，63 (included 15 pGGO and 48 mGGO) had fGGO with a malignant ratio of 71.4% (45/63). The percentage of malignant tumors in the mGGO，pGGO and solid lesions was 75.0%，60.0% and 48.2% respectively. Stage Ⅰ lung cancers had an occurrence of spiculation，lobulation and vascular convergence in fGGO of over 70%，higher than that of the benign tumors ($P<0.05$). **Conclusion**　fGGO is an important indicator of lung cancer. mGGO is highly likely to be malignant，particularly when one or more signs of spiculation，lobulation and vascular convergence appear.

【Key words】　fGGO　Stage Ⅰ lung cancer　Differential diagnosis

支气管肺癌在当前癌症中死亡率最高，尽管目前对有关肺癌的影像诊断已做了大量的研究，但确诊时绝大多数已属晚期。目前肺癌总的5年生存率仅为15%，而Ⅰ期肺癌患者手术切除5年生存率可达到70%[1,2]。随着螺旋CT用于早

△ 通信作者，E-mail：weimi003@yahoo.com

期肺癌筛查的广泛开展，肺部局限性磨玻璃影（focal area of ground-glass opacity，fGGO）的检出率明显增高[3,4]。国外研究提示 fGGO 与早期肺癌（尤其是早期肺腺癌）关系密切[5-7]，但该征象是一种有特征性而非特异性的影像学表现，其定性诊断非常困难。以往国内外研究多集中于 fGGO 在肿瘤直径≤3 cm 肺癌中的诊断价值，而对 fGGO 在Ⅰ期肺癌中的诊断价值研究相对较少，但Ⅰ期肺癌预后相对较好[1,2]。本研究探讨 fGGO 在Ⅰ期肺癌诊断中的价值，分析不同性质 fGGO 的 CT 诊断及鉴别诊断要点，为肺癌的早期发现和正确诊断提供参考。

1 资料和方法

1.1 一般资料

纳入 2007—2010 年在四川大学华西医院胸外科行胸部 CT 显示有孤立病灶（直径≤5 cm）的患者，所有患者均接受手术治疗，根据术后病理诊断将患者分为Ⅰ期肺癌组和良性对照两组。

1.2 Ⅰ期肺癌纳入依据

根据 2004 年 WHO 肺癌组织学分类进行组织病理学分型。根据最新出版的美国癌症联合委员会（AJCC）癌症分期手册（第七版），经 AJCC 和国际抗癌联盟（UICC）修订和采用的国际肺癌分期系统进行分期。以往肿瘤最大径>3 cm 但≤5 cm 的孤立肺癌归为Ⅱ期，最新版的国际肺癌分期系统将其归为Ⅰb 期（$T_{2a}N_0M_0$），因此，Ⅰ期肺癌包括Ⅰa 期（$T_{1a}N_0M_0$、$T_{1b}N_0M_0$）和Ⅰb 期（$T_{2a}N_0M_0$）。

1.3 CT 扫描方法

所有患者在术前采用多层螺旋 CT 机对全肺进行层厚 5 mm，间隔 5 mm 的常规扫描，发现病灶后对病灶局部行层厚 1 mm 的薄层扫描。不同型号（philips brilliance 16 及 sensation 16）的 CT 机在评价病灶时使用相同的窗宽和窗位，用肺窗（WW1200Hu，WL600Hu）和纵隔窗（WW400Hu，WL40Hu）观察病灶的边缘征象、内部结构及周围肺野变化。

1.4 阅片方法

由两位胸部放射专家采用盲法阅片，分析记录病灶的大小、部位、边缘特征（包括边缘

是否光滑，是否具有毛刺、分叶、胸膜凹陷及血管集束征象）及内部征象（包括是否具有空洞和钙化）。存在分歧时重复分析并协商判定。将所有病灶按实性成分含量分为单纯型磨玻璃影（pGGO）、混合型磨玻璃影（mGGO）和实性三组。pGGO 是指整个病灶密度浅淡，内见血管或支气管壁，完全无实性组织成分，只能在肺窗下看到；mGGO 是指病灶内部见部分实性组织，相应部分血管被遮盖，实性病变部分可在纵隔窗下看到；实性结节是指病灶不含磨玻璃影成分。fGGO 包括 pGGO 和 mGGO。

1.5 统计学方法

计量资料用 $\bar{x}\pm s$ 表示，进行 t 检验，计数资料用百分数表示，采用卡方检验。$P<0.05$ 为差异有统计学意义。

2 结果

2.1 pGGO、mGGO 和实性病灶的恶性率

本研究共纳入 202 例胸部 CT 发现孤立病灶（直径≤5 cm）的患者，其中Ⅰ期肺癌 112 例，良性 90 例。pGGO、mGGO 和实性组的恶性率见表 1，mGGO 组的恶性率最高，三组恶性率差异有统计学意义（$P=0.005$）。pGGO 和 mGGO 的 CT 征象和病理学表现见图 1～图 3。

表 1 pGGO、mGGO 和实性组的恶性率

Table 1 Malignant ratio of lesions based on volume of solid components

Group	Stage Ⅰ lung cancer（case）	Benign lesions（case）	Total（case）	Malignant ratio（%）
pGGO	9	6	15	60.0
mGGO	36	12	48	75.0
Solid lesion	67	72	139	48.2
Total	112	90	202	55.4

2.2 不同分期Ⅰ期肺癌 pGGO 和 mGGO 分布情况

将 112 例Ⅰ期肺癌按不同分期分为 $T_{1a}N_0M_0$、$T_{1b}N_0M_0$、$T_{2a}N_0M_0$ 三组，各组磨玻璃影发生率分别为 42.9%（18/42）、37.5%（12/32）、39.5%（15/38），三组磨玻璃影的发生率差异无统计学意义（$P>0.05$）。各组 pGGO 及 mGGO 分布情况见表 2。

2.3 Ⅰ期肺癌与良性病灶之间 fGGO 的比较

CT 征象表现为 fGGO 有 63 例（31.2%，63/202），其中Ⅰ期肺癌 45 例，良性 18 例。

fGGO 在 Ⅰ 期肺癌的发生率高于良性病灶
〔40.2%（45/122） vs. 20.0%（18/90），$P<$
0.05〕。孤立病灶直径≤5 cm 且 CT 征象为
fGGO 的总恶性率为 71.4%（45/63）。45 例 Ⅰ
期肺癌中，男性 30 例，女性 15 例，男∶女＝
2∶1。年龄最小 41 岁，最大 81 岁，平均年龄
（59.2±10.0）岁。腺癌 36 例，占 80.0%（36/
45）；鳞癌 8 例，占 17.8%（8/45）；腺鳞癌 1
例，占 2.2%（1/45）。良性 18 例中，男性 14
例，女性 4 例，男∶女＝3.5∶1。年龄最小 19
岁，最大 72 岁，平均年龄（47.4±15.5）岁。
炎性假瘤 9 例，占 50%（9/18）；肺结核球 5

例，占 27.8%（5/18）；支气管囊肿伴曲霉菌感
染 2 例，占 11.1%（2/18）；肺炎 2 例，占
11.1%（2/18）。两组间年龄、性别差异有统计
学意义（$P<0.05$）。

见表 3。将 Ⅰ 期肺癌和良性组之间的 CT 征
象进行比较，良恶性肿瘤 fGGO 均具有边缘模
糊的特点（$P>0.05$），Ⅰ 期肺癌组 fGGO 毛刺、
分叶及血管集束征的发生率均超过 70%，且高
于良性组，空洞和钙化在良性组的发生率更高
（$P<0.05$）。胸膜凹陷征在两组间比较，差异无
统计学意义（$P>0.05$）。

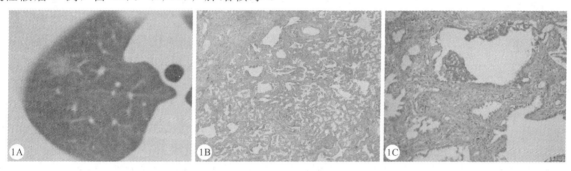

图 1 pGGO（肺腺癌）的 CT（A）和病理学表现（B：HE×40；C：HE×200）（彩图见附录图 7）
Fig 1 CT signs（A）and pathology（B：HE×40；C：HE×200）of pGGO（adenocarcinoma）

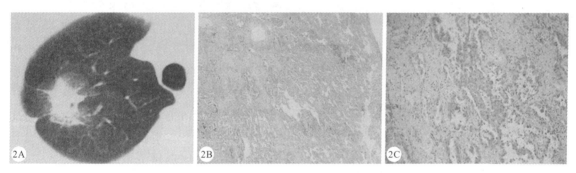

图 2 mGGO（肺腺癌）的 CT（A）和病理学表现（B：HE×40；C：HE×200）（彩图见附录图 8）
Fig 2 CT signs（A）and pathology（B：HE×40；C：HE×200）of mGGO（adenocarcinoma）

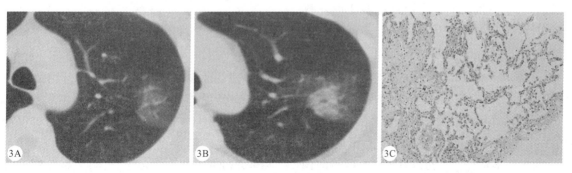

图 3 mGGO（良性）的 CT（A、B）和病理学表现（C：HE×200）（彩图见附录图 9）
Fig 3 CT signs（A，B）and pathology（C：HE×200）of mGGO（inflammatory pseudotumors）

表2 不同分期Ⅰ期肺癌pGGO及mGGO分布〔例数（%）〕

Table 2 Percentage diagnosis frequency of stage Ⅰ lung cancer in pGGO and mGGO lesions〔case（%）〕

TNM	pGGO	mGGO	Total
Ⅰa			
$T_{1a}N_0M_0$	7 (38.9)	11 (61.1)	18 (40.0)
$T_{1b}N_0M_0$	2 (16.7)	10 (83.3)	12 (26.7)
Ⅰb			
$T_{2a}N_0M_0$	0 (0)	15 (100)	15 (33.3)
Total	9 (20)	36 (80)	45 (100)

表3 良恶性fGGO之间的CT征象比较〔例数（%）〕

Table 3 Comparison of CT signs between benign and malignant fGGO〔case（%）〕

CT signs	fGGO		P
	Stage Ⅰ lung cancer ($n=45$)	Benign ($n=18$)	
Marginal signs			
Regular margin	2 (4.4)	3 (16.7)	0.136
Irregular margin	43 (95.6)	15 (83.3)	
Spiculation	42 (93.3)	9 (50.0)	0.000
Lobulation	34 (75.6)	7 (38.9)	0.006
Pleural indentation	30 (66.7)	14 (77.8)	0.385
Vascular convergence sign	36 (80.0)	10 (55.6)	0.048
Internal signs			
Cavity	4 (8.9)	8 (44.4)	0.004
Calcification	2 (4.4)	3 (16.7)	0.014

3 讨论

CT是目前早期发现和早期诊断肺癌最有效的手段[8]。fGGO作为一种重要的CT征象，是近年来国内外研究的热点。本研究结果发现直径≤5 cm的孤立肺部病灶近1/3表现为fGGO。通过临床症状的变化和CT对fGGO病灶进行动态随访有助于明确诊断，多数良性病变可在数周或数月后出现典型症状或体征，多可自然消散或在接受正确治疗后消散[9]；而恶性GGO症状隐匿，患者多无临床症状，病灶持续存在，可在数月或数年后增大[3-5,7,10]。对患者进行随访或诊断性治疗，可能使恶性GGO患者错过最佳的手术时机。因此，分析CT上不同性质fGGO的形态学特征，在初次发现fGGO时即识别出恶性病灶对指导治疗和改善患者预后意义重大。

在CT上整个瘤结节或结节的部分区域密度

较淡呈模糊的磨玻璃状，但不掩盖结节内的血管和支气管纹理，称为磨玻璃密度影（GGO）[11]。多种原因造成的肺泡含气量下降或肺泡未被完全充填，均可形成GGO，所以它是一种有特征性而非特异性的影像学表现，肿瘤、炎症、肺出血、肺水肿、肺纤维化等多种病理状态均可导致GGO[3-5,7,10]。GGO在影像学上按照分布范围分为弥漫性和局限性（fGGO）两大类。fGGO常见于炎症、局灶性纤维化、不典型腺瘤样增生和早期肺癌。fGGO包括pGGO和mGGO。pGGO不含实性成分，病理基础是病理组织沿肺泡壁伏壁生长，不伴肺泡结构的破坏，肺泡含气充分。随着病理组织增多，肺泡结构逐渐塌陷，病灶逐渐演变为含实性成分的mGGO。因此，pGGO和mGGO是同一疾病在不同阶段的表现。良性病变表现为GGO的概率大约为30%[5]。本研究排除了弥漫性GGO和直径>5 cm的fGGO，仅纳入直径≤5 cm的fGGO，结果显示其在良性病变出现的概率为20%。对于恶性GGO而言，大多见于细支气管肺泡癌和早期肺腺癌[3,5,7]。pGGO多见于不典型腺瘤样增生，而mGGO多见于腺癌。本研究结果显示，表现为fGGO的Ⅰ期肺癌80%（36/45）为腺癌，且多数为mGGO，与文献报道相符。腺癌病灶内出现GGO多与含细支气管肺泡癌成分有关[5]。fGGO实性成分的多少和肺癌临床病理分期密切相关，晚期肺癌实性成分明显多于早期肺癌[12]。本研究显示Ⅰ期肺癌分期越晚，pGGO的比例越低，mGGO的比例越高，与已有研究结果相符。

fGGO总的恶性率为60%～76%[4,5]。本研究结果显示对于直径≤5 cm的病灶来说，71.4%（45/63）fGGO术后病理证实为Ⅰ期肺癌，在文献报道的范围内。还有研究显示具有GGO成分的病灶比单纯表现为实性结节的肺癌恶性的可能性更高。据Nakata等[5]的报导，mGGO的恶性率高达93%。Henschke等[3]发现mGGO的恶性率为63%，pGGO的恶性率为18%，mGGO和pGGO的恶性率均高于实性结节。本研究仅纳入Ⅰ期肺癌和直径≤5 cm的良性病灶，结果显示mGGO、pGGO和实性病灶的恶性率分别为75.0%、60.0%和48.2%，趋势与国外研究结果相符。因此，如果 fGGO 病灶中含有实性成分，即 mGGO 为恶性的可能性最高，其次为 pGGO，实性病灶恶性的可能性相对较低。

通过 CT 上 fGGO 的影像学表现来判断其良恶性，可以实现肺癌的早期诊断[13]。本研究发现良恶性 fGGO 均具有边缘模糊的特点，超过 2/3 的恶性 fGGO 边缘有毛刺、呈分叶状，病灶周围有血管集束现象，且上述征象的发生率均分别高于良性 fGGO，与 Kishi 等[14] 的研究结果一致。因此，fGGO 出现毛刺、分叶、血管集束征中的一种或几种征象提示恶性的可能性大，应高度怀疑恶性肿瘤，建议通过纤维支气管镜、肺穿刺活检等有创检查及时明确诊断。

参 考 文 献

1 JEMAL A, MURRAY T, WARD E, et al. Cancer Statistics, 2005. CA Cancer J Clin, 2005, 55 (1): 10-30.

2 FRANK C, DANIEL J, LYNN T. The New Lung Cancer Staging System. Chest, 2009, 136 (1): 260-271.

3 HENSCHKE C, YANKELEVITZ D, MIRTCHEVA R, et al. ELCAP Group. CT screening for lung cancer: frequency and significance of part-solid and nonsolid nodules. AJR Am J Roentgenol, 2002, 178 (5): 1053-1057.

4 LI F, SONE S, ABE H, et al. Malignant versus benign nodules at CT screening for lung cancer: comparison of thin-section CT findings. Radiology, 2004, 233 (3): 793-798.

5 NAKATA M, SAEKI H, TAKATA I, et al. Focal ground glass opacity detected by low-dose helical CT. Chest, 2002, 121 (5): 1464-1467.

6 张善华，钱大椿，王和平，等．局灶性磨玻璃征——早期周围型肺癌的重要 CT 征象．医学影像学杂志，2007，17 (3)：553-556.

7 LEE H, GOO J, LEE C H, et al. Nodular ground-glass opacities on thin-section CT: size change during follow-up and pathological results. Korean J Radiol, 2007, 8 (1): 22-31.

8 GOULD M, SANDERS G, BARNETT P, et al. Cost-effectiveness of alternative management strategies for patients with solitary pulmonary nodules. Ann Intern Med, 2003, 138 (9): 724-735.

9 COLLINS J, STERN E. Ground-glass opacity at CT: the ABCs. AJR Am J Roentgenol, 1997, 169 (2): 355-367.

10 PARK C, GOO J, LEE H, et al. CT findings of atypical adenomatous hyperplasia in the lung. Korean J Radiol, 2006, 7 (2): 80-86.

11 AUSTIN J, MÜLLER N, FRIEDMAN P, et al. Glossary of terms for CT of the lung: recommendations of the Nomenclature Committee of the Fleischner Society. Radiology, 1996, 200 (2): 327-331.

12 TAKASHIMA S, MARUYAMA Y, HASEGAWA M, et al. CT findings and progression of small peripheral lung neoplasms having a replacement growth pattern. AJR Am J Roentgenol, 2003, 180 (3): 817-826.

13 GOLDIN J, BROWN M, PETKOVSKA I. Computer-aided diagnosis in lung nodule assessment. Thorac Imaging, 2008, 23 (2): 97-104.

14 KISHI K, HOMMA S, KUROSAKI A, et al. Small lung tumors with the size of 1 cm or less in diameter: clinical, radiological, and histopathological characteristics. Lung Cancer, 2004, 44 (1): 43-51.

编辑 汤 洁

32 例晚期及术后复发肺肉瘤样癌患者的治疗及生存分析*

熊伟杰，张新星，黄媚娟，陈　柳，宋玲玲，薛建新，王永生，卢　铀△

四川大学华西医院 肿瘤中心 胸部肿瘤科 (成都 610041)

【摘要】　目的　探讨Ⅳ期及术后复发肺肉瘤样癌患者经三代化疗药物治疗的疗效及影响预后的因素。方法　回顾性分析经病理学确诊的 32 例肺肉瘤样癌患者临床资料，并对其治疗方案及可能影响预后的因素 (性别、年龄、肿瘤部位、大小、术后复发或Ⅳ期、病理类型、吸烟状况) 进行统计学分析。结果　32 例肺肉瘤样癌患者中初诊Ⅳ期 10 例，复发或转移肺肉瘤样癌患者 22 例。所有患者均先后接受吉西他滨联合顺铂 (GP) 或紫杉醇联合顺铂 (TP) 方案化疗。中位总生存时间 (OS) 为 14 个月、中位无进展生存时间 (PFS) 为 5 个月，客观缓解率 21.9% (7/32)。不同性别、年龄、部位、病理类型、接受 TP 或 GP 方案化疗及有吸烟史的患者，OS 差异均无统计学意义。肿瘤直径＞6 cm 与≤6 cm 的患者，中位 OS 分别为 16 个月、12 个月，两组间差异有统计学意义 (P＜0.05)。术后复发与Ⅳ期患者中位 OS 分别为 14 个月、8 个月，两组间差异有统计学意义 (P＜0.05)。初次诊断为Ⅳ期和肿瘤直径＞6 cm 是独立的不良预后因素。结论　在我们的研究中，TP 和 GP 方案化疗对术后复发及Ⅳ期肺肉瘤样癌患者的疗效与其他研究中同期别的非小细胞肺癌近似，初次诊断为Ⅳ期和肿瘤直径＞6 cm 是独立不良预后因素。

【关键词】　肺肉瘤样癌　晚期　复发　治疗　生存分析

Outcomes of Treatment of 32 Cases of Advanced or Relapsed Post-surgery Pulmonary Sarcomatoid Carcinoma
XIONG Wei-jie，ZHANG Xin-xing，HUANG Mei-juan，CHEN Liu，SONG Lin-lin，XUE Jian-xin，WANG Yong-sheng，LU You△.　Department of Throacic Cancer，Cancer Center，West China Hospital，Sichuan University，Chengdu，610041，China

△ Corresponding author，E-mail：radyoulu@hotmail.com

【Abstract】　Objective　To determine the efficacy of the third generation chemotherapy agents on relapsed post-surgery and advanced pulmonary sarcomatoid carcinoma (PSC). Methods　We reviewed the medical records of 32 PSC patients. Their treatment modalities and survival rate, as well as risk factors associated with the survival rate including gender, age, location and size of tumor, relapse, initial diagnosis of stage, pathologic subtypes and smoking history were analysed. Results　All of the 32 PSC patients received chemotherapy with gemcitabine combined with cisplatin (GP) or paclitaxel combined with cisplatin (TP). They had a median of 14 months overall survive (OS) and 5 months progress-free survive (PFS). The remission rate was 21.9%. An initial stage Ⅳ diagnosis and a larger than 6 cm tumor in diameter were independent factors associated with poor prognosis. Conclusion　The efficacy of TP and GP chemotherapy on patients with relapsed post-surgery and advanced PSC is comparable with that reported by other researchers. An initial stage Ⅳ diagnosis and a larger than 6 cm tumor in diameter are predictors of poor prognosis.

【Key words】　Pulmonary sarcomatoid carcinomas　Advanced Stage　Recurrence　Treatment　Survival analysis

　　肺肉瘤样癌在肺部恶性肿瘤中较为罕见，占肺部非小细胞癌肿瘤的 0.1%～0.4%[1,2]。2004 年新的 WHO 肺肿瘤分类中将肺癌分为鳞状细胞癌、小细胞癌、腺癌、大细胞癌、腺鳞癌、肉瘤样癌、类癌、涎腺型肿瘤 8 个主要类型。定义肉瘤样癌为一类含有肉瘤样成分梭形细胞和 (或) 巨细胞的低分化非小细胞肺癌，包括多形性癌、梭形细胞癌、巨细胞癌、癌肉瘤及肺母细胞瘤等 5 种亚型[1,3]。目前大多数研

＊"'十二·五'重大新药创制"科技重大专项——恶性肿瘤新药临床评价研究技术平台 (No. 2011ZX09302-001) 资助

△ 通信作者，E-mail：radyoulu@hotmail.com

究仅针对于术后肺肉瘤样癌患者的生存分析[4,5]，但临床上很多肺肉瘤样癌患者在初诊时即诊断为Ⅳ期或术后出现复发转移。针对这些患者的全身治疗方案在过去的研究中少有提及，仅有少数对于三代药物治疗的小样本报道[2,6]。目前没有证据支持使用三代化疗药物治疗术后复发或晚期的肺肉瘤样癌。为此，本研究回顾性分析及探讨Ⅳ期及术后复发的肺肉瘤样癌患者接受三代化疗药物治疗的效果及影响预后的因素。

1 资料及方法

1.1 资料收集

收集2006年1月至2012年11月四川大学华西医院初诊为Ⅳ期或行手术治疗后复发肺肉瘤样癌并接受一线三代化疗药物治疗的患者的临床、病理、治疗及随访资料。

1.2 肺肉瘤样癌分期标准

参照国际抗癌联盟（International Union Against Cancer，UICC）最新版恶性肿瘤的TNM分期标准（2009年版）进行肺肉瘤样癌分期。

1.3 肿瘤大小测量

按增强CT肺窗测量最大直径。手术后复发患者的肿瘤大小为术前原发灶最大直径，Ⅳ期患者的肿瘤大小为初诊时原发灶最大直径。

1.4 生存时间及缓解率的定义

术后复发患者总生存时间（OS）定义为确诊复发到死亡或随访结束；初诊为Ⅳ期患者，OS定义为确诊时间到死亡或随访结束。无进展生存时间（PFS）的计算：术后复发患者PFS为确诊复发到疾病进展或随访结束；初诊为Ⅳ期的患者，PFS为确诊时间到疾病进展或随访结束。肿瘤治疗的疗效评价依照RESIST1.1标准[7]，完全缓解及部分缓解定义为客观缓解。

1.5 统计学方法

患者的生存情况用Kaplan-Meier绘制生存曲线，生存曲线的单因素对比使用log-rank分析；预后因素分析包括性别、年龄、肿瘤部位、大小、术后复发/Ⅳ期、病理类型、吸烟状况，多因素分析使用Cox回归分析。

2 结果

共有32例肺肉瘤样癌患者被纳入本研究。中位随访时间4年（随访截止时间为2013年7月），随访率100%。

2.1 临床病理特征

本组32例患者中，男性26例，女性6例，男女比为4.3∶1。年龄17～71岁，中位年龄56岁，其中≥60岁的患者9例。20例患者有吸烟史。肿瘤位于右肺18例，其中上叶10例，下叶6例，肺门2例。左肺14例，其中上叶8例，下叶6例。中央型15例，周围型17例。肿瘤最大直径2.5～12 cm，中位直径6.1 cm。其中>6 cm 16例，≤6 cm 16例。32例患者的病理诊断根据手术切除标本、纤维支气管镜和/或经皮肺穿刺病理标本确诊。其中多形性癌8例，梭形细胞癌6例，巨细胞癌5例，癌肉瘤2例，母细胞瘤2例，未分类的肉瘤样癌9例。

2.2 治疗方式

32例肺肉瘤样癌患者中初诊Ⅳ期10例，其中7例行GP方案化疗，3例行TP方案化疗。另22例为复发或转移肺肉瘤样癌患者，初治时分期：Ⅰ期3例、Ⅱ期5例、Ⅲ期14例，均曾行根治性手术治疗，其中9例行术后辅助化疗（2～4周期，中位4周期），复发或转移后重新分期均为Ⅳ期，行挽救性化疗；方案：吉西他滨联合顺铂（GP）6例、紫杉醇联合顺铂（TP）16例。

2.3 生存分析

本组所有患者中位OS为14月，1年OS率54.9%，3年OS率7.8%（图1）。中位PFS为5月，1年PFS率10.2%，3年PFS率5.1%（图2）。

2.4 预后因素分析

纳入分析的预后因素包括性别、年龄、肿瘤部位、大小、术后复发/Ⅳ期、病理类型、化疗方案及吸烟状况。由表1可见，没有任何一个因素表现出对OS有影响。Cox回归显示肿瘤大小（$P = 0.013$，$HR = 3.111$，95% CI：$1.267～7.639$）及分期（$P = 0.005$，$HR = 5.398$，95%CI：$1.669～17.462$）与预后有关。提示肿瘤直径>6 cm及初诊为Ⅳ期是独立的不良预后因素。详情见图3、图4、表2。

在多因素分析中，所有纳入分析的因素在

PFS间的差异均无统计学意义，包括在OS方面有差异的术后复发或Ⅳ期患者及肿瘤直径。

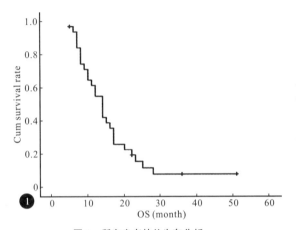

图1 所有患者的总生存分析

Fig 1 OS of all patients（$n=32$）

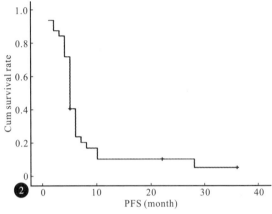

图2 所有患者的无进展生存分析

Fig 2 PFS of all patients（$n=32$）

表1 可能影响OS的预后因素分析

Table 1 Factors associated with OS

Prognostic factors	n	Median OS (month)	P	1-year survival rate（%）	3-year survival rate（%）
Gender			0.554		
Male	26	14		60.1	10.7
Female	6	17		66.7	0
Age			0.643		
≥60 yr.	9	17		63.5	12.7
<60 yr.	23	14		52.2	5.8
Position			0.808		
Central	15	12		50.0	6.3
Peripheral	17	14		60.0	13.3
Size			0.124		
≤6 cm	16	16		73.3	8.9
>6 cm	16	12		37.6	6.3
Pathology			0.277		
Unclassified	9	8		11.1	11.1
Pleomorphiccarcinoma	8	14		100.0	18.8
Spindlecell carcinoma	6	16		80.0	0
Giantcellcarcinoma	5	12		40.0	0
Carcinosarcoma	2	7		50.0	0
Pulmonaryblastoma	2	8		50.0	0
Stage			0.126		
Relapsed post-surgery	22	14		62	11.9
Ⅳ stage	10	8		40	0
Chemotherapy regimens			0.472		
TP	19	14		53.1	5.9
GP	13	14		57.1	9.5
Smoking			0.814		
No	12	14		58.3	0
Yes	20	14		52.8	15.8

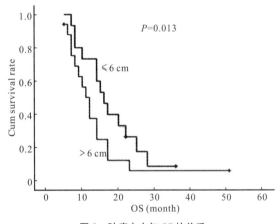

图3 肿瘤大小与OS的关系

Fig 3 Tumor size and OS

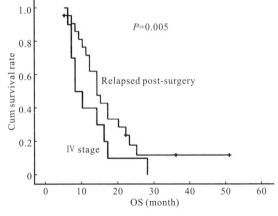

图4 手术后复发和初诊Ⅳ期患者的OS

Fig 4 OS presented in relapsed post-surgery and stage Ⅳ pulmonary sarcomatoid carcinoma

表 2　预后因素的 COX 回归分析

Table 2　COX regression analysis on factors predicting OS

Prognostic factors	B	SE	Wald	P	HR	95%CI for HR	
						Lower	Upper
Gender	−0.151	0.809	0.035	0.852	0.860	0.176	4.199
Age	−0.253	0.519	0.237	0.626	0.776	0.280	2.149
Position	−0.090	0.458	0.039	0.844	0.914	0.372	2.243
Size	1.135	0.458	6.134	0.013	3.111	1.267	7.639
Pathology	−0.143	0.174	0.675	0.411	0.867	0.616	1.219
Stage	1.686	0.599	7.923	0.005	5.398	1.669	17.462
Chemotherapy regimens	−1.074	0.553	3.765	0.052	0.342	0.115	1.011
Smoking	−0.412	0.524	0.619	0.432	0.662	0.237	1.849

HR：Hazard ratio

3　讨论

一些研究表明肺肉瘤样癌与非小细胞肺癌的生存率相近[8]。但是也有研究者认为肺肉瘤样癌恶性程度较非小细胞肺癌（NSCLC）高，易出现早期复发转移，术后或Ⅲ期患者生存期较同期别非小细胞肺癌患者短，治疗反应差[4,9,10]。根据 Martin 等[4] 报告的 63 例肺肉瘤样癌患者的结果，并与同期收治的 NSCLC 进行配对比较，结果显示 NSCLC 患者和肺肉瘤样癌的中位 OS 分别为 79.1 个月和 17.4 个月，分层分析结果显示Ⅲ期肺肉瘤样癌患者较匹配的 NSCLC 患者生存期显著缩短，中位 OS 分别为 10.3 个月和 25.3 个月（$P=0.006$）。但是该研究只纳入了 3 例Ⅳ肺肉瘤样癌患者，无法得出Ⅳ期的肺肉瘤样癌患者与同期 NSCLC 患者的生存比较结果。在 Schiller 等[11] 对于晚期非小细胞肺癌一线化疗的临床研究中，晚期肺癌一线化疗方案在疗效方面未见明显差异，OS 为 7.8 个月、PFS 为 3.7 个月，客观缓解率为 19%。本研究结果显示，接受 GP 或 TP 方案化疗，OS、PFS 及疗效方面的差异无统计学意义；在术后复发及Ⅳ期肺肉瘤样癌患者的中位 OS 和 PFS 分别为 14 个月和 5 个月，客观缓解率为 21.9%。这一结果与晚期 NSCLC 在接受三代药物化疗后的生存情况和缓解率相似。

本研究还发现，术后复发的肺肉瘤样癌患者和Ⅳ期肺肉瘤样癌患者的 OS 分别为 14 个月和 8 个月（$P=0.005$），PFS 均为 5 个月。造成这个现象的可能原因包括：术后患者切除了原发灶以后瘤负荷明显下降；术后辅助化疗可能对患者生存状态造成影响，这个结果尚需更多研究进一步证实。在我们的研究中还发现肿瘤直径>6 cm 是独立的不良预后因素，可能是因为肿瘤直径影响了肿瘤切除成功率，另外较大的肿瘤负荷与较多的循环肿瘤细胞相关[12]，可能导致了较差的预后。不同作者的研究对于肿瘤大小与生存的关系得出了不同的结论。Koss 等[13] 的研究结果与本研究结果相似。徐清华等[14] 的研究结果未得出肿瘤直径与生存预后有差异。肿瘤大小是否影响肺肉瘤样癌患者的生存需要在更大规模的研究中进行进一步的证实。

TP 或 GP 方案化疗对术后复发及Ⅳ期肺肉瘤样癌患者的疗效与同期别的非小细胞肺癌相当。对于术后复发或晚期的肺肉瘤样癌患者可以考虑使用第三代化疗药物进行全身化疗。同时，我们这项研究也是一个回顾性研究，样本量小，术后复发这部分患者有 9 例在术后接受了辅助化疗，可能对最后的生存分析有影响，应对其疗效进行进一步的前瞻性对照研究。

参 考 文 献

1　BEASLEY M B, BRAMBILLA E, TRAVIS W D. The 2004 World Health Organization classification of lung tumors. Semin Roentgenol, 2005, 40 (2)：90-97.

2　焦洋, 白冲. NP 方案治疗 1 例肺低分化癌伴肉瘤样改变病例报道. 中国肺癌杂志, 2011, 14 (6)：547-549.

3　王国风, 吕炳建, 来茂德. 肺原发性大细胞癌及肉瘤样癌的病理特征和鉴别诊断. 临床与实验病理学杂志, 2005, 20 (4)：485-487.

4　MARTIN L W, CORREA A M, ORDONEZ N G, et al. Sarcomatoid carcinoma of the lung: a predictor of poor prognosis. Ann Thorac Surg，2007，84（3）：973-980.

5 余辉，吴一龙，戎铁华，等. 肺癌肉瘤14例临床分析. 癌症，2000，19（10）：909-911.

6 蒋明，曹丹，杨雨，等. 肺肉瘤样癌14例临床分析. 中国肺癌杂志，2006，9（6）：547-549.

7 EISENHAUER E A，THERASSE P，BOGAERTS J，et al. New response evaluation criteria in solid tumours：revised RECIST guideline（version 1.1）. Eur J Cancer，2009，45（2）：228-247.

8 徐志龙，丁嘉安，石美鑫，等，肺部罕见恶性肿瘤——癌肉瘤：附15例临床分析. 中华肿瘤杂志，1996，18（2）：119-122.

9 PELOSI G，SONZOGNI A，DE PAS T，et al. Review article：pulmonary sarcomatoid carcinomas：a practical overview. Int J Surg Pathol，2010，18（2）：103-120.

10 KAIRA K，HORIE Y，AYABE E，et al. Pulmonary pleomorphic carcinoma：a clinicopathological study including EGFR mutation analysis. J Thorac Oncol，2010，5（4）：460-465.

11 SCHILLER J H，HARRINGTON D，BELANI C P，et al. Comparison of four chemotherapy regimens for advanced non-small-cell lung cancer. N Engl J Med，2002，346（2）：92-98.

12 刘俊宁，张帅，于雁. 循环肿瘤细胞在肺癌中的研究. 国际肿瘤学杂志，2013，40（10）：772-774.

13 KOSS M N，HOCHHOLZER L，FROMMELT R A，et al. Carcinosarcomas of the lung：a clinicopathologic study of 66 patients. Am J Surg Pathol，1999，23（12）：1514-1526.

14 徐清华，周彩存，倪健，等. 48例肺癌肉瘤临床特征及预后分析. 中国肺癌杂志，2007，10（2）：148-151.

编辑 沈 进

· 肺癌的早期诊断 ·

肺癌早期诊断方法及临床意义*

李为民[1]，赵　爽[1]，刘伦旭[2]

1. 四川大学华西医院 呼吸与危重症医学科（成都 610041）；2. 四川大学华西医院 胸外科（成都 610041）

【摘要】　肺癌是全球发病率及死亡率最高的恶性肿瘤，五年生存率约为 15.6%，其原因与缺乏筛查及肺癌患者在诊断时约 75% 已属晚期有关。因此，肺癌的早期诊断是目前肺癌领域面临的主要挑战之一。而肺癌筛查是发现早期肺癌的重要手段，对筛查发现的肺部结节进行科学的评估及处理，深入研究高特异性、高敏感性的液体活检技术，优化新型纤维支气管镜技术及肺癌小样本取材技术是提高肺癌早期诊断率的重要手段。

【关键词】　肺癌　早期诊断

The Methods and Clinical Significance of Early Diagnosis of Lung Cancer　LI Wei-min[1]，ZHAO Shuang[1]，LIU Lun-xu[2]. 1. Department of Respiratory and Critical Care Medicine，West China Hospital，Sichuan University，Chengdu 610041，China；2. Department of Thoracic Surgery，West China Hospital，Sichuan University，Chengdu 61004，China

【Abstract】　Lung cancer is the leading contributor to morbidity and mortality from cancer worldwide，with its 5-year overall survival being only about 15.6%. Due to the lack of specific early screening methods for lung cancer，about 75% patients are diagnosed late. Therefore，it remains the big challenge for the early diagnosis of lung cancer. We need to pay more attention to the screening of lung cancer，and more precise assessment and management to the pulmonary nodules screened out. Further study on liquid biopsy，optimization of new fiberoptic bronchoscopy and the sampling methods to harvest small volume of lung tissue，could be helpful to improve the early diagnosis of lung cancer.

【Key words】　Lung cancer　Early diagnosis

肺癌是世界上发病率及死亡率最高的恶性肿瘤，每年死亡人数达 140 万，占所有恶性肿瘤死亡人数的 18%。按病理类型划分，肺癌患者中有 80%～85% 为非小细胞肺癌（non-small cell lung cancer，NSCLC），主要包括腺癌和鳞癌。肺癌总的五年生存率仅为 15.6%，而不同临床分期的患者预后有着显著差异，原位癌的治愈率接近 100%，Ⅰ～Ⅱ期和Ⅲ～Ⅳ期肺癌患者的五年生存率分别为 25%～73% 和 2%～24%[1]。由于肺癌在起病初期并无特异性症状，故我国约 75% 的肺癌患者在诊断时已属晚期。这一现状与缺乏筛查有关，其根本原因是肺癌的早期诊断困难。鉴于此，本专题关注肺癌的筛查、肺部结节的科学评估及处理、液体活检技术和新型纤维支气管镜技术在肺癌早期诊断中的研究进展，以及肺癌小样本取材等问题，以期为提高肺癌早期诊断率、改善患者预后提供依据。

1　肺癌的筛查

低剂量螺旋 CT（low-dose computed tomography，LDCT）是早期肺癌筛查的重要手段，在降低辐射量的同时，对于微小的病灶也能发现。2011 年 8 月新英格兰医学杂志发表的 LDCT 对比胸片筛查肺癌的大规模随机对照研究结果表明，对高危人群采用 LDCT 筛查，可较胸片筛查降低 20% 的肺癌死亡率（P = 0.004）[2]。基于这一里程碑式的研究，美国国家癌症协作网推荐对所有年龄在 55～74 岁之间，吸烟指数≥30 包年，或者年龄≥50 岁，吸烟指数≥20 包年，且合并有额外的肺癌危险因素人群进行年度 LDCT 筛查[3]。而《原发性支气管肺癌早期诊断中国专家共识》[4] 推荐对以下高危

* 国家自然科学基金面上项目（No.81372504）和四川省科技厅项目（No.2016CZYD0001）资助

人群开展肺癌的年度筛查：年龄 55～85 岁；吸烟指数≥400 支年（或 20 包年）；有高危职业接触史；有恶性肿瘤或肺癌家族史；有慢性阻塞性肺疾病（COPD）、弥漫性肺间质纤维化和肺结核病史。

血清标志物用于肺癌筛查尚缺乏高级别的证据。英国国民医疗服务体系（National Health Service，NHS）在苏格兰从 2012 年开始的全球第一个基于血清标志物肺癌自身抗体谱的大型肺癌筛查项目显示，其敏感性达 81％，特异性达 91％。中国国家食品药品监督管理局 2015 年 11 月批准上市七种自身抗体检测试剂，在肺癌诊断方面具有较好的敏感性与特异性。目前国内外正在广泛研究血清标志物联合 LDCT 的策略，通过生物学标志物筛查肺癌是现今研究的热点和方向。国内外已有许多关于生物学标志物的研究，如何朗等[5]研究发现膜结合蛋白 CA9 能反映肿瘤内部乏氧状况和血管正常化时相，有望成为肿瘤的早期诊断指标。

2 肺结节的科学评估及处理

早期肺癌在影像学上主要表现为肺结节。肺结节的诊断和随访可参考 2015 年《肺部结节诊治专家共识》[6]和《中国肺部结节分类、诊断与治疗指南（2016 年版）》[7]，主要是通过临床信息、影像学技术和临床肺癌概率模型等对肺结节进行评估。临床评估包括患者年龄、吸烟史、职业史、家族史、治疗经过等；影像学评估包括肺结节的直径、CT 征象（毛刺征、分叶征、胸膜凹陷征等）、部位及与历史影像学资料的对比等。

高分辨率薄层扫描 CT 能更清晰地显示磨玻璃结节（ground-glass nodules，GGN）的影像特征。GGN 的恶性程度比纯实性结节更高，且恶性病变中病理类型以肺腺癌多见。混合性 GGN 与单纯性 GGN 相比，恶性程度更高，且实性成分的比例越高，肿瘤的恶性程度越高。而恶性 GGN 常表现出特有的影像学征象，如空泡征、分叶征等。韦诗友等[8]回顾性分析了 663 例 GGN 患者，结果显示手术病理证实为恶性病变者有 614 例，恶性比例为 92.6％。

对于高危的实性结节，建议由呼吸科、胸外科及肿瘤科医生共同会诊。恶性肿瘤可能性大又有手术指征的患者，首选手术治疗；可能性相对较小的，可抗炎治疗 1～2 周后复查胸部 CT，根据其变化情况进一步处理。对于中危的实性结节，可 3 个月后复查胸部 CT，之后 6～12 个月定期随诊；低危纯实性结节则可每年进行复查，随访过程中当结节出现变大或密度增高等情况时，就应纳入高危组处理。需要注意的是，直径>8 mm 的部分实性结节应视为高危结节，直径<8 mm 的部分实性结节和直径>5 mm 的纯磨玻璃结节属于中危组，而直径<5 mm 的纯磨玻璃结节则应纳入低危组处理。

3 液体活检技术在肺癌早期诊断中的应用

液体活检技术，是指对体液（外周血、痰液等）中的生物学标志物，如循环肿瘤细胞（circulating tumor cell，CTC）、循环肿瘤核酸、外泌体等进行检测。此检测方法简单快捷、创伤性小、可重复性好，是用于筛选和早期诊断肿瘤的首选方法。

3.1 循环肿瘤细胞

CTC 是指在各种内外因素作用下，从原始肿块或转移灶中脱落到外周血循环中的肿瘤细胞。Chen 等[9]纳入 227 例肺部良性疾病患者、473 例 NSCLC 患者和 56 例健康人，发现 CTC 诊断 NSCLC 的敏感性和特异性分别为 72.46％ 和 88.56％，其诊断效能明显高于癌胚抗原（carcino-embryonic antigen，CEA）、神经元特异性烯醇化酶（neuron specific enolase，NSE）等传统的肿瘤标志物。有研究对 168 例胸部 CT 未发现异常结节的 COPD 患者的外周血进行 CTC 检测，结果有 5 例发现恶性 CTC（3％）；而在之后的随访中，该 5 例患者均出现了肺癌（腺癌 4 例，鳞癌 1 例），且诊断时均为ⅠA 期[10]。另一项研究对 169 例 NSCLC 患者进行检测，结果仅有 23.7％的患者（40 例）检出 CTC，而在Ⅰ期患者中并没有测到 CTC[11]。但 Chen 等[12]对不同分期的肺癌患者进行 CTC 检测，发现阳性率为 84％，对早期肺癌患者的诊断率可达 57.1％。鉴于不同研究对早期肺癌患者外周血中 CTC 检测阳性率的结果不一致，故其用于肺癌早期诊断的价值仍不明确，现阶段难以实现，需要更多研究证实。

3.2 循环肿瘤核酸

循环肿瘤核酸包括循环肿瘤 DNA（circulating tumor DNA，ctDNA）和循环肿瘤 RNA（circulating tumor RNA，ctRNA）。ctDNA 是凋亡或坏死细胞释放到外周血或者体液中的游离 DNA，其数量较 CTC 多。Bettegowda 等[13]发现在小细胞肺癌中，Ⅰ期、Ⅱ期、Ⅲ期和Ⅳ期患者 ctDNA 的检出率分别是 47%、55%、69% 和 82%。而新型检测技术的应用，如 BEAMing、深度测序癌症个性化图谱（cancer personalized profiling by deep sequencing，CAPP-seq）等，可提高 ctDNA 在早期肿瘤中的检出率[14]。此外，报道指出，血浆及痰液中的 DNA 甲基化检测在早期肺癌诊断中的敏感性分别是 65%～76% 和 63%～86%，特异性分别是 74%～84% 和 75%～92%；当同时联合 3 种以上 DNA 甲基化检测时，其血浆中敏感性和特异性可达 93% 和 62%，痰液中敏感性和特异性可达 98% 和 71%[15]。

ctRNA 是血液或体液中游离的 RNA。miRNA 是非编码小 RNA，核苷酸长度为 19～24 AA。有研究发现 NSCLC 患者血液中 miR-128b、miR-152、miR-125b 等 63 种 miRNA 表达升高；进一步对差异最大的 miR-25 和 miR-223 在 152 例肺癌患者和 75 例健康人群中进行验证，发现这两种 miRNA 在肺癌患者血清中均明显高表达[16]。此外，其他的一些 miRNA，如 miR-155、miR-1254、miR-574-5p 等，也相继被报道有望成为肺癌早期诊断的生物学标志[17]。但不同研究报道的敏感性和特异性结果不一，且仍缺乏针对不同肿瘤分期的 miRNA 表达质谱的研究。

3.3 外泌体

外泌体是细胞"内吞-融合-外排"过程所产生的囊泡，直径 30～90 nm，可通过超速离心、免疫磁珠等方法从血浆、痰液、尿液等多种体液中检测到。外泌体内含有蛋白质、核酸及脂质等成分物质，对肿瘤的微环境调节、侵袭、转移、免疫逃逸及化疗耐药等有着重要的作用。外泌体 miRNA 不同于直接在血液中的 miRNA，它们都是被封装在外泌体中发挥作用的。Cazzoli 等[18]发现外泌体中有 742 个 miRNA，

其中 miR-200b-5p、miR-139-5p、miR-379 和 miR-378a 4 种外泌体 miRNA 可作为鉴别肺腺癌患者与健康吸烟人群的生物学标志物，而 6 种外泌体 miRNA（miR-154-3p、miR-629、miR-200b-5p、miR-100、miR-30a-3p 和 miR-151a-5p）可鉴别肺腺癌和肺部肉芽肿患者。Rabinowits 等[19]发现肿瘤细胞分泌的 miRNA 和循环系统中的外泌体 miRNA 两者表达并无明显差异，均可用于肺癌的诊断。然而，目前尚缺乏外泌体作为肺癌早期诊断标志物的研究。

4 支气管镜技术在肺癌早期诊断中的应用

纤维支气管镜检查是肺癌确诊的最主要手段，而传统的白光支气管镜（white light bronchoscopy，WLB）对于原位癌和微浸润癌的敏感性较低，因此，近年来新型支气管镜技术的兴起，如荧光支气管镜（autofluorescence bronchoscope，AFB）、窄波光成像（narrow band imaging，NBI）、电磁导航支气管镜（electromagnetic navigationbronchoscopy，ENB）等，扩大了诊断视野，提高了诊断率，尤其对早期肺癌的诊断发挥了重要作用。

4.1 AFB

AFB 是利用正常组织里的色氨酸、胶原蛋白等内源性荧光物质能被紫光或蓝光照射发出绿色荧光，而异常区域则发出紫色或红色等其他荧光的原理，结合电脑成像分析系统的一种新型纤维支气管镜技术。既往研究结果显示，AFB+WLB 同单纯的 WLB 相比，诊断上皮内瘤变的敏感性是 WLB 的 2.04 倍，诊断侵袭性病变的敏感性是 WLB 的 1.15 倍，而对两种病变诊断的特异度均为 WLB 的 0.65[20]。Piehler 等[21]进行了一项为期十年的多中心临床试验，比较了激光介导荧光内镜（laser-induced fluorescence endoscopy，LIFE）与 WLB 的差异，结果表明 LIFE+WLB 诊断上皮内瘤变的敏感性是 WLB 的 6.3 倍，诊断侵袭性病灶敏感性是 WLB 的 2.71 倍。然而，有研究将 AFB 联合 LDCT 用于肺癌的筛查，在 1300 例人群中只筛查出 2 例，检出率仅为 0.15%，表明 AFB 并不能明显提高检出率[22]。因此，AFB 在肺癌早期诊断中的价值还需进一步研究证实。

4.2 NBI

NBI 支气管镜可以使支气管黏膜内各层血管网络可视化，能够区分新生血管的鳞状上皮不典型增生、原位癌及微浸润癌，有效指导刷片和活检的位置，同时也能通过血管的形态学鉴别腺癌和鳞癌。Shibuya 等[23]研究显示，NBI 支气管镜对早期肺癌诊断的敏感性是 93%，特异性是 95%。另一研究结果表明，NBI 支气管镜能发现 WLB 漏诊的不典型增生和原位癌，对早期肺癌诊断的敏感性是 100%，特异性是 43%[24]。Iftikhar 等[25]研究了单纯 NBI、自体荧光图像（autofluorescence imaging，AFI）和 NBI+AFI 对气道癌前病变的诊断作用，荟萃分析结果表明，NBI 对诊断早期病变的敏感性、特异性和确诊率分别为 80%、84% 和 31.49%，明显优于 AFI；联合使用 NBI 和 AFI 可使敏感性提高到 86%，但并不能提高诊断气道癌前病变的特异性和确诊率。

4.3 ENB

ENB 是一种利用电磁进行导航的新型支气管镜技术，可以较为准确地到达常规支气管镜不能到达的周围性病灶。Rivera 等[26]荟萃分析结果表明，ENB 对周围性肺癌的确诊率为 71%。另一项研究纳入 1033 例平均直径为 25 mm 的肺部结节病灶，结果显示诊断肺癌的敏感性为 64.9%[27]。Eberhardt 等[28]采用 ENB 对 92 例周围性肺部病变进行活检，发现肺癌确诊率达 67%，且与病灶大小无关，平均导航误差为 9 mm，平均操作时间为 26.9 min。Eberhardt 等[29]进一步对 120 例周围性肺结节患者进行随机对照研究，将其分成 3 组：ENB 组、支气管内超声波检查（endobroncheal ultrasonography，EBUS）组、联合使用 EBUS 和 ENB 组，发现各组肺癌确诊率分别是 59%、69% 和 88%，EBUS 与 ENB 联合使用可以提高周围性肺部疾病的确诊率。然而，ENB 作为肺癌早期诊断技术的研究尚缺乏，故其用于肺癌早期诊断的价值仍不明确。

5 肺癌小样本取材

临床中最为常见的肺癌小样本取材方法有支气管肺泡灌洗术（bronchoavleolar lavage，

BAL）、经支气管针吸活检（transbronchial needle aspiration，TBNA）、经皮穿刺活检（percutaneous needle biopsy，PTNB）、支气管内超声引导针吸活检术（endobronchial ultrasound-guided transbronchial needle aspiration，EBUS-TBNA）等。李镭等[30]研究结果发现，目前肺癌的诊断多依赖于纤维支气管镜、手术等传统手段，而 EBUS、PTNB 等新技术的应用仍较局限。文献报道，BAL 对肺癌的确诊率约 80%，TBNA 对肺癌的确诊率约 45%，PTNB 对肺部结节的确诊率为 82%～95%[31-33]。而王业等[34]研究表明，EBUS-TBNA 诊断肺门、纵隔淋巴结恶性肿瘤的确诊率为 94.1%。对支气管腔内可视化病灶进行 3～4 次活检可显著提高诊断的阳性率。对获取的细胞学样本，常用方法是液基细胞学检测。对组织学样本，首先要在形态学上鉴别肿瘤类型；当形态学无法认定时，需进行免疫组化。余何等[35]研究显示，天冬氨酸蛋白酶 A（Napsin A）阳性可独立诊断肺腺癌（偏回归系数=2.826，$P=0.022$），而联合甲状腺转录因子（thyroid transcription factor-1，TTF-1）、Napsin A、转录因子 P63（P63）和细胞角蛋白 CK5/6（CK5/6）四项指标可用于区分肺腺癌和肺鳞癌。最后，当肿瘤病理类型确定后，还需要进行分子学检测。

综上所述，肺癌的早期诊断是目前肺癌领域面临的主要挑战之一，而肺癌筛查是发现早期肺癌的重要手段。对筛查发现的肺部结节进行科学的评估及处理，深入研究高特异性、高敏感性的液体活检技术，优化新型纤维支气管镜技术及肺癌小样本取材技术是提高肺癌早期诊断率的重要手段和研究方向。

参 考 文 献

1 WOODARD G A, JONES K D, JABLONS D M. Lung Cancer Staging and Prognosis. Cancer Treat Res, 2016, 170: 47-75. doi:10.1007/978-3-319-40389-2-3.

2 NATIONAL LUNG SCREENING TRIAL RESEARCH TEAM, ABERLE D R, ADAMS A M, et al. Reduced lung-cancer mortality with low-dose computed tomographic screening. N Engl J Med, 2011, 365 (5): 395-409.

3 SMITH R A, BROOKS D, COKKINIDES V, et al.

Cancer screening in the United States, 2013. A review of current American Cancer Society guidelines, current issues in cancer screening, and new guidance on cervical cancer screening and lung cancer screening. CA Cancer J Clin, 2013, 63 (1): 87-105.

4　中华医学会呼吸病学分会肺癌学组, 中国肺癌防治联盟. 原发性支气管肺癌早期诊断中国专家共识. 中华结核和呼吸杂志, 2014, 37 (3): 172-176.

5　何朗, 孙永红, 刘康, 等. Rh-Endostatin 作用肺癌血管正常化时相与 CA9 表达的关系初探. 四川大学学报 (医学版), 2017, 48 (3): 342-346.

6　中华医学会呼吸病学分会肺癌学组, 中国肺癌防治联盟专家组. 肺部结节诊治中国专家共识. 中华结核和呼吸杂志, 2015, 38 (4): 249-254.

7　周清华, 范亚光, 王颖, 等. 中国肺部结节分类、诊断与治疗指南 (2016 年版). 中国肺癌杂志, 2016, 19 (12): 793-798.

8　韦诗友, 赵珂嘉, 郭成林, 等. 肺磨玻璃结节的外科诊断和治疗分析——附 663 例报告. 四川大学学报 (医学版), 2017, 48 (3): 359-362.

9　CHEN X, ZHOU F, LI X, et al. Folate Receptor-Positive Circulating Tumor Cell Detected by LT-PCR-Based Method as a Diagnostic Biomarker for Non-Small-Cell Lung Cancer. J Thorac Oncol, 2015, 10 (8): 1163-1171.

10　ILIE M, HOFMAN V, LONG-MIRA E, et al. "Sentinel" circulating tumor cells allow early diagnosis of lung cancer in patients with chronic obstructive pulmonary disease. PLoS One, 2014, 9 (10): e111597 [2017-01-10]. http://journals. plos. org/plosone/article? id = 10. 1371/journal. pone. 0111597.

11　CHEN X, WANG X, HE H, et al. Combination of circulating tumor cells with serum carcinoembryonic antigen enhances clinical prediction of non-small cell lung cancer. PLoS One, 2015, 10 (5): e0126276 [2017-01-10]. http://journals. plos. org/plosone/article? id = 10. 1371/journal. pone. 0126276.

12　CHEN Y Y, XU G B. Effect of circulating tumor cells combined withnegative enrichment and CD45-FISH identification in diagnosis, therapy monitoring and prognosis of primary lung cancer. Med Oncol, 2014, 31 (12): 240.

13　BETTEGOWDA C, SAUSEN M, LEARY R J, et al. Detection of circulating tumor DNA in early- and late-stage human malignancies. Sci Transl Med, 2014, 6 (224): 224ra24.

14　CHENG F, SU L, QIAN C. Circulating tumor DNA: a promising biomarker in the liquid biopsy of cancer. Oncotarget, 2016, 7 (30): 48832-48841.

15　HULBERT A, JUSUE-TORRES I, STARK A, et al.

Early Detection of Lung Cancer Using DNA Promoter Hypermethylation in Plasma and Sputum. Clin Cancer Res, 2017, 23 (8): 1998-2005.

16　CHEN X, BA Y, MA L, et al. Characterization of micmRNAs in serum: a novel class of biomarkers for diagnosis of cancer and other diseases. Cell Res, 2008, 18 (10): 997-1006.

17　ROTH C, KASIMIR-BAUER S, PANTEL K, et al. Screening for circulating nucleic acids and caspase activity in the peripheral blood as potential diagnostic tools in lung cancer. Mol Oncol, 2011, 5 (3): 281-291.

18　CAZZOLI R, BUTTITTA F, DI NICOLA M, et al. MicroRNAs derived from circulating exosomes as noninvasive biomarkers for screening and diagnosing lung cancer. J Thorac Oncol, 2013, 8 (9): 1156-1162.

19　RABINOWITS G, GERÇEL-TAYLOR C, DAY J M, et al. Exosomal microRNA: a diagnostic marker for lung cancer. Clin Lung Cancer, 2009, 10 (1): 42-46.

20　SUN J, GARFELD D H, LAM B, et al. The value of autofluorescence bronchoscopy combined with white light bronchoscopy compared with white light alone in the diagnosis of intraepithelial neoplasia and invasive lung cancer: a meta-analysis. J Thorac Oncol, 2011, 6 (8): 1336-1344.

21　PIEHLER J M, TAYLOR W F. Roentgenographically occult lung cancer: pathologic fndings and frequency of multicentricity during a 10-year period. Mayo Clin Proc, 1984, 59 (7): 453-466.

22　TREMBLAY A, TAGHIZADEH N, MCWILLIAMS A M, et al. Low prevalence of high-grade lesions detected with autofluorescence bronchoscopy in the setting of lung cancer screening in the pan-canadian lung cancer screening study. Chest, 2016, 150 (5): 1015-1022.

23　SHIBUYA K, NAKAJIMA T, FUJIWARA T, et al. Narrow band imaging with high-resolution bronchovideoscopy: a new approach for visualizing angiogenesis in squamous cell carcinoma of the lung. Lung Cancer, 2010, 69 (2): 194-202.

24　VINCENT B D, FRAIG M, SILVESTRI G A. A pilot study of narrow-band imaging compared to white light bronchoscopy for evaluation of normal airways and premalignant and malignant airways disease. Chest, 2007, 131 (6): 1794-1799.

25　IFTIKHAR I H, MUSANI A I. Narrow-band imaging bronchoscopy in the detection of premalignant airway lesions: a meta-analysis of diagnostic test accuracy. Ther Adv Respir Dis, 2015, 9 (5): 207-216.

26　RIVERA M P, MEHTA A C, WAHIDI M M. Establishing the diagnosisof lung cancer: diagnosis and management of lung cancer, 3rd ed: American College of Chest Physicians evidence-based clinical practice guidelines. Chest, 2013, 143 (5 Suppl): e142S-e165S.

27 GEX G, PRALONG J A, COMBESCURE C, et al. Diagnostic yield and safety of electromagnetic navigation bronchoscopy for lung nodules: a systematic review andmeta-analysis. Respiration, 2014, 87 (2): 165-176.

28 EBERHARDT R, ANANTHAM D, ERNST A, et al. Multimodality bronchoscopic diagnosis of peripheral lung lesions: a randomized controlled trial. Am J Respir Crit Care Med, 2007, 176 (1): 36-41.

29 EERHARDT R, ANANTHAM D, HERTH F, et al. Electromagnetic navigation diagnostic brenchoscopy in peripheral lung lesions. Chest, 2007, 131 (6): 1800-1805.

30 李镭, 刘丹, 张立, 等. 6 458 例肺癌患者临床特征及诊疗现状分析. 四川大学学报 (医学版), 2017, 48 (3): 352-357.

31 POLETTI V, POLETTI G, MURER B, et al. Bronchoalveolar lavage in malignancy. Semin Respir Crit Care Med, 2007, 28 (5): 534-545.

32 SCHWARZ C, SCHONFELD N, BITTNER R C, et al. Value of flexible bronchoscopy in the pre-operative work-up of solitary pulmonary nodules. Eur Respir J, 2013, 41 (1): 177-182.

33 DIBARDINO D M, YARMUS L B, SEMAAN R W. Transthoracic needle biopsy of the lung. J Thorac Dis, 2015, 7 (Suppl 4): S304-S316.

34 王业, 朱辉, 杨赛, 等. 支气管内超声引导针吸活检术对肺门、纵隔淋巴结肿瘤和结核的诊断价值. 四川大学学报 (医学版), 2017, 48 (3): 347-351.

35 余何, 李镭, 刘丹, 等. TTF-1、NapsinA、P63 和 CK5/6 在肺癌组织的表达与分型诊断的价值. 四川大学学报 (医学版), 2017, 48 (3): 336-341.

编辑 余 琳

TTF-1、NapsinA、P63 和 CK5/6 在肺癌组织的表达与分型诊断的价值*

余 何，李 镭，刘 丹，李为民△

四川大学华西医院 呼吸与危重症医学科（成都 610041）

【摘要】 目的 探讨甲状腺转录因子（TTF-1）、天冬氨酸蛋白酶 A（NapsinA）、转录因子 P63（P63）和细胞角蛋白 5/6（CK5/6）在肺癌组织中的表达，以及在肺癌组织学分型中的诊断价值。方法 采用免疫组化染色检测 964 例肺癌患者癌组织 TTF-1（929 例）、NapsinA（113 例）、P63（282 例）、CK5/6（277 例）蛋白的表达，分析蛋白表达与肺癌临床病理特征的关系；采用受试者工作特征（ROC）曲线分析 4 个因子各自的诊断价值，计算其曲线下面积（AUC），分析其表达阳性时分型诊断的敏感性和特异性。对同时检测了 4 个因子表达的 44 例患者进行多因素 logistic 回归分析，检验其判定肺鳞癌/肺腺癌的价值。结果 本研究纳入 964 例肺癌患者，其中腺癌 552 例，鳞癌 146 例，小细胞肺癌 253 例，大细胞肺癌 13 例；平均年龄 56 岁，男性占 63.4%。TTF-1、NapsinA、P63 和 CK5/6 在肺癌组织中的阳性表达率分别为 76.3%（709/929）、67.3%（76/113）、47.2%（133/282）和 34.7%（96/277）。TTF-1、NapsinA 在腺癌中的阳性表达率高，其表达阳性时诊断肺腺癌的敏感性分别为 81.15%、82.05%，特异性分别为 30.41%、65.71%，AUC 分别为 0.557 8（$P=0.002\,6$，95%CI：0.520 0~0.595 6）、0.738 8（$P<0.000\,1$，95%CI：0.633 4~0.844 2）。P63、CK5/6 在鳞癌中的阳性表达率高，其表达阳性时诊断肺鳞癌的敏感性分别为 80.68%、81.25%，特异性分别为 68.04%、84.26%，AUC 为 0.7436（$P<0.000\,1$，95%CI：0.681 9~0.805 3）、0.827 6（$P<0.000\,1$，95%CI：0.770 0~0.885 2）。小样本（44 例肺鳞癌/肺腺癌）多因素回归分析发现，NapsinA 阳性可独立诊断肺腺癌（偏回归系数=2.826，$P=0.022$），而其他指标不具有独立进行肺鳞癌/肺腺癌分型诊断的价值（$P>0.05$）。结论 TTF-1 和 NapsinA 均可作为诊断肺腺癌的生物标志物，P63、CK5/6 可作为诊断肺鳞癌的生物标志物。NapsinA 阳性可于肺鳞癌/肺腺癌分型诊断中独立诊断肺腺癌。

【关键词】 TTF-1 NapsinA P63 CK5/6 肺癌 组织学分型

Expression of TTF-1，NapsinA，P63，CK5/6 in Lung Cancer and Its Diagnostic Values for Histological Classification *YU He，LI Lei，LIU Dan，LI Wei-*min△. *Department of Respiratory and Critical Care Medicine，West China Hospital，Sichuan University*，Chengdu 610041，China

△ Corresponding author，E-mail：weimi003@yahoo.com

【Abstract】 **Objective** To investigate the expressions of thyroid transcription factor-1（TTF-1），NapsinA，P63 and CK5/6 in lung cancer tissues and their diagnostic value for histological classification. **Methods** The protein expression in a total of 964 lung cancer samples was detected by immunohistochemistry，of which 929 cases for TTF-1，113 cases for NapsinA，282 cases for P63，and 277 for CK5/6，respectively. The correlations between the protein expressions of the four markers and clinicopathological features in lung cancer patients were analyzed. The area under the curves（AUCs）of ROC curves，sensitivity and specificity were calculated to determine the diagnostic values for the four markers. **Results** There were 552 cases of lung adenocarcinoma（ADC），146 cases of lung squamous cell carcinoma（SCC），253 cases of small cell carcinoma（SCLC），and 13 cases of large cell carcinoma（LCC）. The median age was 56 years old，and 63.4% was male. The positive expression rates of TTF-1，NapsinA，P63，and CK5/6 were 76.3%（709/929），67.3%（76/113），47.2%（133/282）and 34.7%（96/277），respectively.

---

* 国家自然科学基金（No.81372504）和四川省科技厅项目（No.2016CZYD0001）资助

△ 通信作者，E-mail：weimi003@yahoo.com

The positive expression rates of TTF-1 and NapsinA were higher in lung ADC，and the sensitivity and specificity of TTF-1 in the diagnosis of ADC were 81.15％ and 30.41％ respectively, those of NapsinA were 82.05％ and 65.71％ respectively. The AUCs for TTF-1 and NapsinA were 0.557 8（P＝0.002 6，95％CI：0.520 0-0.595 6）and 0.738 8（P＜0.000 1，95％CI：0.633 4-0.844 2）respectively. The positive expression rates of P63 and CK5/6 were significantly higher in lung SCC，and their sensitivities to diagnose SCC were 80.68％ and 81.25％，with specificity 68.04％ and 84.26％ respectively. The AUCs for P63 and CK5/6 were 0.743 6（P＜0.000 1，95％CI：0.681 9-0.805 3）and 0.827 6（P＜0.000 1，95％CI：0.770 0-0.885 2）respectively. Logistic regression model with small sample（44 cases，ADC or SCC）showed that NapsinA was an independent factor to distinguish ADC and SCC（partial regression coefficient＝2.826，P＝0.022），while the other three markers showed no statistical significance（P＞0.05）. **Conclusion** TTF-1 and NapsinA can be used as prognositic markers for lung ADC. P63 and CK5/6 can be used as prognostic markers for lung SCC. NapsinA may bc used to distinguish ADC and SCC.

【Key words】 TTF-1 NapsinA P63 CK5/6 Lung cancer Histological classification

肺癌作为全球发病率、死亡率最高的恶性肿瘤之 ，严重威胁人类健康[1]。近牛来随着分子生物学技术和靶向药物的发展，精准医疗在肺癌治疗中的地位日趋重要。研究发现，贝伐珠单抗和培美曲塞对肺癌非鳞癌患者效果更好；在表皮生长因子受体（epidermal growth factor receptor，EGFR）基因突变的肺腺癌患者中，使用酪氨酸酶抑制剂（tyrosine kinase inhibitor，TKI）可在一定程度上实现生存获益[2]。目前，准确区分肺癌的组织学类型对治疗方案的选择至关重要。肺癌从组织学类型上主要分为两类：小细胞肺癌和非小细胞肺癌，而腺癌和鳞癌是非小细胞肺癌中最常见的组织学亚型[3]。有文献报道，甲状腺转录因子（thyroid transcription factor-1，TTF-1）、天冬氨酸蛋白酶A（NapsinA）、转录因子P63（P63）和细胞角蛋白5/6（CK5/6）可作为肺癌组织学分型的生物标志物[3]，但文献报道中其敏感性和特异性差异较大[4-7]。因此，为进一步探讨TTF-1、NapsinA、P63和CK5/6在肺癌组织中的表达，以及在肺癌组织学分型中的诊断价值，本研究对964例肺癌患者的临床病理资料进行了回顾性分析，现报告如下。

1 资料与方法

1.1 研究对象

以2008年1月至2013年12月四川大学华西医院收治的肺癌患者为研究对象，排除有其他恶性肿瘤史及组织学亚型不确定的患者。收集纳入患者的临床病理资料，包括性别、年龄、吸烟史，肿瘤组织学亚型、分期、转移，肿瘤免疫组化染色检测结果（包含TTF-1、NapsinA、P63、CK5/6）。病理分型按2015年WHO提出的肺癌组织学分类标准[3]。肿瘤分期根据2016年美国癌症联合委员会（AJCC）提出的第七版肿瘤-淋巴结-转移（tumor-node-metastasis，TNM）分期标准[8]。

1.2 肿瘤组织标本免疫组化染色及结果判定

采用Envision两步法进行免疫组化染色，切除的肿瘤组织标本采用石蜡包埋、切片。TTF-1（1∶100稀释）、P63（1∶200稀释）鼠抗人单克隆抗体购自北京中杉金桥生物有限公司。NapsinA（1∶200稀释）、CK5/6（1∶100稀释）鼠抗人单克隆抗体购自福州迈新试剂有限公司。TTF-1、NapsinA采用已知阳性的肺腺癌组织作为阳性对照，P63、CK5/6采用已知阳性的皮肤鳞癌作为阳性对照。采用PBS液代替一抗作为阴性对照。

细胞染色以细胞膜、细胞浆、细胞核出现棕黄色颗粒为阳性反应。采用双评分半定量法判断阳性，即染色细胞计数所占比例至少包括5个400倍视野区域。根据染色细胞所占比例分为5级，0分为≤5％，1分为6％～25％，2分为26％～50％，3分为51％～75％，4分为76％～100％。染色强度分为4级，0分为不显色，1分为浅黄色，2分为棕黄色，3分为深棕色。每张切片计分＝染色细胞数分数×染色强度分数，所得分数＜1为阴性，1～3分为弱阳性（＋），4

~5 分为中度阳性（＋＋），＞5 分为强阳性（＋＋＋），以（＋）、（＋＋）以及（＋＋＋）结果计算阳性表达率。

1.3 统计学方法

非正态分布计量资料以中位数（极值）表示，无序分类资料用构成比或率（％）进行描述，采用 χ^2 检验进行组间比较，$P \leqslant 0.05$ 为差异有统计学意义。以活检或手术标本的病理学结果为诊断金标准，采用受试者工作特征（ROC）曲线进行分析，计算曲线下面积（area under the curve，AUC），$AUC > 0.5$ 认为该指标有诊断价值。在 ROC 曲线中，将指标以阴性、阳性分类，在检测过该指标的患者中计算指标阳性时分型诊断的敏感性和特异性。以组织病理学分类结果鳞癌和腺癌作为因变量 Y，赋值分别为 1 和 2，将 TTF-1、NapsinA、P63、CK5/6 作为自变量进行 logistic 回归分析，（变量入选标准 $P \leqslant 0.05$，剔除标准 $P > 0.1$），定义 X_1 为 TTF-1（阳性为 1，阴性为 0），X_2 为 NapsinA（阳性为 1，阴性为 0），X_3 为 P63（阳性为 1，阴性为 0），X_4 为 CK5/6（阳性为 1，阴性为 0）。

2 结果

2.1 肺癌患者一般资料

如表 1 所示，本研究总计纳入原发支气管肺癌患者 964 例，平均年龄 56（19～93）岁，611 例（63.4％）为男性患者，546 例患者（56.6％）有吸烟史。肺癌患者的原发灶部位以右肺多见（50.6％），肿瘤组织学亚型中，腺癌居多，总计 552 例，占 57.3％。临床分期中，早期肺癌（Ⅰ～Ⅱ期）137 例，仅占 14.2％；中晚期肺癌（Ⅲ～Ⅳ期）827 例，占 85.8％。此外，659 例（68.4％）肺癌患者诊断时即有淋巴转移，547 例（54.7％）有脑、骨、肝、肾上腺等远处转移。

2.2 TTF-1、NapsinA、P63 和 CK5/6 在患者肿瘤组织中的表达与肺癌患者临床病理特征的关系

TTF-1、NapsinA、P63 和 CK5/6 在肺癌患者肿瘤组织的阳性表达见图 1。在 964 例肺癌患者中，采用免疫组化染色法分别检测了 929 例患者肿瘤组织中 TTF-1 的表达，113 例患者肿瘤

组织中 NapsinA 的表达，282 例患者肿瘤组织中 P63 的表达，277 例患者肿瘤组织中 CK5/6 的表达。TTF-1、NapsinA、P63 和 CK5/6 阳性表达率分别为 76.3％（709/929）、67.3％（76/113）、47.2％（133/282）和 34.7％（96/277）。

表 1　纳入肺癌患者的临床病理特征（$n = 964$）

Table 1　Clinicopathological features of the enrolled lung cancer patients（$n = 964$）

Characteristic	Case（%）
Gender	
Male	611（63.4）
Female	353（36.6）
Smoking history	
Yes	546（56.6）
No	418（43.4）
Primary lesion location	
Left lobe	392（40.7）
Right lobe	488（50.6）
Diffuse	84（8.7）
Histological type	
Squamous cell carcinoma	146（15.1）
Adenocarcinoma	552（57.3）
Large cell carcinoma	13（1.3）
Small cell carcinoma	253（26.2）
Stage	
Ⅰ-Ⅱ	137（14.2）
Ⅲ-Ⅳ	827（85.8）
Lymph metastasis	
Yes	659（68.4）
No	305（31.6）
Distant metastasis	
Yes	547（54.7）
No	417（43.3）

由表 2 可见，TTF-1 的表达与性别、年龄、吸烟史、组织学亚型、分期有关（P 均 $\leqslant$ 0.05），TTF-1 在女性（83.0％）、年龄＜65 岁（78.4％）、非吸烟（80.4％）、腺癌（81.1％）、Ⅲ～Ⅳ期（77.8％）患者肿瘤组织中阳性表达率更高。TTF-1 阳性表达的肺癌患者发生脑、肺、胸膜转移的比例（分别为 13.1％、16.5％、22.0％）均高于 TTF-1 阴性患者发生脑、肺、胸膜转移的比例（分别为 4.1％、8.6％、15.5％），且差异具有统计学意义（P 均 $\leqslant$ 0.05）。NapsinA 的表达与性别和组织学亚型有关（P 均 $\leqslant$ 0.05），NapsinA 在女性（79.5％）、

腺癌（82.1％）患者肿瘤组织中的阳性表达率更高。NapsinA 的表达与淋巴结转移和远处转移无关（P 均>0.05）。

由表 3 可见，P63 的表达与组织学类型有关（P≤0.05），P63 在鳞癌组织中的阳性表达率更高（80.7％）。P63 阳性表达的肺癌患者，发生肺内转移的比例为 7.5％，低于 P63 阴性表达的肺癌患者发生肺内转移的比例 20.8％，且差异具有统计学意义（P≤0.05）。CK5/6 的表达与肺癌患者的性别、年龄、吸烟史、分期、组织学亚型有关（P 均≤0.05），CK5/6 在男性（38.7％）、年龄≥65 岁（44.8％）、有吸烟史（40.9％）、Ⅰ～Ⅱ期（50.0％）、鳞癌（81.3％）患者中的阳性表达率更高。CK5/6 阳性表达的患者，发生骨转移和淋巴结转移的比例分别为 11.5％、59.4％，均低于 CK5/6 阴性表达的肺癌患者发生骨转移和淋巴结转移的比例，分别为 25.4％、72.9％，差异具有统计学意义（P 均≤0.05）。

2.3　TTF-1、NapsinA 独立诊断腺癌和非腺癌的价值

结果见图 2 及表 4。在 929 例腺癌/非腺癌患者中，TTF-1 阳性独立诊断肺腺癌的敏感性和特异性分别为 81.15％、30.41％，AUC 为 0.557 8，95％可信区间（CI）为 0.520 0～0.595 6（P=0.002 6）。在 113 例腺癌/非腺癌患者中，NapsinA 阳性独立诊断肺腺癌的敏感性和特异性分别为 82.05％和 65.71％，AUC 为 0.738 8，95％CI 为 0.633 4～0.844 2（P<0.000 1）。

2.4　P63、CK5/6 独立诊断鳞癌和非鳞癌的价值

结果见图 2 及表 4。在 282 例鳞癌/非鳞癌患者中，P63 阳性独立诊断肺鳞癌的敏感性和特异性分别为 80.68％、68.04％，AUC 为 0.743 6，95％CI 为 0.681 9～0.805 3（P<0.000 1）。在 277 例鳞癌/非鳞癌患者中，CK5/6 阳性独立诊断肺鳞癌的敏感性和特异性分别为 81.25％、

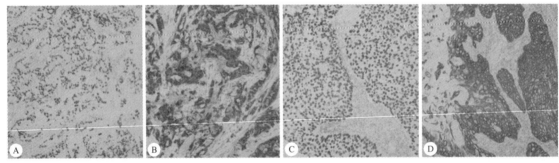

图 1　TTF-1（A）、NapsinA（B）、P63（C）和 CK5/6（D）在肺癌患者肿瘤组织中的表达.（彩图见附录图 10）（Envision×400）

Fig 1　Expressions of TTF-1（A），NapsinA（B），P63（C）and CK5/6（D）in lung tumor tissues.（Envision×400）

表 2　TTF-1、NapsinA 的表达与肺癌患者临床病理特征的关系

Table 2　The correlation between expressions of TTF-1 and NapsinA and clinicopathological features of lung cancer patients

Characteristic	TTF-1 (n=929) /case		P	NapsinA (n=113) /case		P
	Positive (n=709)	Negative (n=220)		Positvie (n=76)	Negative (n=37)	
Gender (male/female)	425/284	162/58	<0.001	45/31	29/8	0.044
Age (<65 yr. /≥65 yr.)	523/186	144/76	0.017	58/18	25/12	0.323
Smoking history (yes/no)	336/373	129/91	0.004	35/41	23/14	0.108
Histology (ADC/non-ADC)	439/270	102/118	<0.001	64/12	14/23	<0.001
Stage (Ⅰ-Ⅱ/Ⅲ-Ⅳ)	86/623	42/178	<0.001	11/65	5/32	0.891
Brain metastasis (yes/no)	93/616	9/211	<0.001	12/64	3/34	0.259
Bone metastasis (yes/no)	155/554	42/178	0.380	17/59	7/30	0.674
Liver metastasis (yes/no)	73/636	26/194	0.523	8/68	3/34	0.684
Adrenal gland metastasis (yes/no)	41/668	10/210	0.482	4/72	3/34	0.556
Lymph metastasis (yes/no)	486/223	153/67	0.780	59/17	24/13	0.149
Lung metastasis (yes/no)	117/592	19/201	0.004	13/63	5/32	0.624
Plura metastasis (yes/no)	156/553	34/186	0.035	16/60	6/31	0.542

ADC：Adenocarcinoma

表3　P63、CK5/6 与肺癌患者临床病理特征的关系

Table 3　The correlation between expression of P63 and CK5/6 and clinicopathological features of lung cancer patients

Characteristic	P63 ($n=282$) /case			CK5/6 ($n=277$) /case		
	Positive ($n=133$)	Negative ($n=149$)	P	Positvie ($n=96$)	Negative ($n=181$)	P
Gender (male/female)	94/39	107/42	0.833	77/19	122/59	0.024
Age ($<$65 yr. /$\geqslant$65 yr.)	77/56	96/53	0.261	53/43	128/53	0.010
Smoking history (yes/no)	82/51	82/67	0.261	67/29	97/84	0.009
Stage （Ⅰ-Ⅱ/Ⅲ-Ⅳ）	33/100	20/128	0.045	26/70	26/155	0.024
Histology (SCC/non-SCC)	71/62	17/132	$<$0.001	65/31	15/166	$<$0.001
Brain metastasis (yes/no)	10/123	15/134	0.452	5/91	18/163	0.174
Bone metastasis (yes/no)	22/111	31/118	0.360	11/85	46/135	0.006
Liver metastasis (yes/no)	9/124	20/129	0.066	5/91	20/161	0.106
Adrenal gland metastasis (yes/no)	3/130	9/140	0.116	3/93	7/174	0.753
Lymph metastasis (yes/no)	87/46	96/53	0.863	57/39	132/49	0.021
Lung metastasis (yes/no)	10/123	31/118	0.002	9/87	25/156	0.424
Pleura metastasis (yes/no)	16/117	28/121	0.118	12/84	38/143	0.080

SCC：Squamous cell carcinoma

84.26%，AUC 为0.827 6，95%CI 为0.7700~0.8852（$P<$0.000 1）。

2.5　TTF-1、NapsinA、P63、CK5/6 联合诊断腺癌和鳞癌的价值

在 964 例肺癌患者中，共 44 例患者同时在肿瘤组织中检测到了 TTF-1、NapsinA、P63、CK5/6 的表达。其中，17 例为鳞癌，27 例为腺癌。

多因素回归分析结果见表5。结果发现，NapsinA 阳性可独立诊断肺腺癌（偏回归系数＝2.826，$P=$0.022），而其他指标不具有独立进行肺鳞癌/肺腺癌分型诊断的价值（$P>$0.05）。

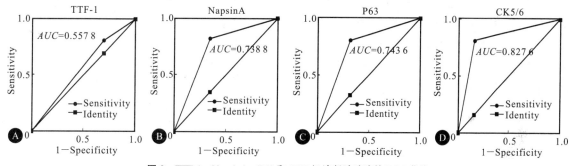

图2　TTF-1、NapsinA、P63 和 CK5/6 诊断肺腺癌的 ROC 曲线

Fig 2　ROC curves：TTF-1，NapsinA，P63 and CK5/6 for the diagnosis of lung adenocarcinoma

表4　各诊断指标独立 ROC 分析结果

Table 4　The results from ROC curves analysis

Index	AUC	95%CI	P
TTF-1	0.557 8	0.520 0-0.595 6	0.002 6
NapsinA	0.738 8	0.633 4-0.844 2	$<$0.000 1
P63	0.743 6	0.681 9-0.805 3	$<$0.000 1
CK5/6	0.827 6	0.770 0-0.885 2	$<$0.000 1

ROC：Receiver operating characteristic；AUC：Area under the curve；CI：Confidence interval

表5　二分类 logistic 回归模型分析结果

Table 5　The results from the binary logistic regression model

Independent variable	B	Sdandard error	Wald	OR	P
TTF-1 (1)	−0.142	1.272	0.013	0.867	0.911
NapsinA (1)	2.826	1.231	5.269	16.873	0.022
P63 (1)	−0.933	1.117	0.698	0.393	0.404
CK5/6 (1)	−0.909	1.012	0.807	0.403	0.369

B：Partial regression coefficient

3　讨论

本研究发现 TTF-1 在女性、年龄$<$65 岁、非吸烟、腺癌、Ⅲ~Ⅳ期患者中阳性表达率更高，TTF-1 阳性表达的肺癌患者更易发生脑、肺、胸膜转移。NapsinA 在女性、腺癌患者中的阳性表达率更高，NapsinA 的表达与肿瘤转移无关。Sun 等[9]研究发现，在 284 例非鳞非小细胞肺癌患者中，TTF-1 在女性、低龄（$\leqslant$70 岁）、腺癌、无吸烟史的患者中阳性表达率更高。Zhang 等[10]研究发现，在 324 例非小细胞肺癌患者中，TTF-1 表达与淋巴结转移相关，NapsinA 在女性、腺癌患者中的阳性表达率更

高。两项研究与本研究结果一致。Perner 等[11] 研究发现，在 225 例肺腺癌患者中，TTF-1 的表达与性别、肿瘤大小有关，而在 245 例肺鳞癌患者中，TTF-1 的表达与性别、年龄、分期、淋巴结转移均不相关。这表明 TTF-1 在不同组织学亚型的肺癌中表达的临床意义不同。

TTF-1 广泛表达于肺和甲状腺上皮细胞[12]，NapsinA 表达于 Ⅱ 型肺泡细胞和肺泡巨噬细胞[13]。TTF-1 独立诊断肺腺癌的敏感性为 60%～89%，特异性为 89%～100%[14-17]。NapsinA 独立诊断肺腺癌的敏感性为 58%～83%，特异性为 98%～100%[14-16]。本研究通过大样本试验进一步证实 TTF-1、NapsinA 可作为诊断肺腺癌的生物标志物：TTF-1 阳性独立诊断肺腺癌的敏感性和特异性分别为 81.15%、30.41%，AUC 为 0.557 8。NapsinA 阳性独立诊断肺腺癌的敏感性和特异性分别为 82.05%、65.71%，AUC 为 0.738 8。但本研究中 TTF-1 诊断肺腺癌的特异性偏低，可能原因是非腺癌组包括小细胞肺癌。而 TTF-1 在小细胞肺癌中的阳性表达率较高[10, 18]。本研究还发现，小样木（44 例肺鳞癌/肺腺癌患者）多因素回归分析结果显示，NapsinA 阳性可独立诊断肺腺癌，而其他指标不具有独立进行肺鳞癌/肺腺癌分型诊断的价值（$P>0.05$）。

本研究发现，P63 在鳞癌组织中的阳性表达率更高，P63 阴性表达的肺癌患者更易发生肺内转移。CK5/6 在男性、年龄≥65 岁、有吸烟史、Ⅰ～Ⅱ 期患者中的阳性表达率更高，CK5/6 阴性表达的患者更易发生骨转移和淋巴结转移。Xu 等[19] 在 99 例肺腺癌患者和 111 例肺鳞癌患者中检测 CK5/6 的表达，发现 CK5/6 在鳞癌患者中阳性表达率更高，其表达与性别、年龄、分期及淋巴结转移不相关。这与本研究结果不一致。本研究中，非鳞癌组包括小细胞肺癌。CK5/6 在小细胞肺癌中的阳性表达率低，这可能是导致本研究结果中 CK5/6 阴性表达肺癌患者更易转移的原因。目前尚无 TTF-1、NapsinA、P63、CK5/6 与肺癌远处转移机制的报道，因此可能需要更多的研究来验证其与肺癌远处转移的关系及机制。

P63 表达于复层上皮以及多个器官的基底细胞中[20-23]，CK5/6 是一种广泛表达于肺支气管上皮下基底细胞中的细胞角蛋白。P63 独立诊断肺鳞癌的敏感性为 90%～100%，特异性为 68%～96%[14-17]。CK5/6 独立诊断肺鳞癌的敏感性为 53%～90%，特异性为 82%～100%[14-16]。本研究发现，P63 独立诊断肺鳞癌的敏感性和特异性分别为 80.68%、68.04%，AUC 为 0.743 6。CK5/6 独立诊断肺鳞癌的敏感性和特异性分别为 81.25%、84.26%，AUC 为 0.827 6。以上说明 P63、CK5/6 诊断肺鳞癌具有较高的敏感性和特异性，与文献相符，AUC 较高，进一步证实 P63 和 CK5/6 可作为肺鳞癌的生物标志物。

综上所述，TTF-1、NapsinA 可作为诊断肺腺癌的生物标志物，P63、CK5/6 可作为诊断肺鳞癌的生物标志物；NapsinA 阳性可于肺鳞癌/肺腺癌分型诊断中独立诊断肺腺癌。

参 考 文 献

1 TORRE L A, BRAY F, SIEGEL R L, et al. Global cancer statistics, 2012. CA Cancer J Clin, 2015, 65 (2): 87-108.

2 ETTINGER D S, WOOD D E, AKERLEY W, et al. NCCN guidelines insights: non-small cell lung cancer, version 4. 2016. J Natl Compr Canc Netw, 2016, 14 (3): 255-264.

3 TRAVIS W D, BRAMBILLA E, NICHOLSON A G, et al. The 2015 World Health Organization classification of lung tumors: impact of genetic, clinical and radiologic advances since the 2004 classification. J Thorac Oncol, 2015, 10 (9): 1243-1260.

4 LOO P S, THOMAS S C, NICOLSON M C, et al. Subtyping of undifferentiated non-small cell carcinomas in bronchial biopsy specimens. J Thorac Oncol, 2010, 5 (4): 442-447.

5 NICHOLSON A G, GONZALEZ D, SHAH P, et al. Refining the diagnosis and EGFR status of non-small cell lung carcinoma in biopsy and cytologic material, using a panel of mucin staining, TTF-1, cytokeratin 5/6, and P63, and EGFR mutation analysis. J Thorac Oncol, 2010, 5 (4): 436-441.

6 NONAKA D. A study of deltaNp63 expression in lung non-small cell carcinomas. Am J Surg Pathol, 2012, 36 (6): 895-899.

7 ORDONEZ N G. Value of thyroid transcription factor-1 immunostaining in tumor diagnosis: a review and update. Appl Immunohistochem Mol Morphol, 2012, 20 (5): 429-444.

8 EDGE S B, COMPTON C C. The american joint committee on cancer: the 7th edition of the AJCC cancer staging manual and the future of TNM. Ann Surg Oncol, 2010, 17 (6): 1471-1474.

9 SUN J M, HAN J, AHN J S, *et al*. Significance of thymidylate synthase and thyroid transcription factor 1 expression in patients with nonsquamous non-small cell lung cancer treated with pemetrexed-based chemotherapy. J Thorac Oncol, 2011, 6 (8): 1392-1399.

10 ZHANG P, HAN Y P, HUANG L, *et al*. Value of napsin A and thyroid transcription factor-1 in the identification of primary lung adenocarcinoma. Oncol Lett, 2010, 1 (5): 899-903.

11 PERNER S, WAGNER P L, SOLTERMANN A, *et al*. TTF1 expression in non-small cell lung carcinoma: association with TTF1 gene amplification and improved survival. J Pathol, 2009, 217 (1): 65-72.

12 LAZZARO D, PRICE M, DE FELICE M, *et al*. The transcription factor TTF-1 is expressed at the onset of thyroid and lung morphogenesis and in restricted regions of the foetal brain. Development, 1991, 113 (4): 1093-1104.

13 CHUMAN Y, BERGMAN A, UENO T, *et al*. Napsin A, a member of the aspartic protease family, is abundantly expressed in normal lung and kidney tissue and is expressed in lung adenocarcinomas. FEBS Lett, 1999, 462 (1/2): 129-134.

14 KIM M J, SHIN H C, SHIN K C, *et al*. Best immunohistochemical panel in distinguishing adenocarcinoma from squamous cell carcinoma of lung: tissue microarray assay in resected lung cancer specimens. Ann Diagn Pathol, 2013, 17 (1): 85-90.

15 WHITHAUS K, FUKUOKA J, PRIHODA T J, *et al*. Evaluation of napsin A, cytokeratin 5/6, p63, and thyroid transcription factor 1 in adenocarcinoma versus squamous cell carcinoma of the lung. Arch Pathol Lab Med, 2012, 136 (2): 155-162.

16 REKHTMAN N, ANG D C, SIMA C S, *et al*. Immunohistochemical algorithm for differentiation of lung adenocarcinoma and squamous cell carcinoma based on large series of whole-tissue sections with validation in small specimens. Mod Pathol, 2011, 24 (10): 1348-1359.

17 MUKHOPADHYAY S, KATZENSTEIN A L. Subclassification of non-small cell lung carcinomas lacking morphologic differentiation on biopsy specimens: utility of an immunohistochemical panel containing TTF-1, napsin A, p63, and CK5/6. Am J Surg Pathol, 2011, 35 (1): 15-25.

18 ZHANG C, SCHMIDT L A, HATANAKA K, *et al*. Evaluation of napsin A, TTF-1, p63, p40, and CK5/6 immunohistochemical stains in pulmonary neuroendocrine tumors. Am J Clin Pathol, 2014, 142 (3): 320-324.

19 XU X Y, YANG G Y, YANG J H, *et al*. Analysis of clinical characteristics and differential diagnosis of the lung biopsy specimens in 99 adenocarcinoma cases and 111 squamous cell carcinoma cases: utility of an immunohistochemical panel containing CK5/6, CK34betaE12, p63, CK7 and TTF-1. Pathol Res Pract, 2014, 210 (10): 680-685.

20 YANG A, SCHWEITZER R, SUN D, *et al*. p63 is essential for regenerative proliferation in limb, craniofacial and epithelial development. Nature, 1999, 398 (6729): 714-718.

21 MILLS A A, ZHENG B, WANG X J, *et al*. p63 is a p53 homologue required for limb and epidermal morphogenesis. Nature, 1999, 398 (6729): 708-713.

22 KOSTER M I, KIM S, MILLS A A, *et al*. p63 is the molecular switch for initiation of an epithelial stratification program. Genes Dev, 2004, 18 (2): 126-131.

23 SENOO M, PINTO F, CRUM C P, *et al*. p63 is essential for the proliferative potential of stem cells in stratified epithelia. Cell, 2007, 129 (3): 523-536.

编辑 沈 进

Rh-Endostatin 作用肺癌血管正常化时相与 CA9 表达的关系初探[*]

何　朗[1]，孙永红[1]，刘　康[2]，徐幸幸[1]，杨　蜜[1]，吴　迅[3]，蒋　莉[4△]

1. 川北医学院第二临床医学院 四川省南充市中心医院 肿瘤中心（南充 637000）；

2. 川北医学院 组织工程与干细胞研究所（南充 637000）；3. 川北医学院 临床医学系（南充 637000）；

4. 川北医学院第二临床医学院 四川省南充市中心医院 呼吸科（南充 637000）

【摘要】　目的　初步探索重组人血管内皮抑素（rh-Endostatin，rh-ES）作用于肺癌的血管正常化时相与 CA9 的关系，以及 CA9 在肺癌中的表达水平。方法　收集对数生长期的 Lewis 细胞，制成 1×10^6 mL 的单细胞悬液，注射入 40 只 C57/BL6 小鼠（每只 0.2 mL），建立 Lewis 肺癌皮下移植瘤（LLC）模型，然后随机分成对照组和 rh-ES 组，各 20 只。rh-ES 组小鼠腹腔注射 rh-ES 5 mg/(kg·d)，9 d，1 次/日。对照组小鼠同时点腹腔注射生理盐水（NS），每次 0.2 mL。于治疗第 2、第 4、第 6、第 9 天，每组各处死 5 只小鼠。免疫组化检测肿瘤组织和癌旁组织中 CA9 的表达，Real-time PCR 及 ELISA 分别检测两组不同时间点肿瘤组织中 CA9 的表达。结果　C57/BL6 小鼠成瘤率为 100%。同时，对照组不同时间点 CA9 在肿瘤组织中表达均高于癌旁组织（$P<0.05$）。Real-time PCR 及 ELISA 发现在 LLC 移植瘤模型中 CA9 基因和蛋白表达在 rh-ES 组给药后第 4 天和第 6 天（血管正常化时相）降低，与同组第 2 天、第 9 天比较，差异有统计学意义（$P<0.05$），与对照组第 4 天和第 6 天比较，差异有统计学意义（$P<0.05$）。结论　CA9 在肿瘤组织中高表达。rh-ES 可于血管正常化时间段内降低 CA9 表达，逆转 Lewis 肺癌乏氧。

【关键词】　重组人血管内皮抑素　Lewis 肺癌　CA9

Study on the Relationship Between Normalization of Tumor Microvessels and CA9 for Rh-Endostatin to Inhibit Lewis Lung Cancer　*HE Lang*[1]，*SUN Yong-hong*[1]，*LIU Kang*[2]，*XU Xing-xing*[1]，*YANG Mi*[1]，*WU Xun*[3]，*JIANG Li*[4△]．　*1. Cancer Center，the Second Clinical Medical College of North Sichuan Medical College，Nanchong Central Hospital，Nanchong 637000，China；2. Institute of Tissue Engineering and Stem Cells，North Sichuan Medical College，Nanchong，637000，China；3. Department of Clinical Medicine，North Sichuan Medical College，Nanchong，637000，China；4. Department of Respiration，the Second Clinical Medical College of North Sichuan Medical College，Nanchong Central Hospital，Nanchong 637000，China*

△ Corresponding author，E-mail：lanqilily@163.com

【Abstract】　**Objective**　To explore the relationship between normalization of tumor microvessels and CA9 for rh-Endostatin to inhibit Lewis lung cancer (LLC) and the expression level of CA9 in LLC. **Methods** Lewis cells of logarithmic growth phase were collected and made into 1×10^6/mL cell suspensions were prepared. The transplanted tumor model of LLC was established on C57/BL6 mice by injected 0.2 mL cell suspensions/mice into 40 C57/BL6 mice. 40 LLC mice were randomly divided into control group and rh-ES group (20 mice per group). Control group experienced treatment of intraperitoneal injection (ip) for 0.2 mL NS/d，while rh-ES group was treated for 5 mg rh-ES/(kg·d) from the first to the ninth day. The samples of 5 mice were obtained from day 2，day 4，day 6 and day 9 after treatment in control group or rh-ES group，respectively. CA9 was tested by IHC in LLC and paracancerous tissues and estimated by RT-PCR and ELISA

　　* 国家自然科学基金（No.81372504），四川省科技厅科技支撑计划项目（No.2014SZ0020-7），四川省卫计委重点学科科研课题（No.150092），四川省卫生厅科研项目（No.130466、No.120284、No.100343），南充市科技局应用技术与开发资金项目（No.15A0023、No.13A0061），川北医学院博士启动基金（No.CBY15-QD09）和川北医学院科研发展计划重点培育项目（No.CBY13-A-ZP23）资助

　　△ 通信作者，E-mail：lanqilily@163.com

in the each time point of both rh-ES group and control group, respectively. **Results** The transplanted tumor model of LLC on C57/BL6 mice was established successfully. The expression of CA9 decreased on day 4 and day 6 in rh-ES group estimated by RT-PCR and ELISA, which indicated some great significance when compared with day 2, day 9 in rh-ES group and day 4, day 6 in control group ($P<0.05$), and the expression of CA9 in day 2, day 4, day 6, day 9 tested by IHC was higher in LLC than in paracancerous tissues in control group ($P<0.05$). **Conclusion** The expression of CA9 was higher in LLC. Rh-ES could have positive effect on LLC model of C57/BL6 mice, in day 4-6 (a brief normalized time course) decreased the expression of CA9 and reversed the tumor hypoxia.

【Key words】 rh-Endostatin Lewis lung cancer CA9

1971 年，Folkman 教授首次提出了肿瘤血管生成依赖学说[1]。他指出，肿瘤新生血管生成与肿瘤微环境之间相互作用，肿瘤血管生成不仅为肿瘤生长过程所必需，而且在肿瘤的侵袭和转移阶段也起到关键作用。肿瘤血管结构的改变意味着其功能的改变。直接和间接的抗血管生成治疗都可能使肿瘤内部的乏氧状态在肿瘤血管正常化时间段内发生变化，这一观点已逐步被大量临床前和临床研究所证实[2-4]。已知人类肿瘤内部普遍存在着乏氧，而肿瘤在形成和发展中对乏氧的适应是其发展的一个关键步骤。乏氧可导致耐药及肿瘤进展。肿瘤血管的正常化过程意味着乏氧状态的逆转[5]和对放化疗敏感性的提高。因此，肿瘤血管的正常化对于抗肿瘤治疗非常重要，可以增加抗肿瘤治疗的疗效。

CA9 是一种膜结合蛋白，是碳酸酐酶家族异构体之一，是由酸性氨基酸组成的分布于细胞膜和细胞核的跨膜糖蛋白。近年来随着对CA9 研究的深入，发现 CA9 表达和肿瘤内部氧分压之间具有较好的相关性，其表达增加预示着乏氧程度的加重，提示 CA9 可能作为乏氧内源性生物学指标，反映肿瘤的发生发展及不良预后[6]。我国自主研发的重组人血管内皮抑素（rh-Endostatin, rh-ES）是一种抗血管生成药物。rh-ES 的Ⅳ期临床研究显示肿瘤内部的微环境及其氧合状态能被 rh-ES 有效改变，且肿瘤内部的无效血流减少，从而达到"血管正常化"状态[7]。我们的前期研究成果已经初步证实在rh-ES 作用的第 4～6 天可能为血管正常化时间窗[8]。那么，rh-ES 作用于血管内皮细胞，其在血管正常化阶段是否与乏氧相关？能否改善肿瘤乏氧微环境，促进肿瘤凋亡？在这个血管正常化阶段，CA9 如何变化？CA9 在肿瘤中的表达意义如何？我们对此进行了初步探索。

1 材料和方法

1.1 材料

小鼠肺癌 LLC 细胞购于四川大学生物治疗国家重点实验室。40 只 6～8 周龄 15～20 g 雌性C57/BL6 小鼠，购自川北医学院动物实验中心。rh-ES（15 mg/3 mL）购于山东先声麦得津生物制药有限公司，CA9 兔抗小鼠单克隆抗体购于福建迈新生物技术公司，SABC 免疫组化试剂盒购于 Santa Cruz 公司，E. Z. N. A. TM Total RNA Kit Ⅰ提取试剂盒和 cDNA 合成试剂盒购于 OMEGA 公司，CA9 ELISA 试剂盒购于优尔生公司。

1.2 建立小鼠 LLC 皮下移植瘤模型

收集对数生长期的 Lewis 细胞，制成密度为 1×10^6/mL 的单细胞悬液；每只 0.2 mL 皮下注射入 40 只 C57/BL6 小鼠左侧腋下，观察、记录 LLC 小鼠生长及成瘤情况。

1.3 分组治疗和标本处理

按掷硬币法将 40 只 LLC 小鼠随机分成对照组和 rh-ES 组，每组 20 只，待移植瘤长径达 6 mm 左右时开始分组治疗。对照组小鼠腹腔注射生理盐水（NS）0.2 mL/d，9 d，1 次/日；rh-ES 组小鼠腹腔注射 rh-ES 5 mg/(kg·d)，9 d，1 次/日。于治疗第 2、第 4、第 6、第 9 天每组各处死小鼠 5 只用于检测 CA9 基因和蛋白表达。小鼠一部分肿瘤标本离体 30 min 内迅速放入－186 ℃液氮罐，在 30 min 内保存至－80 ℃超低温冰箱等待提取 RNA 和蛋白；对照组部分肿瘤标本和癌旁组织标本放入体积分数为 4%的甲醛溶液中固定，脱水、透明、浸蜡、包埋及切片。

1.4 免疫组化染色检测对照组肿瘤组织及癌旁组织中 CA9 的表达

采用 SABC 法进行免疫组化（IHC）染色。石蜡切片脱蜡，H_2O_2 封闭内源性过氧化物酶，蒸馏水洗 5 min，先后 2 次置于摇床后行高压锅抗原修复。修复后上摇床，PBS 洗涤 2 次，正常血清封闭孵育 1 h 后用滤纸吸去血清，直接滴加 CA9 单克隆抗体（稀释浓度 1∶100），4℃冰箱过夜。PBS 洗涤 2 次（置于摇床），滴加生物素化的二抗，37℃孵育 40 min 后 PBS 洗涤 2 次，滴加 SAB 复合物三抗，37℃，40 min。PBS 洗涤 2 次后 DAB 显色，镜下观察，适时终止。自来水充分冲洗，苏木素复染，自来水冲洗返蓝，梯度酒精脱水。阳性对照采用已知阳性切片，阴性对照用 PBS 液代替一抗。

CA9 蛋白以细胞膜/部分细胞核呈棕黄色颗粒为阳性表现。其结果判断标准参照文献[9]，分为染色强度（0～3 级：0，阴性；1，弱阳性；2，阳性；3，强阳性）和阳性细胞比例（0～4 级：0，阴性；1，阳性细胞比例 1%～25%；2，阳性细胞比例 26%～50%；3，阳性细胞比例 51%～75%；4，阳性细胞比例 76%～100%）。根据阳性细胞比例＋染色强度进行评分，阳性为 ≥3 分。任意选取 5 个 400 倍视野，计算 1000 个肿瘤细胞中的阳性细胞个数。以标记指数（LI）记录结果，LI 为（阳性细胞数/1000）×100%。

1.5 PCR 检测两组小鼠肺癌组织 CA9 的表达

小鼠肿瘤标本总 RNA 通过提取试剂盒提取。mRNA 提取后通过 Fermentas 试剂盒说明进行 cDNA 合成。

小鼠的 GAPDH、CA9 基因序列在 GenBank 中查询，引物序列通过 Primer 5 设计，设计成功后通过 NCBI 的 primer Blast 网站对比。上海捷瑞公司合成设计后的引物：内参基因 GAPDH，上游引物，5′-AGAAGGTGGTGAAGCAGGCATC-3′，下游引物，5′-CGAAGGTGGAAGAGTGCGAGTTG-3′，扩增产物长度 112 bp；CA9，上游引物，5′-TGTGGGGACCTCGTGATTCTCG-3′，下游引物，5′-TGGACTGGCTCAGGGCT GCTAT-3′，扩增产物长度 112 bp。扩增反应体系如下：2×SYBR Mixture 10 μL，5×Reaction Buffer 4 μL，上、下游引物各 1 μL，cDNA 2 μL，RNase-Free Water 3 μL，总体积 21 μL。GAPDH 及 CA9 基因片段通过 Real-time PCR 扩增，扩增条件：变性，95 ℃，1 min；退火温度，59 ℃，30 s；延伸 72 ℃，1 min，40 个循环。通过 $2^{-\Delta\Delta Ct}$ 得出目的基因 CA9 的相对表达量。

1.6 ELISA 检测两组小鼠肿瘤标本中 CA9 蛋白的表达

将肿瘤组织制备好的匀浆液离心留取上清液，设置标准孔、空白孔、待测样品孔。标准孔设为 7 孔，不同浓度的标准品 100 μL 依次加入每孔，样品稀释液 100 μL 加入空白孔，待测样品 100 μL 亦分别加入剩余孔。按试剂盒说明进行操作，最后绘制标准曲线。

1.7 统计学方法

计量资料以 $\bar{x}\pm s$ 表示。采用单因素方差分析进行多组数据组间比较，进一步两两比较行 t 检验，$\alpha=0.05$。

2 结果

2.1 小鼠 LLC 成瘤情况

C57/BL6 小鼠成瘤率为 100%。小鼠皮下接种 LLC 细胞后第 10 天，皮下移植瘤直径长至约 6 mm，质硬，活动度差，肿瘤呈膨胀性生长，呈类球形。见图 1。

2.2 对照组肿瘤组织及癌旁组织中 CA9 蛋白的表达

CA9 蛋白阳性以细胞膜/细胞核呈现棕黄色颗粒为主。IHC 提示肿瘤组织中不同时间点 CA9 的表达阳性程度均显著高于癌旁组织，第 2、第 4、第 6、第 9 天肿瘤组织中各 LI 分别为（90.10±3.85）%、（61.98±4.98）%、（63.62±3.68）%、（80.15±3.96）%，癌旁组织中各时间点 LI 分别为（45.87±3.70）%、（35.64±2.72）%、（38.86±3.20）%、（42.36±4.10）%，肿瘤组织各时间点 CA9 的表达均高于癌旁组织，而肿瘤组织第 4 天、第 6 天 CA9 的表达分别低于第 2 天、第 9 天的表达，差异均有统计学意义（$P<0.05$）。见图 2。

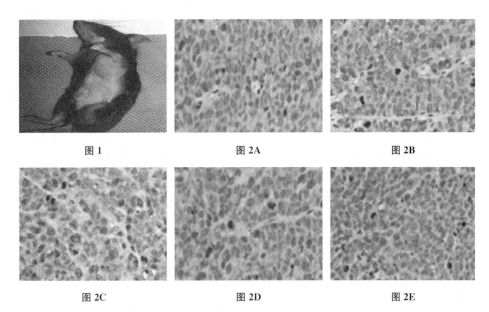

图1　　　　　　　　　图2A　　　　　　　　　图2B

图2C　　　　　　　　　图2D　　　　　　　　　图2E

图1　LLC 移植瘤模型（彩图见附录图 11）　　图2　LLC 移植瘤模型肿瘤组织和癌旁组织中 CA9 的表达（SABC　×400）

Fig 1　The transplanted tumor model of LLC　　　（彩图见附录图 12）

Fig 2　Expression of CA9 in LLC（A-D，day 2，4，6 and 9，respectively）and
paracancerous tissues（E，day 4）（SABC　×400）

2.3　rh-ES 作用不同时间肿瘤组织中 CA9 mRNA 的变化

CA9 mRNA 水平在 rh-ES 组第 2 天、第 9 天时的表达与对照组比较差异无统计学意义，第 4 天、第 6 天较对照组降低（$P<0.05$）；rh-ES 组第 4 天、第 6 天与同组第 2 天、第 9 天相比，CA9 mRNA 水平降低（$P<0.05$）。同时，CA9 mRNA 水平在对照组第 4 天、第 6 天的表达与同组第 2 天、第 9 天表达的比较差异无统计学意义（$P>0.05$）。见表 1。

2.4　rh-ES 作用不同时间肿瘤组织中 CA9 蛋白的表达

rh-ES 组 CA9 表达在第 4 天、第 6 天低于同组第 2 天、第 9 天，差异有统计学意义（$P<0.05$）；rh-ES 组与对照组第 4 天、第 6 天比较，差异有统计学意义（$P<0.05$）。对照组 CA9 表达在第 4 天、第 6 天与同组第 2 天、第 9 天比较，以及 rh-ES 组 CA9 表达在第 2 天、第 9 天与对照组第 2 天、第 9 天表达的比较差异均无统计学意义（$P>0.05$）。见表 2。

表 1　实时荧光定量 PCR 检测小鼠 LLC 模型 CA9 mRNA 表达（$x\pm s$）

Table 1　Expression of CA9 mRNA in LLC by RT-PCR（$x\pm s$）

Group	Day 2 ($n=5$)	Day 4 ($n=5$)	Day 6 ($n=5$)	Day 9 ($n=5$)
rh-ES	2.898±1.544	1.363±0.927△,*	1.099±0.456△,*	2.334±1.367
Control	2.321±1.364	3.934±1.529	3.403±0.977	2.208±0.878

△ $P<0.05$, vs. day 2 and day 9 in the same group；* $P<0.05$, vs. control group at the same time point

表 2　ELISA 检测小鼠 LLC 模型 CA9 蛋白表达（$x\pm s$，ng/mL）

Table 2　Expression of CA9 in LLC by ELISA（$x\pm s$，ng/mL）

Group	Day 2 ($n=5$)	Day 4 ($n=5$)	Day 6 ($n=5$)	Day 9 ($n=5$)
rh-ES	146.45±6.28	88.63±6.16△,*	83.98±5.76△,*	168.20±8.02
Control	148.12±7.22	166.56±5.12	180.51±5.65	189.28±7.60

△ $P<0.05$, vs. day 2 and day 9 in the same group；* $P<0.05$, vs. control group at the same time point

3　讨论

抗血管生成作为一种有效的肿瘤治疗手段，已经成为除手术、放化疗之外的另一种肿瘤治疗模式，既可阻断肿瘤侵袭脉管系统，又可抑制微小病灶增殖[10]。血管生成是所有实体瘤的共性。研究[1]发现，在肿瘤的演变过程中存在一个表型转换，即从无血管期到血管生成期的演变过程。肿瘤新生血管的血管壁通透性和组织间压力较之正常血管壁明显增高，且结构紊乱、畸形，管腔内缺氧、酸性物质堆积，管腔外缺乏完整的周细胞覆盖，并存在动静脉瘘[11-12]。由于肿瘤的血管分布异质性导致肿瘤供血的不均匀，部分肿瘤细胞处于乏氧状态，对放射线和化疗药物的敏感性下降，这一特点限制了抗肿瘤治疗的疗效。临床抗肿瘤治疗的目的是要使所有肿瘤细胞都能充分接触药物或射线，从而产生最大的治疗效应。研究结果显示：抗血管生成药物合理的给药时间可以使增生扭曲紊乱的肿瘤血管趋于正常，氧气和药物能充分到达肿瘤细胞，使其内部的乏氧状态逆转，抗肿瘤疗效提高[13-14]。研究已证实一些抗肿瘤血管药物如 DC101[15]、沙利度胺[2]、贝伐单抗[16]等均存在血管正常化时间窗，在该时间窗内，肿瘤新生血管形态结构趋于正常，乏氧逆转，抗肿瘤疗效最佳。

本研究发现：CA9 基因和蛋白在 rh-ES 给药后第 4 天和第 6 天表达低于同组第 2 天、第 9 天和对照组第 4 天、第 6 天，差异有统计学意义（$P<0.05$）。提示在该时间段肿瘤细胞的乏氧状态已得到明显改善，在该正常化时间窗内（第 4～6 天），CA9 表达减少，乏氧状态得到逆转，抗肿瘤疗效可能更佳。分析其机制，可能是在 rh-ES 治疗初始，乏氧散布于整个微环境，酸性物质大量堆积，CA9 表达较高。机体通过水解来维持细胞自身稳态及肿瘤的增殖活性。当到第 4 天和第 6 天时，出现一血管短暂正常化过程，肿瘤血管排列有序，血供恢复，CA9 降低，乏氧状态得到改善[17]。同时，在乏氧环境下，CA9 可以阻止细胞凋亡；反之，在血管正常化状态，乏氧状态逆转，CA9 则促进凋亡。某种程度上，抗血管生成药物对肿瘤微血管的损伤也不可避免地阻碍氧气和药物的正常输送，增加肿瘤乏氧，可能导致抗肿瘤疗效下降和肿瘤转移概率增大。因此，只有在肿瘤血管正常化时间窗出现后，肿瘤微血管结构和功能方趋于正常，在该阶段乏氧短暂逆转，此时用药，可提高抗肿瘤疗效[18]。

另外，文献已报道 CA9 蛋白在胃癌[19]、肾癌[20]、非小细胞肺癌[21]等多种肿瘤中过度表达，且其过表达与肿瘤对放化疗的抗拒及不良预后有关，并在其发生、发展过程中起着重要作用，被认为是一种潜在的肿瘤早期诊断指标[17]。对此，我们也进行了初步探索：通过免疫组化发现 CA9 在 Lewis 肺癌组织不同时间点均显著高于癌旁组织，与国内外研究的结果类似，说明 CA9 在肿瘤的发生、发展过程中扮演着重要角色，其表达增高可能预示着肿瘤的发展，有可能对肿瘤的早期诊断提供一定参考价值。IHC 检测发现对照组肿瘤组织第 4 天、第 6 天 CA9 的表达分别低于第 2 天、第 9 天，而其后 ELISA 检测发现对照组肿瘤组织 CA9 的蛋白表达随时间递增。两者的检测结果似乎矛盾，分析原因，可能与样本量过小、试验误差以及不同检测方法的精度（IHC 仅仅为 半定量检测手段）有关。

CA9 虽然可能对肺癌的早期诊断有一定价值，但遗憾的是，CA9 随时间变化的规律尚不得而知，是否在早期足够敏感，且达到何种程度的阳性率可以用于诊断肺癌，目前均是未知数，这将是我们下一步研究的重点。我们希望通过对该指标的深入研究，为肺癌的个体化诊治提供一个新思路。

参 考 文 献

1　FOLKMAN J. Role of angiogenesis in tumor growth and metastasis. Semin Oncol, 2002, 29 (6 Suppl 16): 15-18.

2　AUSIAUX R, BAUDELET C, JORDAN B F, et al. Thalidomide radiosensitizes tumors through early changes in the tumor, microenvironment. Clin Cancer Res, 2005, 11 (2Pt1): 743-750.

3　HURWITZ H, FEHRENBAEHER L, NOVOTNY W, et al. Bevacizumab plus irinotecan, fluorouracil, and leucovorin for metastatic colorectal cancer. N Engl J Med, 2004, 350 (23): 2335-2342.

4　WINKLER F, KOZIN S V, TONG R T, et al. Kinetics of vascular nor realization by VEGFR2 blockade governs brain tumor response to radiation: role of oxygenation, angiopoietin-1, and matrix metalloproteinases. Cancer Cell, 2004, 6 (12): 553-563.

5　JAIN R K. Normalizing tumor vasculature with anti-angiogenic therapy: a new paradigm for combination therapy. Nat Med, 2001, 7 (9): 987-989.

6　OLIVE P L, AQUINO-PARSONS C, MACPHAIL SH, et al. Carbonic anhydrase 9 as an endogenous marker for hypoxic cells in cervical cancer. Cancer Res, 2001, 61 (24): 8924-8929.

7　LEE C G, HEIJN M, DI TOMASO E, et al. Anti-vascular endothelial growth factor treatment augments tumor radiation response under normoxic or hypoxic conditions. Cancer Res, 2000, 60 (19): 5565-5570.

8　何朗, 孙永红, 蒋莉, 等. Rh-Endostatin 与肿瘤血管正常化时相的关系初探. 中华肿瘤防治杂志, 2016, 23 (19): 1291-1296.

9　RAHMAN M A, DHAR D K, YAMAGUCHI E, et al. Coexpression of inducible nitric oxide synthase and COX-2 in hepatocellular carcinoma and surrounding liver: possible involvement of COX-2 in the angiogenesis of hepatitis C virus-positive cases. Clin Cancer Res, 2001, 7 (5): 1325-1332.

10　王成昆. 重组血管基膜衍生多功能肽 (rVBMDMP) 抗非小细胞肺癌的作用及机制研究. 长沙: 中南大学, 2010 [2017-01-10]. http://kns. cnki. net/KCMS/detail/detail. aspx? dbcode = CDFD&dbname = CDFD0911&filename = 2010185558. nh&v = MTI2NDVMMmZaT2R0Rnk3bVY3dkxWMTI2SHJLd0c5VEpwNUViUElSOGVYMUx1eFlTN0 RoMVQzcVRyV00x RnJDVVI=.

11　STEFANSSON I M, SALVESEN H B, AKSLEN L A. Vascular proliferation is important for clinical progress of endometrial cancer. Cancer Res, 2006, 66 (6): 3303-3309.

12　WELEN K, JENNBACKEN K, TESAN T, et al. Pericyte coverage decreases invasion of tumour cells into blood vessels in prostate cancer xenografts. Prostate Cancer Prostatic Dis, 2009, 12 (1): 41-46.

13　PENG F, XU Z, WANG J, et al. Recombinant human endostatin normalizes tumor vasculature and enhances radiation response in xenografted human nasopharyngeal carcinoma models. PLos One, 2012, 7 (4): e34646 [2016-12-21]. http://dx. doi. org/10. 1371/journal. pone. 0034646.

14　GOEL S, DUDA D G, XU L, et al. Normalization of the vasculature for treatment of cancer and other diseases. Physiol Rev, 2011, 91 (3): 1071-1121.

15　TONG R T, BOUCHER Y, KOZIN S V, et al. Vascular normalization by vascular endothelial growth factor receptor 2 blockade induces a pressure gradient across the vasculature and improves drug penetration in tumors. Cancer Res, 2004, 64 (11): 3731-3736.

16　HURWITZ H, FEHRENBAEHER L, NOVOTNY W, et al. Bevacizumab plus irinotecan, fluorouracil, and leucovorin for metastatic colorectal cancer. N Engl J Med, 2004, 350 (23): 2335-2342.

17　SHIN H J, KHO S B, JUNG D C, et al. Carbonic anhydrase IX (CA9) modulates tumor-associated cell migration and invasion. J Cell Sci, 2011, 124 (Pt7): 1077-1087.

18　FERRARA N, HILLAN K J, GERBER H P, et al. Discovery and development of bevacizumab, an anti-VEGF antibody for treating cancer. Nat Rev Drug, 2004, 3 (5): 391-400.

19　NAKAMURA J, KITAJIMA Y, KAI K, et al. Expression of hypoxic marker CA IX is regulated by site-specific DNA methylation and is associated with the histology of gastric cancer. Am J Pathol, 2011, 178 (2): 515-524.

20　STEWART G D, O'MAHONY F C, LAIRD A, et al. Carbonic anhydrase 9 expression increases with vascular endothelial growth factor-targeted therapy and is predictive of outcome in metastatic clear cell renal cancer. Eur Urol, 2014, 66 (5): 956-963.

21　LLIE M, HOFMAN V, ZANGARI J, et al. Response of CA IV and CA XII to in vitro re-oxygenation and clinical significance of the combined expression in NSCLC patients. Lung Cancer, 2013, 82 (1): 16-23.

编辑　吕　熙

支气管内超声引导针吸活检术对肺门、
纵隔淋巴结肿瘤和结核的诊断价值*

王　业，朱　辉，杨　赛，王　可，田攀文，史静宇，韩青兵，罗永霄，罗凤鸣，李为民△

四川大学华西医院 呼吸与危重症医学科（成都 610041）

【摘要】　目的　探讨支气管内超声引导针吸活检术（EBUS-TBNA）在肺门、纵隔淋巴结恶性肿瘤和结核诊断中的应用价值。方法　回顾性分析 2013 年 1 月至 2016 年 9 月在四川大学华西医院呼吸内镜中心接受 EBUS-TBNA 检查的 553 例患者的临床及病理资料，统计 EBUS-TBNA 对肺门、纵隔淋巴结肿瘤和结核的诊断敏感性、特异性和准确率。结果　EBUS-TBNA 诊断肺门、纵隔淋巴结恶性肿瘤的敏感性、特异性和准确率分别为 89.2%（263/295）、100.0%（247/247）和 94.1%（510/542）。针吸活检组织查见肉芽肿诊断结核的敏感性、特异性和准确率分别为 65.0%（76/117）、97.2%（385/396）和 89.9%（461/513）。标本组织行抗酸染色和 TB-PCR 的 102 例中，查见抗酸杆菌或 TB-PCR 任一项阳性诊断结核的敏感性、特异性和诊断准确率分别为 63.7%（58/91）、90.9%（10/11）和 66.7%（68/102）。结论　EBUS-TBNA 诊断肺门和纵隔肿瘤具有较高的敏感性和特异性，并可联合抗酸染色和 TB-PCR 联合诊断肺门和纵隔淋巴结结核。

【关键词】　支气管内超声引导针吸活检术　肺门、纵隔淋巴结　诊断

The Diagnostic Value of Endobronchial Ultrasound-guided Needle Aspiration Biopsy for Lung or Mediastinal Lymph Node Cancer and Tuberculosis　*WANG Ye，ZHU Hui，YANG Sai，WANG Ke，TIAN Pan-wen，SHI Jing-yu，HAN Qing-bing，LUO Yong-xiao，LUO Feng-min，LI Wei-min△. Department of Respiratory and Critical Care Medicine，West China Hospital，Sichuan University，*Chengdu 610041，China

△ Corresponding author，E-mail：weimi003@yahoo.com

【**Abstract**】　**Objective**　To determine the value of endobronchial ultrasound-guided transbronchial needle aspiration (EBUS-TBNA) in diagnosing lung or mediastinal lymph node cancer and tuberculosis. **Methods**　Clinical and pathological data of 553 patients who underwent EBUS-TBNA from January 2013 to September 2016 in West China Hospital of Sichuan University were reviewed. The sensitivity，specificity and accuracy of EBUS-TBNA for diagnosing lymph node tumor and tuberculosis of hilar and mediastinal lymph nodes were calculated. **Results**　The sensitivity，specificity and accuracy of EBUS-TBNA in diagnosing hilar and mediastinal lymph node cancer were 89.2%（263/295），100%（247/247）and 94.1%（510/542），respectively，compared with 70%（76/117），97.2%（385/396）and 89.9%（461/513），respectively，for diagnosing tuberculosis identified though granulomatous biopsy. In the 102 cases with acid fast staining and TB-PCR，63.7% accuracy（58/91），90.9%（10/11）sensitivity and 66.7%（68/102）specificity were found for any positive findings from acid fast bacilli or TB-PCR. **Conclusion**　EBUS-TBNA has high sensitivity and specificity for diagnosing hilar and mediastinal tumor，which can be used in combination with acid fast staining and TB-PCR for diagnosing tuberculosis.

【**Key words**】　Endobronchial ultrasound-guided needle aspiration biopsy　Lung or mediastinal lymph nodes　Diagnosis

＊ 国家自然科学基金（No. 81372504）和四川省科技厅项目（No. 2016CZYD0001）资助

△ 通信作者，E-mail：weimi003@yahoo.com

支气管内超声引导针吸活检术（EBUS-TBNA）是一项非常成熟的内镜操作技术，该技术用于诊断纵隔及肺门淋巴结良恶性疾病具有

很高的准确性和安全性,目前在全世界已经广泛开展,是被 NCCN 肺癌临床实践指南推荐用于明确肺癌纵隔淋巴结分期的标准方法之一[1]。在纵隔肺门淋巴结常见疾病中,结核病易与肿瘤相混淆。以纵隔及肺门病变为主而肺内无明显病灶的淋巴结结核患者,很难通过影像学与恶性疾病做出鉴别。研究显示,EBUS-TBNA 对纵隔及肺门良性疾病如结核、结节病等,也具有较高的诊断准确性[2]。结核和肺结节病的共同病理学特征为非干酪样肉芽肿,仅通过临床症状或病理检查均不易鉴别两种疾病,但部分淋巴结结核患者通过 EBUS-TBNA 能在针吸标本中查见抗酸杆菌,甚至结核 DNA 片段,这有助于鉴别肺门/纵隔淋巴结结核与肺结节病。

本研究以近年在四川大学华西医院呼吸与危重医学科呼吸内镜中心接受 EBUS-TBNA 检查的患者临床及病理资料为基础,分析该技术对肺门、纵隔肿瘤及淋巴结结核的诊断价值。

1 对象与方法

1.1 研究对象

纳入 2013 年 1 月至 2016 年 9 月在四川大学华西医院呼吸与危重医学科呼吸内镜中心行 EBUS-TBNA 检查并获得病理报告的患者共 553 例。患者平均年龄为 52.6(15~84)岁,其中男性 341 例,女性 212 例。

1.2 EBUS-TBNA 操作过程

患者术前行常规纤维支气管镜检查。准备好超声探头专用水囊并排净水囊及镜体内气体,检查超声设备功能是否完好。仪器材料:采用超声图像处理装置为 EU-C2000 的 OLYMPUS 260 主机系统,超声支气管镜型号为 BF-UC260F,穿刺针型号为 NA-201SX-4021,水囊型号为 MAJ-1351。患者在心电监护下予以丙泊酚(1.5~2.5 mg/kg)静脉注射行全身麻醉,将超声支气管镜由气道插管连接管管口进入。超声波探头贴近气道壁到达目标位置后,向水囊中注入适量的水,经超声图像探查纵隔或肺门病变目标,由多普勒探查病变周围血管并确定最佳穿刺点。然后经工作通道送入 EBUS-TBNA 专用活检针,在超声监视下对病变目标进行穿刺,并连接负压空针反复穿刺抽吸。穿刺所得标本进行组织病理学(置于甲醛中保存)、液基细胞学及细胞学涂片(体积分数为 95%乙醇固定)。术中由麻醉师监护患者的心率、血压、脉搏及血氧饱和度,同时及时按照需要加用麻醉药物,以利于操作的顺利进行。

1.3 病理诊断及抗酸染色

样本固定于体积分数为 4%的甲醛溶液并用石蜡包埋。组织样本先行 HE 染色诊断有无肿瘤,必要时行免疫组化协助诊断,并根据免疫组化结果进行相关肿瘤分型。抗酸染色采用 Ziehl-Neelsen 法。阅片结果及报告由两位有资质的病理科医师完成。

1.4 组织 DNA 提取及 TB-PCR

采用 AmoyDx FFPE DNA 试剂盒(艾德生物医药科技有限公司,厦门)按照其说明书进行组织 DNA 提取。应用 LightCycler 480 实时 PCR 系统(Roche Diagnostics,Germany),采用结核分枝杆菌 Care TB 诊断试剂盒(PCR-荧光探针法)进行结核分枝杆菌 IS6110 基因实时 PCR。使用 UNG 酶消除污染 DNA 所致的非特异扩增。采用 20 μL 反应体系,其中预混反应液 17.8 μL,Taq DNA 聚合酶 0.2 μL,UNG 酶 0.03 μL,模板 DNA 2 μL。扩增反应条件:37 ℃ 5 min,93 ℃ 1 min 进行预变性,然后进行 40 个循环的扩增(93 ℃ 5 s,60 ℃ 40 s)。阈值设定以刚好超过正常阴性对照品扩增曲线无规则信噪线最高点且 Ct 值不出现任何数值为准。阴性对照品的 Ct 值应等于 0 或 0,强阳性对照品的 Ct 值应小于 25,临界阳性对照品的 Ct 值应小于 35 且大于强阳性对照品,否则当次检测无效。检测样本 Ct 值为 10 或无数值时报告为阴性;检测结果 Ct 值小于 40 时报告为阳性,否则报告为阴性。

1.5 诊断标准

纵隔、肺门淋巴结恶性肿瘤的诊断标准(符合以下条件之一即可确诊):①手术切除标本证实为恶性肿瘤;②EBUS-TBNA 诊断为恶性肿瘤,且临床符合(如 PET-CT 高度怀疑恶性肿瘤、出现转移灶、抗肿瘤治疗后缓解)。

纵隔、肺门淋巴结结核的诊断标准:主要标准:EBUS-TBNA 或其他活检方法组织病理学检查证实为结核肉芽肿性病变和(或)微生物学检查结果为阳性。次要标准：①临床表现、化验结果及影像学特征符合；②除外其他肉芽肿性疾病；③抗结核治疗有效。确诊标准：符合主要标准加任何一条或多条次要标准；符合两条以上次要标准。

1.6 统计学方法

敏感性为确诊真阳性病例数/病例确诊阳性总数，特异性为确诊真阴性病例数/病例确诊阴性总数，诊断准确率为确诊真阳性和真阴性病例数/总病例数。

2 结果

2.1 EBUS-TNBA 病理结果

共有 553 例患者进行了病理组织检查，其中 155 例患者行穿刺液液基涂片。有 1 例患者未获得足够组织，仅采用液基学涂片细胞学检查。最终诊断为肿瘤 295 例（腺癌 74 例，鳞癌 51 例，不能分型的非小细胞癌 45 例、小细胞癌 57

例，其他肿瘤 68 例），247 例确诊为良性病变（结核 117 例，非结核 90 例，不明确是否为结核 40 例）。11 例无法判断其良恶性。

2.2 EBUS-TBNA 对恶性肿瘤的诊断率

因 553 例患者中有 11 位因失访最后未得到最终良恶结果，故共有 542 例纳入最终统计。其中 EBUS-TNBA 病理肿瘤或高度疑似肿瘤报告 263 例，最终均诊断为恶性肿瘤。EBUS-TNBA 病理良性报告 279 例，其中 32 例患者用其他活检方法或手术判断为恶性肿瘤，247 例最终诊断排除肿瘤。因此最终确诊的恶性肿瘤病例为 295 例，最终确诊的良性肿瘤病例为 247 例。EBUS-TBNA 诊断恶性肿瘤的敏感性为 89.2%（263/295），特异性为 100%（247/247），阳性预测值（PPV）、阴性预测值（NPV）和诊断准确率分别为 100%（263/263）、88.5%（247/279）和 94.1%（510/542）。见表 1。

表 1 EBUS-TBNA 对恶性肿瘤的诊断率
Table 1 Diagnostic accuracy of EBUS-TBNA for malignancy

EBUS-TBNA	Reference standard		Total/ case	Sensibility/ %	Specificity/ %	PPV/ %	NPV/ %	Precision/ %
	Tumor (+) / case	Nontumor (−) /case						
Tumor (+)	263	0	263	89.2	100	100	88.5	94.1
Nontumor (−)	32	247	279					
Total	295	247	542					

EBUS-TBNA: Endobronchial ultrasound-guided transbronchial needle aspiration; PPV: Positive predictive value; NPV: Negative predictive value

2.3 EBUS-TBNA 对结核病的诊断率

按照上述的结核病判定标准，本研究中有 513 例患者可以判定是否为结核病，40 例患者不能确定是否为结核病排除于统计外。如果以查见结核性肉芽肿性炎/肉芽肿坏死作为 EBUS-TBNA 诊断结核的标准，诊断敏感性、特异性、PPV、NPV 和诊断准确率分别为 65.0%（76/117）、97.2%（385/396）、87.4%（76/87）、90.4%（385/426）和 89.9%（461/513）。

本研究中有 129 例患者通过 EBUS-TBNA 提取标本进行了抗酸染色，排除不能确诊是否结核的 22 例，共 107 例有确定诊断的患者纳入统计。若以抗酸染色查见阳性杆菌作为结核诊断标准，敏感性、特异性和诊断准确率分别为 41.9%（39/93）、100.0%（14/14）和 49.5%

（53/107）。共 114 例行 TB-PCR 检测，排除了 14 例不能确诊是否结核病的患者，纳入统计的有 100 例，诊断结核的敏感性、特异性和诊断准确率分别为 58.4%（52/89）、90.9%（10/11）和 62.0%（62/100）。

如果以患者标本中查见结核性肉芽肿性炎、抗酸染色或 TB-PCR 任意一项阳性为结核确诊的诊断标准（表 2），在纳入统计的 119 例患者中，其诊断敏感性、特异性和诊断准确率分别为 95.1%（97/102）、35.3%（6/17）和 86.6%（103/119）。如以标本中查见抗酸染色或 TB-PCR 任一项阳性为结核确诊的诊断标准，在纳入统计的 102 例患者中，敏感性、特异性和诊断准确率分别为 63.7%（58/91）、90.9%（10/11）和 66.7%（68/102）。

表2　EBUS-TBNA 时纵膈、肺门淋巴结结核的诊断率

Table 2　Diagnostic accuracy of EBUS-TBNA for hilar and mediastinal lymph node tuberculosis

EBUS-TBNA	Reference standard		Total/ case	Sensibility/ %	Specificity/ %	PPV/ %	NPV/ %	Precision/ %
	TB (+) / case	NTB (−) / case						
GRA				70.0	97.2	87.4	90.4	89.9
+	76	11	87					
−	41	385	426					
Total	117	396	513					
AFB staining				41.9	100.0	100.0	20.6	49.5
+	39	0	39					
−	54	14	68					
Total	93	14	107					
TB-PCR				58.4	90.9	98.1	21.3	62.0
+	52	1	53					
−	37	10	47					
Total	89	11	100					
GRA or AFB or TB-PCR				95.1	35.3	89.8	54.5	86.6
+	97	11	108					
−	5	6	11					
Total	102	17	119					
AFB or TB-PCR				63.7	90.9	98.3	23.4	66.7
+	58	1	59					
−	33	10	43					
Total	91	11	102					

EBUS-TBNA：Endobronchial ultrasound-guided transbronchial needle aspiration；PPV：Positive predictive value；NPV：Negative predictive value. AFB：Acid-fast bacilli；PCR：Polymerase chain reaction；GRA：Granuloma；TB：Tuberculosis；NTB：Non tuberculosis

3　讨论

在纵膈、肺门的恶性病变中，由于肺癌引起的纵膈、肺门淋巴结转移占多数。明确的淋巴结组织病理学诊断和术前淋巴结分期是制订治疗方案和判定预后的重要因素。在相当长一段时间内，纵膈镜检查曾是诊断纵膈病变的金标准。但是纵膈镜创伤较大，费用高，而且对于主肺动脉窗及下、后纵膈的病变存在局限性。

EBUS-TBNA 是一种胸部微创诊断技术，在超声探头指引下，能清楚地显示纵膈内血管、淋巴结以及占位性病变的关系，对纵膈及肺门病变有重要的诊断价值。多项研究[3-6]显示，EBUS-TBNA 对纵膈、肺门淋巴结良恶性疾病的诊断具有高的敏感性、特异性和准确性。SEHGAL 等[7]进行的一项荟萃分析共纳入960例患者，结果显示，EBUS-TBNA 用于肺癌术前纵隔淋巴结分期，其诊断准确率与纵膈镜相当，但是其并发症发生率较低。因此，近年来，EBUS-TNBA 逐渐取代纵膈镜，成为肺癌术前淋巴结分期的金标准。

2009 年 GU 等[4]系统回顾并分析了11项关于 EBUS-TBNA 在肺癌分期中的应用研究，共纳入1 299例患者，结果显示 EBUS-TBNA 诊断肿瘤总的敏感性为93%，特异性为100%。本研究的结果显示，EBUS-TBNA 诊断纵膈、肺门肿瘤的敏感性为89.2%（263/295），特异性为100.0%（247/247），准确率为94.1%（510/542），与既往研究结果大致相当。

在肺门、纵膈淋巴结良性疾病中，以结核病最为常见。我国属于结核病高发国，发病率仅次于印度。单纯胸腔内淋巴结结核由于其临床表现及影像学缺乏特异性，常规方法诊断较为困难，EBUS-TBNA 则是诊断这类疾病的有效方法。HASSAN 等[2]研究发现，EBUS-TBNA 在术前疑似肺门、纵膈淋巴结结核患者中的诊断敏感性为95%，特异性为100%，阳性预测价值为100%，阴性预测价值为80%。NAVANI 等[8]研究发现，EBUS-TNBA 诊断胸腔内淋巴结结核的敏感性为94%，其中84%的患者标本的细胞形态学查见结核性肉芽肿性炎，47%的患者标本的结核分枝杆菌培养阳性。

本研究中，通过 EBUS-TBNA 的组织标本形态学（查见结核性肉芽肿性炎）诊断结核的敏感性、特异性和准确率分别为65.0%（76/117）、97.2%（385/396）和 89.9%（461/

513）。然而，由于肺结节病与淋巴结核的病理学极为相似，仅通过临床及病理学难以鉴别两者，因此，有学者报道，可通过检查淋巴结标本的抗酸杆菌和结核DNA来鉴别诊断淋巴结结核与肺结节病。在本研究中，我们纳入统计的数据为根据本文设定的肺门及淋巴结结核诊断标准确诊的结核及病理结果显示为非结节病的患者，而通过抗酸染色或TB-PCR阳性两项指标诊断结核的敏感性、特异性和诊断准确率分别为63.7%（58/91）、90.9%（10/11）和66.7%（68/102）。因此，在EBUS-TBNA的肉芽肿样本，建议常规开展抗酸染色和TB-PCR检测，以鉴别肺结节病。

因为结核分枝杆菌的培养时间周期较长，为3～84 d，平均16 d[6]，相应地，患者的住院时间及医疗费用会随之而增加，因此，本研究中并没有将EBUS-TBNA标本进行结核分枝杆菌培养，而是采取抗酸染色及TB-PCR方法进行诊断，将检验周期缩短至3～5 d，更利于临床推广。目前世界范围内采用EBUS-TBNA标本进行TB-PCR检测诊断胸腔内结核的研究较少，而且都是小样本的临床研究。

SENTURK等[9]研究显示，EBUS-TBNA标本进行TB-PCR诊断胸腔内结核的敏感性为56.7%，特异性为100%。EOM等[10]进行了一项研究，发现EBUS-TBNA标本进行TB-PCR检测诊断胸腔内结核的敏感性为56%，特异性为100%。但是这两项研究都只纳入了几十例患者。本研究通过较大的样本量分析再次证实，TB-PCR诊断胸腔内淋巴结结核敏感性低，但特异性高。本研究中发现了1例TB-PCR假阳性。这例患者随访证实为淋巴结转移癌。出现假阳性的原因可能是其淋巴结内有结核分支杆菌持续存在或死菌DNA残留[11]，但并无结核病灶存在。

综上，EBUS-TBNA诊断肺门和纵膈肿瘤具有较高的敏感性和特异性，对于肺门和纵隔淋巴结结核，EBUS-TBNA联合抗酸染色和TB-PCR具有较高诊断特异性，值得进一步研究和推广。

参 考 文 献

1 NCCN Clinical Practice Guidelines in Oncology. Non-Small Cell Lung Cancer 2016 (v. 4. 2016). [2016-12-23]. https://www. nccn. org/professionals/physician _ gls/f _ guidelines. asp.

2 HASSAN T, MCLAUGHLIN A M, O'CONNELL F, et al. EBUS-TBNA performs well in the diagnosis of isolated thoracic tuberculous lymphadenopathy. Am J Respir Crit Care Med, 2011, 183 (1)：136-137.

3 YE T, HU H, LUO X, et al. The role of endobronchial ultrasound guided transbronchial needle aspiration (EBUS-TBNA) for qualitative diagnosis of mediastinal and hilar lymphadenopathy: a prospective analysis. BMC Cancer, 2011, 11：100 [2016-11-30]. http://bmccancer. biomed central. com/articles/10. 1186/1471-2407-11-100. doi：10. 1186/1471-2407-11-100.

4 GU P, ZHAO Y Z, JIANG L Y, et al. Endobronchial ultrasound-guided transbronchial needle aspiration for staging of lung cancer: a systematic review and meta-analysis. Eur J Cancer, 2009, 45 (8)：1389-1396.

5 ADAMS K, SHAH P L, EDMONDS L, et al. Test performance of endobronchial ultrasound and transbronchial needle aspiration biopsy for mediastinal staging in patients with lung cancer: systematic review and meta-analysis. Thorax, 2009, 64 (9)：757-762.

6 NAVANI N, LAWRENCE D R, KOLVEKAR S, et al. Endobronchial ultrasound-guided transbronchial needle aspiration prevents mediastinoscopies in the diagnosis of isolated mediastinal lymphadenopathy: a prospective trial. Am J Respir Crit Care Med, 2012, 186 (3)：255-260.

7 SEHGAL I S, DHOORIA S, AGGARWAL A N, et al. Endosonography versus mediastinoscopy in mediastinal staging of lung cancer: systematic review and meta-analysis. Ann Thorac Surg, 2016, 102 (5)：1747-1755.

8 NAVANI N, MOLYNEAUX P L, BREEN R A, et al. Utility of endobronchial ultrasound-guided transbronchial needle aspiration in patients with tuberculous intrathoracic lymphadenopathy: a multicentre study. Thorax, 2011, 66 (10)：889-893.

9 SENTURK A, ARGUDER E, HEZER H, et al. Rapid diagnosis of mediastinal tuberculosis with polymerase chain reaction evaluation of aspirated material taken by endobronchial ultrasound-guided transbronchial needle aspiration. J Investig Med, 2014, 62 (6)：885-889.

10 EOM J S, MOK J H, LEE M K, et al. Efficacy of TB-PCR using EBUS-TBNA samples in patients with intrathoracic granulomatous lymphadenopathy. BMC Pulm Med, 2015, 15：166 [2016-12-12]. http://bmcpulmmed. biomedcentral. com/articles/10. 1186/s12890-015-0162-4. doi: 10. 1186/s12890-015-

0162-4.

11 POPPER H H，WINTER E，HÖFLER G. DNA of *Mycobacterium tuberculosis* in formalin-fixed，paraffin-embedded tissue in tuberculosis and sarcoidosis detected by polymerase chain reaction. Am J Clin Pathol，1994，101 (6)：738-741.

编辑 汤 洁

编辑 汤 洁

6 458 例肺癌患者临床特征及诊疗现状分析[*]

李　镭¹，刘　丹¹，张　立²，周　萍¹，宋　娟¹，程　越¹，余　何¹，赵　爽¹，李为民^{1△}

1. 四川大学华西医院 呼吸与危重症医学科（成都 610041）；2. 四川大学华西医院 病理研究室（成都 610041）

【摘要】　目的　归纳总结原发性肺癌患者的临床特点及流行病学特征，并了解其诊断、治疗现状。**方法**　回顾性分析 2008—2014 年于四川大学华西医院确诊的 6 458 例原发性肺癌患者的临床病理资料，分析病理分型与年龄、性别、TNM 分期等临床特征的相关性，并归纳总结其诊断、治疗状况。**结果**　6 458 例原发性肺癌患者中男 4 291 例、女 2 167 例；患者平均年龄为 59.22 岁，其中 40 岁以下者占 5.1%（335 例），50～70 岁在各病理类型中均为高发年龄段，约占所有肺癌人群的 61.1%；首诊时 Ⅰ 期患者仅 10.5%（675 例），绝大部分患者在首诊时即为 Ⅳ 期（53.3%）。最常见的病理类型为腺癌（3 523 例，54.44%），其次为鳞癌（1 637 例，25.35%）及小细胞癌（916 例，14.18%）。在鳞癌、腺癌、小细胞癌及其他类型肺癌中，最主要的诊断方式均为将纤支镜及手术等获取的标本进行病理学检查诊断；最主要的治疗手段为手术及化疗。**结论**　近七年于四川大学华西医院就诊的原发性肺癌患者仍以中老年男性为主，腺癌居多；将手术及纤支镜获取的标本进行病理学检查是最主要的诊断方式，而手术及化疗则是最主要的治疗手段。

【关键词】　肺癌　临床流行病学　病理类型　诊治现状

Clinicopathological Features，Diagnoses and Treatments of 6 458 Lung Cancer Patients　*LI Lei*¹，*LIU Dan*¹，*ZHANG Li*²，*ZHOU Ping*¹，*SONG Juan*¹，*CHENG Yue*¹，*YU He*¹，*ZHAO Shuang*¹，*LI Wei-min*^{1△}. 1. *Department of Respiratory and Critical Care Medicine*，*West China Hospital*，*Sichuan University*，Chengdu 610041，China；2. *Lab of Pathology*，*Department of Pathology*，*West China Hospital*，*Sichuan University*，Chengdu 610041，China

△ Corresponding author，E-mail：weimi003@scu. edu. cn

【**Abstract**】　**Objective**　Lung cancer is the leading cause of cancer-related death on a global scale. This study aimed to review the clinicopathological featuresof primary lung cancer and the practice in diagnoses and treatments. **Methods**　Medical record of patients diagnosed with primary lung cancer in West China Hospital of Sichuan University from 2008 to 2014 were retrospectively reviewed. Clinical characteristics of the patients，including pathological type，age，gender，and TNM stage were analyzed. **Results**　A total of 6 458 patients were diagnosed with primary lung cancer，with male patients comprising the majority（male：66.5%，*n*=4 291 vs. female：33.5%，*n*=2 167）. The patients had an average age of 59.22 yr.，mostly（61.1%）between 50 and 70 yr. and 5.1%（*n*=335）under 40 yr.. More than half（53.3%）of the patients were at stage Ⅳ at diagnosis，compared with 10.5% at stage Ⅰ. The most common histological type was adenocarcinoma（ADC，*n*=3 523，54.44%），followed by squamous cell carcinoma（SCC，*n*=1 637，25.35%）and small cell lung cancer（SCLC，*n*=916，14.18%）. The majority of patients were confirmed with fibrobronchoscopy and surgery，and treated with surgery and chemotherapy. **Conclusion**　Patients diagnosed with primary lung cancer in West China Hospital of Sichuan University are primarily elderly men. Adenocarcinoma is the main type. Fibrobronchoscopyis the main method for diagnosis，and chemotherapy and surgery are the main treatments for lung cancer.

【**Key words**】　Lung neoplasm　Clinical epidemiology　Histologic type　Diagnosis and treatments

* 国家自然科学基金面上项目（No. 81372504）、国家自然科学基金-主任基金（No. 81241068）和国家自然科学基金-青年基金项目（No. 81201851）资助

△ 通信作者，E-mail：weimi003@scu. edu. cn

肺癌是威胁人类健康最严重的疾病，其发病率及死亡率在全球范围内均位居前列[1]。由于缺乏典型临床表现，肺癌的早期筛查较为困难。目前常用的诊断手段包括胸部电子计算机X射线断层扫描技术（computed tomography，CT）、纤维支气管镜、正电子发射计算机断层显像（positron emission tomography，PET）/CT、经皮肺穿刺等，但其早期诊断率较低，大部分患者在首次就诊时已为晚期[2-3]。近年来，尽管手术方式革新、放化疗手段改进、靶向治疗药物推陈出新，但肺癌患者5年生存率仍不足20%[4]。因此，通过大样本量了解肺癌患者临床特征，并归纳总结其诊断、治疗现状，有助于提示未来研究方向，并指导临床诊治。

本研究回顾性纳入分析6 458例原发性肺癌患者，对年龄、性别、病理类型及TNM分期等临床特征及诊断、治疗手段进行归纳总结，探索现阶段肺癌的特征及其诊疗现状，为后续相关研究提供方向。

1 对象与方法

1.1 研究对象

本研究对象为2008年1月至2014年12月于四川大学华西医院就诊的肺癌患者。纳入标准：病理确诊为原发性肺癌。排除标准：①临床诊断原发性肺癌，缺乏病理诊断信息；②合并其他部位原发肿瘤；③肺癌复发患者；④缺乏首次诊断信息。

1.2 资料收集

通过四川大学华西医院His系统收集患者性别、年龄、诊断年份、居住地、吸烟史、病理类型、肿瘤原发部位、肿瘤转移部位、肿瘤分期按肿瘤-淋巴结-转移（tumor-node-metastasis，TNM）分期、分化程度、诊断方式、治疗方式等临床指标资料。同时，通过电话随访采集患者家族史、职业暴露、生存期等信息。

1.3 病理分型及TNM分期

本研究肿瘤临床分期依据为美国癌症联合委员会（American Joint Committee on Cancer，AJCC）的TNM分期。病理类型按2015版WHO肺癌组织学类型分类标准，将原发性肺癌分为4类：①鳞癌；②腺癌；③小细胞癌；④其他，如大细胞癌、腺鳞癌等。

1.4 统计学方法

非正态分布计量资料以中位数（范围）表示，无序分类资料用构成比或率（%）进行描述，采用t检验、χ^2检验进行组间比较，等级资料采用秩和检验进行组间比较，$P < 0.05$为差异有统计学意义。

2 结果

2.1 肺癌患者一般资料

共6 458例病理确诊的原发性肺癌患者（表1）纳入本研究。按病理类型（鳞癌、腺癌、小细胞癌和其他）对上述患者进行分组统计，其性别比、TNM分期在各组间的差异有统计学意义（$P < 0.05$）。本组肺癌患者平均年龄为59.22岁，其中年龄最小者15岁，年龄最大者94岁。男性患者4 291例（66.5%），女性患者2 167例（33.5%）。此外，绝大部分患者在首诊时即为Ⅳ期（53.3%），Ⅰ期就诊的患者仅占10.5%。

表1　6 458例原发性肺癌患者基本临床病理特征/例数（%）
Table 1　Clinicopathological features of 6 458 patients with primary lung cancer/case（%）

Characteristic	Total ($n=6\ 458$)	SCC ($n=1\ 637$)	ADC ($n=3\ 523$)	SCLC ($n=916$)	Others ($n=382$)	P
Age/yr., median (range)	59.22 (15-94)	61.10 (26-93)	58.75 (19-94)	57.80 (19-88)	59.22 (15-94)	>0.05
Gender						<0.001
Male	4 291 (66.5)	1 466 (89.6)	1 868 (53.0)	705 (77.0)	252 (66.0)	
Female	2 167 (33.5)	171 (10.4)	1 655 (47.0)	211 (23.0)	130 (34.0)	
TNM stage						<0.001
Ⅰ	675 (10.5)	157 (9.6)	458 (13.0)	27 (2.9)	33 (8.6)	
Ⅱ	483 (7.5)	210 (12.8)	201 (5.7)	40 (4.4)	32 (8.4)	
Ⅲ	1 327 (20.5)	535 (32.7)	498 (14.1)	202 (22.1)	92 (24.1)	
Ⅳ	3 439 (53.3)	612 (37.4)	2 137 (60.7)	496 (54.1)	194 (50.8)	
Unknown*	534 (8.3)	123 (7.5)	229 (6.5)	151 (16.5)	31 (8.1)	>0.05

SCC: Squamous cell carcinoma; ADC: Adenocarcinoma; SCLC: Small cell lung cancer; Others: Large cell carcinoma, adenosquamous carcinoma and other types of lung cancer; * No valid information

2.2 肺癌 2008—2014 年诊断情况

在所有纳入的病例中，共 5 例患者首次诊断时间不详，其余 6 453 例患者诊断时间如图 1 所示。病例数有逐年递增的趋势，但 2012 年（641 例）及 2013 年（533 例）较前显著减少。

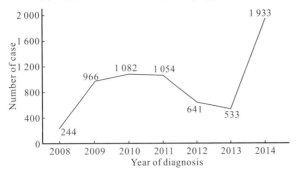

图 1 　2008—2014 年肺癌患者诊断情况
Fig 1 　Diagnoses of lung cancer from 2008 to 2014

2.3 肺癌病理类型

本组肺癌患者病理类型以腺癌最多见，占所有肺癌患者的 54.44%（3 523 例）；其次为鳞癌，占 25.35%（1 637 例）；小细胞癌仅占 14.18%（916 例）。

2.4 肺癌患者年龄

如表 2 所示，不同病理类型的肺癌患者年龄分布差异有统计学意义（$P < 0.01$）。50～70 岁在各病理类型中均为高发年龄段，约占所有肺癌人群的 61.1%；且当年龄<70 岁时，其构成比随年龄增加逐渐上升。值得注意的是，小于 40 岁的肺癌患者在所有年龄段中占 5.1%，其中最常见的病理类型为腺癌，其次依次为小细胞癌、鳞癌。

表 2 　肺癌患者年龄段与病理类型的关系/例数（%）

Table 2 　Pathological types of lung cancer by age/case（%）

Age/yr.	Total（$n=6\ 458$）	SCC（$n=1\ 637$）	ADC（$n=3\ 523$）	SCLC（$n=916$）	Others（$n=382$）
<20	5 (0.0)	0 (0.0)	1 (0.0)	1 (0.1)	3 (0.8)
20-	45 (0.7)	1 (0.1)	30 (0.9)	6 (0.7)	8 (2.1)
30-	285 (4.4)	38 (2.3)	184 (5.2)	41 (4.5)	22 (5.8)
40-	983 (15.2)	188 (11.5)	571 (16.2)	174 (19.0)	50 (13.1)
50-	1 848 (28.6)	486 (29.7)	979 (27.8)	285 (31.1)	98 (25.7)
60-	2 097 (32.5)	583 (35.6)	1 118 (31.7)	275 (30.0)	121 (31.7)
>70	1 195 (18.5)	341 (20.8)	640 (18.2)	134 (14.6)	80 (20.9)

SCC，ADC，SCLC and others note the same as table 1

2.5 远处转移与原发灶病理类型

本研究中患者的远处转移情况均为患者初诊时的状况，评定标准为 CT、PET/CT 及病理活检，部分患者存在多处转移；由于少数患者未接受相关检查，存在部分数据缺失。如表 3 所示，本组肺癌患者最常见的远处转移为肝、骨、脑及肾上腺；某些少见的远处转移包括甲状腺、乳腺、肾脏等。远处转移的好发部位在不同病理类型间的差异有统计学意义（$P < 0.05$）。在非小细胞肺癌患者中，最常见的转移部位为骨，其次为肝脏及脑转移；而在小细胞肺癌中，发生肝转移者较骨转移者稍多。

2.6 诊断方式

若经由某诊断方式查见病理学证据（包括细胞学、组织学相关依据），即定义为通过该诊断确诊；同一例患者可能存在多种诊断方式。由于少数患者相关诊疗经过不详，部分数据缺失。本组肺癌患者最常见的诊断途径为胸片、CT、PET/CT 发现异常病灶，手术、纤维支气管镜、超声支气管镜（EBUS）在实时超声引导下行经支气管针吸活检术（EBUS-TBNA）、经皮肺穿刺、痰脱落细胞学、胸腔积液、经皮淋巴结穿刺等获取的标本进行病理学检查诊断。本研究根据不同 TNM 分期，对肺癌各病理类型诊断情况进行分析。

2.6.1 鳞癌诊断方式 如表 4 所示，肺鳞癌患者最主要的诊断途径为纤维支气管镜，在各 TNM 分期中均占主导地位。其次，对于Ⅰ期及Ⅱ期患者而言，手术是确诊的重要途径；而在Ⅲ期及Ⅳ期患者中，痰脱落细胞学则发挥了重要作用。

2.6.2 腺癌诊断方式 如表 5 所示，在Ⅰ期及Ⅱ期肺腺癌患者中，手术是最主要的诊断方式；而在Ⅲ期及Ⅳ期患者中，纤维支气管镜则发挥了最主要的诊断作用。值得注意的是，对于Ⅳ期肺腺癌患者而言，经由胸腔积液确诊的患者例数仅次于纤维支气管镜，远多于通过经皮肺　　　穿刺、痰脱落细胞确诊的患者。

表3　肺癌患者远处转移与病理类型的关系/例数（%）

Table 3　Metastatic organs associated with different pathological types of lung cancer/case（%）

Metastasis	n	SCC (n=1 637)	ADC (n=3 523)	SCLC (n=916)	Others (n=382)
Brain	615	88 (5.38)	403 (11.44)	98 (10.70)	26 (6.81)
Bone	1 238	181 (11.06)	847 (24.04)	131 (14.30)	79 (20.68)
Liver	517	96 (5.86)	256 (7.27)	137 (14.96)	28 (7.33)
Adrenal gland	310	53 (3.24)	169 (4.80)	64 (6.99)	24 (6.28)
Others	344	77 (4.7)	196 (5.56)	50 (5.46)	21 (5.50)

SCC，ADC，SCLC and others note the same as table 1

表4　不同 TNM 分期肺鳞癌患者的诊断情况/例数

Table 4　Methods used for diagnosing squamous cell carcinoma at different TNM stages/case

Diagnostic method	Stage Ⅰ (n=111)	Stage Ⅱ (n=148)	Stage Ⅲ (n=409)	Stage Ⅳ (n=501)	Stage unknown (n=66)
Surgery	35	42	65	35	12
Fibrobronchoscopy	54	81	252	289	46
EBUS-TBNA	0	1	2	3	0
Puncture biopsy (lung)	7	12	32	50	3
Sputum cytology	15	12	55	88	5
Pleural effusion	0	0	0	27	0
Puncture biopsy (LN)	0	0	3	9	0

EBUS-TBNA：Endobronchial ultrasound-guided transbronchial needle aspiration；LN：Lymph node

表5　不同 TNM 分期肺腺癌患者的诊断情况/例数

Table 5　Methods used for diagnosing adenocarcinoma at different TNM stages/case

Diagnostic method	Stage Ⅰ (n=167)	Stage Ⅱ (n=143)	Stage Ⅲ (n=341)	Stage Ⅳ (n=1 715)	Stage unknown (n=92)
Surgery	118	76	101	117	31
Fibrobronchoscopy	28	51	147	625	37
EBUS	0	0	2	11	0
Puncture biopsy (lung)	13	10	40	169	9
Sputum cytology	8	5	47	149	14
Pleural effusion	0	0	0	611	0
Puncture biopsy (LN)	0	1	4	33	1

2.6.3　小细胞癌诊断方式　与鳞癌、腺癌不同，手术对于小细胞肺癌患者的诊断意义较小（表6）。诊断小细胞肺癌的主要方式为纤维支气管镜，而痰脱落细胞学、胸腔积液在Ⅳ期患者中也起到了重要作用。

2.6.4　其他类型肺癌诊断方式　其他种类的肺癌主要包括大细胞癌、腺鳞癌、肉瘤样癌等病理类型。如表7所示，其诊断情况与腺癌及鳞癌类似，主要通过纤维支气管镜、手术及经皮肺穿刺确诊。

2.7　治疗方式

本研究收集整理了患者首次接受的治疗方案，并根据不同病理类型及 TNM 分期进行分析。部分患者由于未在本院接受治疗，相关数据缺失。

表6　不同 TNM 分期小细胞肺癌患者的诊断情况/例数

Table 6　Methods used for diagnosing small cell lung cancer at different TNM stages/case

Diagnostic method	Stage Ⅰ (n=20)	Stage Ⅱ (n=32)	Stage Ⅲ (n=159)	Stage Ⅳ (n=434)	Stage unknown (n=112)
Surgery	3	2	10	11	5
Fibrobronchoscopy	16	27	119	335	98
EBUS-TBNA	0	0	1	2	0
Puncture biopsy (lung)	0	2	6	15	5
Sputum cytology	1	1	19	25	4
Pleural effusion	0	0	0	36	0
Puncture biopsy (LN)	0	0	4	10	0

表 7　不同 TNM 分期其他病理类型肺癌患者的诊断情况/例数

Table 7　Methods used for diagnosing other types of lung cancer at different TNM stages/case

Diagnostic method	Stage Ⅰ (n=16)	Stage Ⅱ (n=29)	Stage Ⅲ (n=79)	Stage Ⅳ (n=175)	Stage unknown (n=19)
Surgery	11	17	23	18	3
Fibrobronchoscopy	5	7	35	91	11
EBUS-TBNA	0	1	0	2	1
Puncture biopsy (lung)	0	3	10	27	4
Sputum cytology	0	1	8	12	0
Pleural effusion	0	0	0	20	0
Puncture biopsy (LN)	0	0	3	5	0

2.7.1　鳞癌　如表 8 所示，Ⅰ期及Ⅱ期鳞癌患者的主要治疗方式为手术；Ⅲ期患者多采用化疗，但仍有较多患者接受手术治疗及姑息治疗。对于Ⅳ期患者而言，采用手术治疗者较少，化疗及姑息治疗是最主要的治疗手段。

2.7.2　腺癌　与鳞癌类似，手术是Ⅰ期及Ⅱ期肺腺癌患者首选的治疗方式。Ⅲ期及Ⅳ期患者多采用化疗及姑息治疗，仅少数选择手术治疗。值得注意的是，靶向治疗在Ⅳ期患者中占有重要地位（表 9）。

2.7.3　小细胞癌　对于不同 TNM 分期的小细胞肺癌患者而言，主要治疗方式均为化疗及姑息治疗，仅极少数患者采用手术治疗。其次，放疗在小细胞肺癌中也占有主导地位（表 10）。

2.7.4　其他类型肺癌　其他病理类型肺癌患者的治疗现状与鳞癌类似，Ⅰ期及Ⅱ期多采用手术治疗，而Ⅲ期及Ⅳ期治疗方案则以化疗及姑息治疗为主（表 11）。

表 8　不同 TNM 分期肺鳞癌患者的治疗情况/例数

Table 8　Therapies for patients with squamous cell carcinoma at different TNM stages/case

Therapy	Stage Ⅰ (n=109)	Stage Ⅱ (n=159)	Stage Ⅲ (n=423)	Stage Ⅳ (n=505)	Stage unknown (n=70)
Surgery	59	82	102	49	23
Radiotherapy	7	10	59	43	5
Chemotherapy	21	32	156	196	16
Targeted therapy	0	1	9	18	0
Palliative therapy	22	34	97	199	26

表 9　不同 TNM 分期肺腺癌患者的治疗情况/例数

Table 9　Therapies for patients with adenocarcinoma at different TNM stages/case

Therapy	Stage Ⅰ (n=481)	Stage Ⅱ (n=167)	Stage Ⅲ (n=363)	Stage Ⅳ (n=1 628)	Stage unknown (n=794)
Surgery	137	97	120	143	31
Radiotherapy	3	9	24	119	7
Chemotherapy	27	37	104	633	25
Targeted therapy	5	4	21	143	7
Palliative therapy	12	20	94	590	31

表 10　不同 TNM 分期小细胞肺癌患者的治疗情况/例数

Table 10　Therapies for patients with small cell lung cancer at different TNM stages/case

Therapy	Stage Ⅰ (n=21)	Stage Ⅱ (n=35)	Stage Ⅲ (n=160)	Stage Ⅳ (n=430)	Stage unknown (n=129)
Surgery	4	6	8	12	6
Radiotherapy	3	2	15	42	12
Chemotherapy	11	22	102	284	93
Targeted therapy	0	0	1	1	2
Palliative therapy	3	5	34	91	16

表 11　不同 TNM 分期其他病理类型肺癌患者的治疗情况/例数

Table 11　Therapies for patients with other types of lung cancer at different TNM stages/case

Therapy	Stage Ⅰ (n=22)	Stage Ⅱ (n=31)	Stage Ⅲ (n=83)	Stage Ⅳ (n=168)	Stage unknown (n=14)
Surgery	13	21	30	24	3
Radiotherapy	2	0	8	16	0
Chemotherapy	5	6	20	62	3
Targeted therapy	0	0	3	13	1
Palliative therapy	2	4	22	53	7

3　讨论

本研究共纳入 6 458 例病理确诊的原发性肺癌患者，均于 2008—2014 年在四川大学华西医院就诊。上述患者平均年龄为 59.22 岁，男女比例分别为 66.5%、33.5%，首诊时Ⅰ期患者仅 10.5%。最常见的病理类型为腺癌，最主要的诊断方式为手术及纤维支气管镜，而首选治疗方式多为手术（Ⅰ期及Ⅱ期）及化疗、姑息治疗（Ⅲ期及Ⅳ期）。

根据本研究结果，腺癌为最主要的病理类型，其构成比为 54.44%；鳞癌其次，仅占 25.35%。本研究结果与河南省[5]、深圳市[6] 及重庆市[7] 的研究结果相似；且 PIÑEROS 等[8] 在美国中部及南部肺癌患者中也得到了类似结论。但张伟等[9] 对 721 例肺癌患者进行统计分析后发现：鳞癌构成比（57.0%）较腺癌（43.0%）高；周长林等[10] 的研究也发现鳞癌患者较多。该差异可能与受试者来源不同有关，后两项研究纳入的患者均为接受纤维支气管镜检查者，由于鳞癌多以中央型为主，行该项检查者可能较腺癌多。

本研究发现 40 岁以下的原发性肺癌患者并非少数，其构成比达 5.1%，其中年龄最小者仅 15 岁。彭艳梅等[11] 对 2005—2014 年于中日友好医院就诊的肺癌患者进行分析后发现：45 岁以下的肺癌患者构成比为 6.83%，与本研究结果类似；同时，在李芳等[12] 的研究中，对比 1997 年与 2007 年于湘雅医院就诊的原发性肺癌患者发现：小于 40 岁的患者比例从 4.4% 上升至 8.6%（$\chi^2=4.465$，$P=0.035$）。此外，美国及欧洲的研究数据显示，小于 40 岁的肺癌患者占所有原发性肺癌患者的 1.2%~6.0%[13]。上述研究均表明肺癌发生呈现低龄化的趋势，这可能与空气污染、诊疗手段提高等因素有关。

值得注意的是，该结果提示临床工作者应提高对于低龄肺癌的警惕，对于年轻的可疑肺癌患者，应积极完善肺癌相关的辅助检查，以防漏诊。关于低龄肺癌患者的病理类型分布同样值得关注。本研究发现腺癌及小细胞癌为最常见的病理类型；在另一项基于 SEER 数据库的研究中，2 775 例小于 40 岁的肺癌患者有 57.4% 为腺癌[14]；这与 WANG 等[15] 及 HSU 等[16] 的研究结果一致。目前，关于肺腺癌在低龄人群中好发的原因仍不明确，有待后续研究阐明。

根据本研究结果，肺癌的诊断多依赖于纤维支气管镜、手术等传统手段，而 EBUS、经皮肺穿刺等新技术的应用仍较局限。近年来，相关研究逐渐证实上述新技术在肺癌诊断中的重要意义。TAKEUCHI 等[17] 的研究发现：EBUS 在诊断肺鳞癌、非鳞癌方面的阳性预测值分别为 93%、95%；而在 KANG 等[18] 的研究中，共纳入 161 例小细胞肺癌患者行 EBUS 检查，其敏感性、特异性、阳性预测值、阴性预测值分别为 97.4%、100%、60% 及 100%；此外，EBUS 对于诊断纵隔淋巴结转移也具有较高的敏感性，TAVERNER 等[19] 的研究发现，EBUS 阴性的肺癌患者仅有 4.9% 术中查见纵隔淋巴结转移。与 EBUS 类似，经皮肺穿刺除用于肺癌诊断外，还可用于表皮生长因子受体（EGFR）基因、KRAS（K-ras，P21）基因、间变性淋巴瘤激酶（ALK）基因、原癌基因人类表皮生长因子受体 2 基因（HER2，即 c-erbB-2 基因）等驱动基因检测[20-21]，以指导后续治疗。值得一提的是，作为液体活检的重要媒介，循环肿瘤细胞（CTC）[22] 及循环肿瘤 DNA（ctDNA）[23-24] 在肺癌诊断中的价值逐渐受到重视。随着该领域的发展，有望实现肺癌的早期精准诊断。

关于肺癌的治疗现状，本研究结果显示：手

术及放化疗仍为非小细胞肺癌患者的主要治疗方式，而小细胞肺癌患者多采用化疗及放疗。该研究结果与 ZHANG 等[5]的研究结果一致，其原因为小细胞肺癌转移率较高，且多发生早期转移。近年来，随着对肺癌发生发展机制研究的深入，靶向治疗逐渐成为肺癌患者的另一选择。目前临床应用最成熟的治疗靶点为 EGFR[25]及 ALK[26]。前者的靶向治疗药物包括 gefitinib[27]、erlotinib[28]、afatinib[29]及 AZD9291[30]等，而后者的靶向治疗药物则包括 crizotinib[31]、ceritinib[32]、alectinib[33]等。近来，PD-L1 抗体 keytruda 及抗血管生成药物 bevacizumab 也被证实可为肺癌患者带来较大益处。靶向治疗的飞速发展为改善肺癌预后带来了希望，但其高耐药率是目前亟待解决的重要问题。

与既往研究相比，本研究纳入的样本量较大，且针对肺癌患者流行病学特征、临床特征、诊断及治疗等信息进行了较为全面的统计分析；尤其在诊疗现状方面，本研究根据不同 TNM 分期及病理类型进行分类，并详细对比不同类型的诊疗差异，可为肺癌相关临床研究及卫生决策的制订提供依据。但不足的是，部分患者资料缺失，且仅纳入了四川大学华西医院单中心临床资料，使得本研究数据欠缺代表性；另外，由于纳入的临床信息均来源于 2008—2014 年，而近年来肺癌相关领域发展较为迅速（尤其是在靶向治疗及早期诊断方面），因此本研究结果并不能完全代表其诊疗现状。

综上所述，肺癌仍是人类健康的头号杀手，而研究肺癌患者临床流行病学特征及诊疗现状有助于加强对该疾病的了解，并为肺癌相关诊疗决策的制订提供可靠依据。相信随着更多新技术的应用及相关政策的完善，肺癌患者的预后及生活质量将得到有效的提高及改善。

参 考 文 献

1 TORRE L A, BRAY F, SIEGEL R L, et al. Global cancer statistics, 2012. CA Cancer J Clin, 2015, 65 (2): 87-108.

2 CHEN W, ZHENG R, BAADE P D, et al. Cancer statistics in China, 2015. CA Cancer J Clin, 2016, 66 (2): 115-132.

3 SIEGEL R L, MILLER K D, JEMAL A. Cancer statistics, 2015. CA Cancer J Clin, 2015, 65 (1): 5-29.

4 SIEGEL R L, MILLER K D, JEMAL A. Cancer statistics, 2016. CA Cancer J Clin, 2016, 66 (1): 7-30.

5 ZHANG R, ZHANG Y, WEN F, et al. Analysis of pathological types and clinical epidemiology of 6, 058 patients with lung cancer. Chin J Lung Cancer, 2016, 19 (3): 129-135.

6 林佩珊, 陈彩霞, 林素琼, 等. 2004 年—2013 年肺癌病例特征分析. 中国病案, 2014, 15 (6): 60-62.

7 段玉忠, 蒋仁容. 1152 例肺癌患者临床病理资料分析. 山东医药, 2008, 48 (18): 84.

8 PINEROS M, SIERRA M S, FORMAN D. Descriptive epidemiology of lung cancer and current status of tobacco control measures in Central and South America. Cancer Epidemiol, 2016, 44 (Suppl 1): S90-S99.

9 张伟, 何建军, 许静, 等. 721 例非小细胞肺癌临床病理学特征分析. 现代肿瘤医学, 2016, 24 (15): 2393-2397.

10 周长林, 潘林娜, 吴华星, 等. 1200 例不同病理类型肺癌电子支气管镜下特点与临床分析. 实用肿瘤学杂志, 2009, 23 (6): 551-560.

11 彭艳梅, 崔慧娟, 徐央波, 等. 2005—2014 年中日友好医院肺癌发病情况研究. 中国全科医学, 2016, 19 (5): 565-569.

12 李芳, 黄璨, 胡成平, 等. 1997 年和 2007 年湖南地区 908 例原发性肺癌临床流行病学及病理特征的比较分析. 中国肺癌杂志, 2010, 13 (4): 326-330.

13 STRAND T E, MALAYERI C, ESKONSIPO P K, et al. Adolescent smoking and trends in lung cancer incidence among young adults in Norway 1954-1998. Cancer Causes Control, 2004, 15 (1): 27-33.

14 SUBRAMANIAN J, MORGENSZTERN D, GOODGAME B, et al. Distinctive characteristics of non-small cell lung cancer (NSCLC) in the young: a surveillance, epidemiology, and end results (SEER) analysis. J Thorac Oncol, 2010, 5 (1): 23-28.

15 WANG Y, CHEN J, DING W, et al. Clinical features and gene mutations of lung cancer patients 30 years of age or younger. PLoS One, 2015, 10 (9): e0136659 [2016-11-21]. http://dx.doi.org/10.1371/journal.pone.0136659.

16 HSU C L, CHEN K Y, SHIH J Y, et al. Advanced non-small cell lung cancer in patients aged 45 years or younger: outcomes and prognostic factors. BMC Cancer, 2012, 12: 241 [2016-11-21]. http://bmccancer.biomedcentral.com/articles/10.1186/1471-2407-12-241. doi: 10.1186/1471-2407-12-241.

17 TAKEUCHI Y, SHINAGAWA N, KIKUCHI E, et al. The predictive value of endobronchial ultrasonography with a guide sheath in the diagnosis of the histologic subtypes of lung cancer. Respir Investig, 2016, 54 (6): 473-478.

18 KANG H K, UM S W, JEONG B H, et al. The utility of endobronchial ultrasound-guided transbronchial needle aspiration in patients with small-cell lung cancer. Intern

Med，2016，55（9）：1061-1066.

19 TAVERNER J，CHEANG M Y，ANTIPPA P，et al. Negative EBUS-TBNA predicts very low prevalence of mediastinal disease in staging of non-small cell lung cancer. J Bronchology Interv Pulmonol，2016，23（2）：177-180.

20 GUISIER F，SALAUN M，LACHKAR S，et al. Molecular analysis of peripheral non-squamous non-small cell lung cancer sampled by radial EBUS. Respirology，2016，21（4）：718-726.

21 WANG Y，TIAN P W，WANG W Y，et al. Noninvasive genotyping and monitoring of anaplastic lymphoma kinase（ALK）rearranged non-small cell lung cancer by capture-based next-generation sequencing. Oncotarget，2016，7（40）：65208-65217.

22 GAO Y，ZHU Y，ZHANG Z，et al. Clinical significance of pancreatic circulating tumor cells using combined negative enrichment and immunostaining-fluorescence in situ hybridization. J Exp Clin Cancer Res，2016，35：66 ［2016-11-21］. http://jeccr. biomedcentral. com/articles/10. 1186/s13046-016-0340-0. doi：10. 1186/s13046-016-0340-0.

23 NEWMAN A M，BRATMAN S V，TO J，et al. An ultrasensitive method for quantitating circulating tumor DNA with broad patient coverage. Nat Med，2014，20（5）：548-554.

24 NEWMAN A M，LOVEJOY A F，KLASS D M，et al. Integrated digital error suppression for improved detection of circulating tumor DNA. Nat Biotechnol，2016，34（5）：547-555.

25 SHARMA S V，BELL D W，SETTLEMAN J，et al. Epidermal growth factor receptor mutations in lung cancer. Nat Rev Cancer，2007，7（3）：169-181.

26 TAKEUCHI K，CHOI Y L，SODA M，et al. Multiplex reverse transcription-PCR screening for EML4-ALK fusion transcripts. Clin Cancer Res，2008，14（20）：6618-6624.

27 LYNCH T J，BELL D W，SORDELLA R，et al. Activating mutations in the epidermal growth factor receptor underlying responsiveness of non-small-cell lung cancer to gefitinib. N Engl J Med，2004，350（21）：2129-2139.

28 PAO W，MILLER V，ZAKOWSKI M，et al. EGF receptor gene mutations are common in lung cancers from "never smokers" and are associated with sensitivity of tumors to gefitinib and erlotinib. Proc Natl Acad Sci U S A，2004，101（36）：13306-13311.

29 MILLER V A，HIRSH V，CADRANEL J，et al. Afatinib versus placebo for patients with advanced，metastatic non-small-cell lung cancer after failure of erlotinib，gefitinib，or both，and one or two lines of chemotherapy（LUX-Lung 1）：a phase 2b/3 randomised trial. Lancet Oncol，2012，13（5）：528-538.

30 JANNE P A，YANG J C，KIM D W，et al. AZD9291 in EGFR inhibitor-resistant non-small-cell lung cancer. N Engl J Med，2015，372（18）：1689-1699.

31 CAMIDGE D R，BANG Y J，KWAK E L，et al. Activity and safety of crizotinib in patients with ALK-positive non-small-cell lung cancer：updated results from a phase 1 study. Lancet Oncol，2012，13（10）：1011-1019.

32 FRIBOULET L，LI N，KATAYAMA R，et al. The ALK inhibitor ceritinib overcomes crizotinib resistance in non-small cell lung cancer. Cancer Discov，2014，4（6）：662-673.

33 GAINOR J F，SHERMAN C A，WILLOUGHBY K，et al. Alectinib salvages CNS relapses in ALK-positive lung cancer patients previously treated with crizotinib and ceritinib. J Thorac Oncol，2015，10（2）：232-236.

编辑 沈 进

肺磨玻璃结节的外科诊断和治疗分析——附 663 例报告[*]

韦诗友[1]，赵珂嘉[1]，郭成林[1]，梅建东[1]，蒲　强[1]，马　林[1]，车国卫[1]，陈龙奇[1]，

伍　伫[1]，王　允[1]，寇瑛琍[1]，林一丹[1]，李为民[2]，刘伦旭[1△]

1. 四川大学华西医院 胸外科（成都 610041）；2. 四川大学华西医院 呼吸与危重症医学科（成都 610041）

【摘要】　　目的　　总结分析肺 CT 检查发现的磨玻璃结节（GGO）的外科诊断和治疗特点。**方法**　回顾性纳入 2013 年 1 月至 2016 年 12 月在四川大学华西医院胸外科行手术切除治疗的肺 GGO 患者，总结其手术前、手术中以及手术后的临床资料，分析 GGO 的外科诊治特点。**结果**　共纳入 663 例患者，手术后病理证实为恶性病变者 614 例，恶性比例为 92.6%。良性 GGO 组病变直径小于恶性 GGO 组病变直径〔（0.8±0.2）cm vs.（1.5±0.8）cm，$P<0.001$〕。恶性 GGO 组患者胸部 CT 出现边界不清征象的比例高于良性 GGO 组患者（93.8% vs. 20.4%，$P<0.001$），而两组患者在空泡征、胸膜牵拉、毛刺和分叶征象上差异无统计学意义（$P>0.05$）。652 例（98.3%）患者行胸腔镜手术，仅 11 例（1.7%）患者行开放手术。336 例（50.7%）患者行肺叶切除术，226 例（34.1%）患者行肺段切除术，101 例（15.2%）患者接受肺楔形切除术。共 60 例（9.0%）患者发生术后并发症，1 例（0.2%）患者死亡。**结论**　由经验丰富的医生筛选的 GGO 病例，恶性病变比例高，可结合患者的病史资料、影像学资料、年龄、身体状况和心理等情况决定是否行手术切除。手术以微创为主，行亚肺叶或肺叶切除，患者可获得良好的治疗效果。

【关键词】　磨玻璃结节　肺癌　手术治疗　诊断

Diagnosis and Surgical Treatment of Lung Ground-glass Opacities：a Review of 663 Cases　　WEI Shi-you[1]，ZHAO Ke-jia[1]，GUO Cheng-lin[1]，MEI Jian-dong[1]，PU Qiang[1]，MA Lin[1]，CHE Guo-wei[1]，CHEN Long-qi[1]，WU Zhu[1]，WANG Yun[1]，KOU Ying-li[1]，LIN Yi-dan[1]，LI Wei-min[2]，LIU Lun-xu[1△]. 1. Department of Thoracic Surgery，West China Hospital，Sichuan University，Chengdu 610041，China；2. Department of Respiratory and Critical Care Medicine，West China Hospital，Sichuan University，Chengdu 610041，China

△ Corresponding author，E-mail：lunxu＿liu@aliyun.com

【Abstract】　**Objective**　To retrospectively investigate the clinical characteristics，surgical treatments of the patients with lung ground-glass opacities（GGO）. **Methods**　All the patients，who underwent surgical resection of GGO in our department from Jan. 2013 to Dec. 2016 were retrospectively reviewed. The clinicpathological features were analyzed. **Results**　A total of 663 patients were included in this study. The rate of malignancy was 92.6%（614/663）. The diameter of GGO in benign group〔（0.8±0.2）cm〕was significant smaller than that in malignant group〔（1.5±0.8）cm〕（$P<0.001$）. The rate of irregular margin in malignant group was far higher than that in benign group（93.8% vs. 20.4%，$P<0.001$），but other CT signs such as vacuole sign，plural retraction，speculation and lobulation did not show significant difference between the two groups. A total of 652（98.3%）cases were resected by video-assisted thoracoscopic surgery（VATS），and only 11（1.7%）cases were resected by thoracotomy. A total of 336（50.7%）patients underwent lobectomy，226（34.1%）underwent segmentectomy and 101（15.2%）undewent wedge resection. The rate of surgery-related complications was 9.0%（60/663），and one（0.2%）patient died. **Conclusion**　With careful selection of GGO by experienced surgeons，the rate of malignancy is very high. Surgical resection may be recommended for highly suspected malignant cases. Sublobar resection or lobcotomy by VATS can achieve good treatment effect.

---

* 四川省卫生和计划生育委员会项目（No.16PJ292）和四川省科技厅科技支撑计划项目（No.2014SZ0148，No.2016FZ0118）资助

△ 通信作者，E-mail：lunxu＿liu@aliyun.com

【Key words】　Ground-glass opacity　Lung cancer　Surgical resection　Diagnosis

随着近年来高分辨率计算机断层扫描（HRCT）技术的快速发展和广泛应用，越来越多表现为磨玻璃样病灶（ground-glass opacity，GGO）的肺部结节被筛检出来。肺GGO可分为纯GGO和部分实性GGO。美国胸科医师学会指南（2013版）推荐，持续存在的直径大于8 mm或初诊直径大于15 mm的部分实性GGO患者可考虑行正电子发射计算机断层显像（PET/CT）检查、非手术活检或手术切除[1]。而最新的美国国家综合癌症网络（NCCN）非小细胞指南（2017版）推荐，持续存在的实性成分直径大于5 mm的GGO则可考虑活检或手术切除[2]。目前，对于肺部GGO的外科手术指征和手术方式尚无定论。因此，本研究回顾性纳入2013—2016年于四川大学华西医院胸外科行手术切除的全部肺GGO患者，分析其术前、术中及术后资料，总结其临床诊断和治疗特点。

1　对象和方法

1.1　研究对象

回顾性纳入2013年1月至2016年12月于四川大学华西医院胸外科行胸部CT检查发现肺部GGO的患者。所有患者均接受了手术切除。

1.2　术前评估

所有患者术前均采用高分辨薄层螺旋CT（Siemens Somatom definition AS＋和Somatom Definition Flash）进行全肺扫描，扫描范围为从胸廓入口至双侧肾上腺下缘，扫描层厚1 mm，管电压120 kV，不同型号CT机在评价病灶时使用相同的窗宽和窗位，用肺窗（W 1 800 Hu，C −400 Hu）和纵隔窗（W 350 Hu，C 50 Hu）观察病灶部位、大小、边缘征象（边缘是否光滑、是否有分叶和毛刺、是否有胸膜牵拉等）和内部结构（是否有空泡征、是否有支气管征等）。

所有患者术前均接受常规体格检查，并行头部和腹部CT检查、骨显像扫描、心电图、肺功能等检查，部分患者还进行了PET/CT检查。

1.3　手术方式

所有患者均接受电视辅助胸腔镜手术（VATS）或开胸手术，全身麻醉双腔气管插管，

健侧卧位。进入胸腔后手指探查定位病灶，缝线标记；对病灶小、部位深的病例，术前行CT引导Hookwire针穿刺定位。手术切除综合策略：以腔镜切割缝合器楔形切除病灶并送术中快速冰冻切片病理学检查，根据术中冰冻结果以及患者全身情况行肺叶切除或亚肺叶切除（肺段切除或楔形切除）＋淋巴结清扫或淋巴结采样；术中先用核芯针穿刺明确病理，然后选择相应切除方式[3]；直接计划性行肺叶、肺段或楔形切除，根据术中冰冻结果确定淋巴结切除与否。

1.4　观察指标

观察指标包括：①一般情况：年龄、性别、吸烟史、肿瘤家族史、术前合并症等；②经手术切除的GGO中恶性病变的比例；③GGO患者术前的影像学征象；④患者的手术情况（胸腔镜应用情况、肺叶切除和亚肺叶切除情况、手术时间和出血量）；⑤患者术后情况（术后并发症发生率和术后住院时间）。

1.5　统计学方法

计量资料结果以$\bar{x}\pm s$表示，采用独立样本t检验。计数资料结果以例数（百分率）表示，采用卡方检验或Fisher确切概率法。$\alpha=0.05$。

2　结果

2.1　一般资料

663例肺部GGO患者中，男性220例，女性443例，平均年龄（57.3±10.7）岁。经手术病理证实为恶性病变者的为614例，恶性率为92.6%。良性GGO组和恶性GGO组在年龄、性别、吸烟史、肿瘤家族史、术前合并症等方面差异无统计学意义（$P>0.05$）。两组患者基线资料见表1。

2.2　良性GGO组和恶性GGO组患者胸部CT征象的比较

所有GGO病变直径为（1.5±0.8）cm，良性GGO组病变直径为（0.8±0.2）cm，恶性GGO组病变直径为（1.5±0.8）cm，两组比较差异具有统计学意义（$P<0.001$）。此外，恶性GGO组患者在胸部CT出现边界不清征象的比

例高于良性 GGO 组患者（$P<0.001$）。而两组患者在空泡征、胸膜牵拉、毛刺和分叶征象上差异无统计学意义（$P>0.05$）。两组患者胸部 CT 征象的比较见表2。

表1　两组患者基线资料比较

Table 1　Baseline of participants

Feature	Benign group ($n=49$)	Malignant group ($n=614$)	P
Age/yr.，$\bar{x}\pm s$	53.8±9.8	57.6±10.7	0.344
Gender/case（%）			0.070
Male	22（44.9）	198（32.2）	
Female	27（55.1）	416（67.8）	
Smoking/case（%）			0.111
Yes	17（34.7）	150（24.4）	
No	32（65.3）	464（75.6）	
Family history/case（%）			0.995
Yes	9（18.4）	113（18.4）	
No	40（81.6）	501（81.6）	
Comorbidities/case（%）			0.564
Yes	6（12.2）	94（15.3）	
No	43（87.8）	520（84.7）	

表2　两组患者胸部 CT 征象的比较

Table 2　CT signs of the two groups

CT signs	Benign group ($n=49$)	Malignant group ($n=614$)	P
Diameter/cm，$\bar{x}\pm s$	0.8±0.2	1.5±0.8	<0.001
Pleural retraction/case（%）	6（12.2）	64（10.4）	0.690
Lobulation/case（%）	8（16.3）	70（11.4）	0.303
Spiculation/case（%）	11（22.4）	95（15.5）	0.200
vacuole sign/case（%）	0（0）	22（3.6）	0.178
Irregular margin/case（%）	10（20.4）	576（93.8）	<0.001

2.3　良性 GGO 组和恶性 GGO 组患者手术情况的比较

652例（98.3%）患者行 VATS 手术，11例（1.7%）患者行开胸手术，其中良性 GGO 组患者均行 VATS 切除病灶。23例（3.5%）患者术前行 CT 引导 Hookwire 针穿刺定位（其中良性 GGO 组2例，恶性 GGO 组21例）。336例（50.7%）患者行肺叶切除（其中良性 GGO 组4例，恶性 GGO 组332例），226例（34.1%）患者行肺段切除（其中良性 GGO 组7例，恶性 GGO 组219例），101例（15.2%）患者行肺楔形切除（其中良性 GGO 组38例，恶性 GGO 组63例）。所有患者平均手术时间（119.4±46.6）min，良性 GGO 组平均手术时间少于恶性 GGO 组（$P<0.001$）。所有患者平均术中出血量（57.4±105.9）mL，良性 GGO 组平均术中出量少于恶性 GGO 组（$P=0.043$）。两组患者手术情况的比较见表3。

表3　两组患者手术情况的比较

Table 3　Operative outcomes of the two groups

Item	Benign group ($n=49$)	Malignant group ($n=614$)	P
Surgical approaches/case（%）			0.439
VATS	49（100）	603（98.2）	
Thoracotomy	0（0）	11（1.8）	
Operative extent/case（%）			
Lobectomy	4（8.2）	332（54.1）	<0.001
Segmentectomy	7（14.3）	219（35.7）	0.002
Wedge resection	38（77.5）	63（10.2）	<0.001
Operative time/min，$\bar{x}\pm s$	74.8±24.6	122.9±46.1	0.001
Blood loss/mL，$\bar{x}\pm s$	27.9±26.4	59.8±109.5	0.043

2.4　良性 GGO 组和恶性 GGO 组患者术后情况的比较

全组共60例（9.0%）患者发生术后并发症，其中良性 GGO 组2例，恶性 GGO 组58例。15例患者发生肺部感染，41例患者出现持续漏气大于5 d，6例患者发生乳糜胸，6例患者发生肺栓塞，3例患者发生心律失常。1例肺癌患者因术后肺部感染呼吸循环衰竭而死亡。全组患者术后平均住院天数为（6.3±4.2）d，良性 GGO 组患者术后平均住院天数少于恶性 GGO 组（$P=0.016$）。两组患者术后情况的比较见表4。

表4　两组患者术后情况的比较

Table 4　Postoperative outcomes of the two groups

Item	Benign group ($n=49$)	Malignant group ($n=614$)	P
Complications/case（%）	2（4.1）	58（9.4）	0.208
Pneumonia	0（0）	15（2.4）	0.268
Prolonged air leakage	2（4.1）	39（6.4）	0.525
Chylothorax	0（0）	6（1）	0.487
Pulmonary embolism	0（0）	6（1）	0.487
Arrhythmia	0（0）	3（0.5）	0.624
Death/case（%）	0（0）	1（0.2）	0.777
Postoperative length of hospitalization/d，$\bar{x}\pm s$	4.6±2.7	6.4±4.3	0.016

3　讨论

目前，对于肺部 GGO 的外科手术指征和手术方式尚存争议。本研究回顾性纳入 2013—2016 年行手术切除的 GGO 患者663例，结果显示，614例被病理结果证实为恶性病变，恶性率达92.6%；在患者术前影像学征象中，病灶大小和边缘情况可能是预测病灶良恶性的指标；VATS 已广泛应用于 GGO 的诊断和治疗，本组病例中胸腔镜的应用比例达98.3%；本组病例中肺叶切除的比例占50.7%，亚肺叶切除（包括肺段切除和肺楔形切除）的比例占49.3%，可取得良好的手术效果；本组病例中术后总并发症的发生率为9.0%，术后平均住院时间为（6.3±4.2）d，说明手术切除对GGO的诊断和治疗是一种安全可行的手段。

并非所有经CT筛查出来表现为GGO的患者均应接受手术治疗，行手术切除治疗的GGO患者由经验丰富的胸外科医生筛选，另有一小部分患者则是因为对肺癌的极度恐惧而强烈要求行手术治疗。经医生筛选高度怀疑恶变的患者行手术切除治疗，其余患者则继续随访观察，是本组病例中恶性率高的原因。在一项纳入324例GGO患者的回顾性研究中，所有患者均经有经验的胸外科医生筛选后行手术切除，术后结果显示GGO恶性率可达95.2%，同时仅有6.7%的患者出现术后并发症[4]。同样，在DUANN等[5]的研究中，50例GGO患者接受手术治疗，术后病理证实46例（92.0%）为肺癌。因此，胸外科医生可结合患者的病史、影像学检查、年龄、身体状况以及患者意愿等因素决定GGO患者是否行手术治疗。

在手术方式方面，既往的研究[6-8]表明，与开胸手术相比，VATS可显著减少早期肺癌患者术后疼痛，降低术后并发症的发生率，缩短术后住院时间，提高患者生存质量，并能提高患者远期生存率。但GGO直径一般较小，实性成分含量少或位置较深，术中对结节的定位是VATS的难点之一。目前，可通过多种术前定位方式（如CT引导下放置定位钩、经皮注射硬化剂或亚甲蓝标记、电磁导航支气管镜定位以及CT三维重建标记等）来解决这一难点。SUI等[9]应用CT引导下放置微弹簧圈对85例GGO进行手术前定位，发现定位准确率达97.8%。LIN等[10]对177例肺部小结节的患者应用CT引导下注射PBV染料进行手术前定位，定位成功率达99.5%。这些研究结果表明，术中定位困难不再是制约VATS在处理较小GGO中应用的重要因素。而是否需要采用术前定位手段应根据术者的术中定位经验和能力，对有丰富术中定位经验的术者，往往较少采用术前的有创定位操作。

在手术切除范围方面，肺叶切除＋系统性淋巴结清扫被认为是治疗肺癌的标准方案，但由于GGO往往是生长较慢或非侵袭性的早期病变，极少出现淋巴结转移，某些病变在随访观察数年后仍无明显变化，延迟手术可能也不会降低手术治疗的效果，那么如果早期行手术切除病灶或可减少切除范围。TSUTANI等[11]对239例以GGO成分为主的ⅠA期肺腺癌患者行手术切除治疗，90例接受肺叶切除，56例接受肺段切除，93例接受肺楔形切除，结果显示，3组患者术后3年无复发生存率分别为96.4%、96.1%和98.7%，差异无统计学意义。YOSHIDA等[12]的一项前瞻性研究纳入101例GGO患者，所有患者均接受亚肺叶切除（肺段切除或楔形切除），中位随访时间88个月时，均无病例出现复发或转移。同时，CHO等[13]对97例GGO患者行肺楔形切除，结果发现纯GGO患者术后5年生存率为98.6%，部分实性GGO患者术后5年生存率为95.5%。IWATA等[14]对34例GGO患者行根治性肺段切除，结果发现患者术后5年生存率达100%，无1例患者出现复发或死亡。因此，对GGO患者，尤其是单肺或双肺多发GGO患者，可考虑行亚肺叶切除，既可达到根治切除的目的，又可最大限度地保存患者的肺功能，且远期生存率不亚于肺叶切除。但在临床实践工作中，医生应根据患者病灶大小和实性成分比例、患者心肺功能、术中具体情况以及患者心理等综合决定手术切除范围。

在手术安全性方面，本组663例患者中仅有60例（9.0%）患者术后发生并发症，1例肺癌患者因术后肺部感染致呼吸循环衰竭而死亡。在CHO等[4]的研究中，行手术切除的GGO患者术后并发症发生率为6.7%，无死亡病例。在DUANN等[5]的研究中，50例行手术治疗的GGO患者仅3例（6.0%）患者发生术后并发症，无死亡病例。总体而言，GGO患者手术相关并发症的发生率和死亡率均较低。因此，外科手术对GGO的诊断和治疗是安全可行的。

综上所述，对由经验丰富的胸外科医生筛选的GGO病例，恶变比例高，可结合患者的病史资料、影像学资料、年龄、身体状况和心理等情况决定是否行手术切除。若考虑行手术治疗，可根据患者的实际情况行VATS亚肺叶或肺叶切除，使患者获得良好的治疗效果。

参 考 文 献

1 GOULD M K，DONINGTON J，LYNCH W R，*et al*. Evaluation of individuals with pulmonary nodules：when is it lung cancer? Diagnosis and management of lung cancer，3rd ed：American College of Chest Physicians evidence-based clinical practice guidelines. Chest，2013，143（5 Suppl）：e93S-e120S.

2 Lung cancer screening. （2016-11-16）［2016-12-28］. http://www.nccn.org.

3 LIN Y，LIU L，PU Q. Mini-invasive diagnosis and synchronous treatment of solitary pulmonary nodule. Asian Cardiovasc Thorac Ann，2013，21（3）：306-312.

4 CHO J，KO S J，KIM S J，*et al*. Surgical resection of nodular ground-glass opacities without percutaneous needle aspiration or biopsy. BMC Cancer，2014，14：838. doi：10.1186/1471-2407-14-838.

5 DUANN C W，HUNG J J，HSU P K，*et al*. Surgical outcomes in lung cancer presenting as ground-glass opacities of 3 cm or less：a review of 5 years' experience. J Chin Med Assoc，2013，76（12）：693-697.

6 CAO C，MANGANAS C，ANG S C，*et al*. Video-assisted thoracic surgery versus open thoracotomy for non-small cell lung cancer：a meta-analysis of propensity score-matched patients. Interact Cardiovasc Thorac Surg，2013，16（3）：244-249.

7 CHEN F F，ZHANG D，WANG Y L，*et al*. Video-assisted thoracoscopic surgery lobectomy versus open lobectomy in patients with clinical stage Ⅰ non-small cell lung cancer：a meta-analysis. Eur J Surg Oncol，2013，39（9）：957-963.

8 BENDIXEN M，JØRGENSEN O D，KRONBORG C，*et al*. Postoperative pain and quality of life after lobectomy via video-assisted thoracoscopic surgery or anterolateral thoracotomy for early stage lung cancer：a randomised controlled trial. Lancet Oncol，2016，17（6）：836-844.

9 SUI X，ZHAO H，YANG F，*et al*. Computed tomography guided microcoil localization for pulmonary small nodules and ground-glass opacity prior to thoracoscopic resection. J Thorac Dis，2015，7（9）：1580-1587.

10 LIN M W，TSENG Y H，LEE Y F，*et al*. Computed tomography-guided patent blue vital dye localization of pulmonary nodules in uniportal thoracoscopy. J Thorac Cardiovasc Surg，2016，152（2）：535-544. e2［2016-12-23］. http://www.sciencedirect.com/science/article/pii/S0022522316302549. doi：10.1016/j.jtcvs.2016.04.052.

11 TSUTANI Y，MIYATA Y，NAKAYAMA H，*et al*. Appropriate sublobar resection choice for ground glass opacity-dominant clinical stage Ⅰ A lung adenocarcinoma：wedge resection or segmentectomy. Chest，2014，145（1）：66-71.

12 YOSHIDA J，ISHII G，HISHIDA T，*et al*. Limited resection trial for pulmonary ground-glass opacity nodules：case selection based on high-resolution computed tomography-interim results. Jpn J Clin Oncol，2015，45（7）：677-681.

13 CHO J H，CHOI Y S，KIM J，*et al*. Long-term outcomes of wedge resection for pulmonary ground-glass opacity nodules. Ann Thorac Surg，2015，99（1）：218-222.

14 IWATA H，SHIRAHASHI K，MIZUNO Y，*et al*. Feasibility of segmental resection in non-small-cell lung cancer with ground-glass opacity. Eur J Cardiothorac Surg，2014，46（3）：375-379.

编辑 余 琳

· 泌尿系统肿瘤的综合治疗 ·

在规范化诊治基础上改进和提高
泌尿系统肿瘤综合治疗水平

李 响，李 虹

四川大学华西医院 泌尿外科（成都 610041）

【摘要】 泌尿系统肿瘤是严重威胁患者健康和生命的重要疾病，在临床上呈增多趋势，而对早期和晚期泌尿系统肿瘤的外科手术和非手术治疗已取得明显进展。例如，越来越多适合做根治手术的器官局限性前列腺癌被及时确诊，前列腺癌根治手术也不断优化、改进。根治性膀胱全切术的改良和完善，以及积极的围手术期干预，已使更多高龄、高手术风险的浸润性膀胱癌患者获得根治切除的机会。基于肾癌分子发病机制所研发的多种分子靶向药物，对晚期转移性肾癌患者的疗效已明显优于现有的细胞因子治疗，其从基础研究到临床创新的成功，不仅使肾癌以往缺乏有效非手术治疗的困境得到显著改善，也带动了更多有关肾癌发病机制的基础科研。因此，在泌尿系统肿瘤规范化诊疗的基础上，关注和应用这些进展，并开展相应的临床和基础研究，能为患者提供目前最好的综合治疗，达到更好改善患者生存和预后的目的。

【关键词】 泌尿系统肿瘤 综合治疗

The Trends and Progress in the Comprehensive Treatments of Urological Malignance *LI Xiang*，*LI Hong*. *Department of Urology*，*West China Hospital*，*Sichuan University*，Chengdu 610041，China

【Abstract】 Urological malignance include a group of cancers of urinary system，the incidence of urological cancer shows increasing trend，while the increasing progress in both surgical and non-surgical treatments leads to better therapeutic effects to the patients of urological oncology. For example，more and more prostatic cancers are promptly diagnosed in the stage of organ-confined disease which is suitable for curable therapies，and the surgical technique of radical prostatectomy is well established and being optimized to guarantee the outcome of prostate cancer with the decrease of surgical complication. The improvements of radical cystectomy，along with the optimization of peri-operative intervention，are providing more curable opportunity to elderly and high operative risk patients of bladder cancer. The breakthrough of basic research on molecular pathogenesis of renal cell carcinoma，leads to the innovative clinical translation of molecular targeted therapy in the treatment of metastatic renal cancer. The great success of research and development on targeted therapy now are attracting more and more clinical and basic researches which possibly lead to promising novel treatments to urological malignance in the coming future. For the best clinical practice in urological oncology，it is necessary to pay tremendous attention on the advance of both clinical study and laboratory research，which would be the better way to more effectively improve the survival and prognosis of the patients of urological malignance with comprehensive treatments.

【Key words】 Urological malignance Comprehensive treatment

泌尿系统肿瘤和其他系统肿瘤一样，如不能被早期发现并接受规范的诊断和治疗，常常严重威胁患者的健康和生命。随着人类寿命的延长、生活方式的改变，以及医疗诊治技术的进步，泌尿系统肿瘤在临床上呈增多的趋势，而对早期和晚期泌尿系统肿瘤的外科手术和非手术治疗也取得了明显的进展。

泌尿系统中以膀胱癌、肾细胞癌、前列腺癌最为常见，这三大泌尿系统肿瘤的发病年龄多数在 50~70 岁，现在越来越多的病例被及时发现和准确诊断，外科手术的改进和其他治疗的进展也使这些患者能够获得比以往更好的治疗。本文分别关注了前列腺癌根治切除术手术方式的优化、膀胱癌根治性膀胱切除术（RC）术后并发症风险因素、高危局限性肾癌的辅助治疗、肾癌分子发病机制等问题，现做简要述评。

1 前列腺癌根治切除术手术方式的优化

前列腺癌在欧美的发病率位列男性肿瘤的第一、第二位，其中新诊断病例大多数为可通过根治手术或放疗治愈的早期肿瘤。在我国，前列腺癌的发病率很低，但多数确诊时已属晚期。近10年来国内前列腺癌的发病已呈明显上升趋势，在发达地区已成为泌尿系统最常见的肿瘤之一，并且由于规范的前列腺癌筛查，越来越多的早期肿瘤被发现，根治性前列腺手术包括腹腔镜手术也为越来越多的医疗单位所掌握和应用，使患者获得了可能治愈的机会[1]。由于能同时进行盆腔淋巴结清扫，耻骨后前列腺癌根治切除术成为目前主要的前列腺癌手术方式。

但是，由于前列腺位于骨盆最深部位，血供丰富，周围的各层筋膜关系较为复杂，需要精细的解剖，以尽量减少术后两个主要的并发症：尿失禁和勃起功能障碍。缺乏经验的术者，常常是在血泊的有限视野中操作，导致手术困难，不容易精细解剖前列腺尖部与尿道、膀胱颈以及盆内筋膜、前列腺筋膜、性血管神经束，影响术后的肿瘤疗效以及尿控、勃起功能[2]。这在临床上成为限制耻骨后根治性前列腺切除术开展的重要因素，在充分认识和理解该手术应用解剖的基础上，改进手术方法，提高手术技术，将有助于解决这一手术学问题。

耻骨后前列腺切除术于1945年由Millin首次描述，之后不断改进，特别是1980—1990年Walsh提出解剖性前列腺根治切除之后，得以成熟和完善[3]。该手术的技术要点包括：①前列腺尖部的精细解剖，首先缝扎处理该部位的背血管丛，避免发生严重静脉出血影响后续操作。在视野保持清晰的条件下，充分游离前列腺尖部以避免外科切缘阳性、肿瘤组织残留，同时保留足够的功能膜部尿道，使术后控尿功能得到良好保障。②切除前列腺的同时，避免其侧后方性血管神经束的损伤[4]。Walsh提出血管神经束在前列腺尖部的汇入支使其向中线靠拢，在此部位最易受损伤。如先切断前列腺尖部与尿道，然后从尖部向膀胱颈逆行解剖前列腺侧方各层筋膜、游离前列腺，能最大限度地避免血管神经束的损伤。

但是，也有不少学者提出，在前列腺体积较大、尖部操作困难的病例中，背血管丛在开始并不容易被完全缝扎。采用逆行切除方法先切断尖部又不能控制好背血管丛断端，会显著增加术中出血并影响后续操作。而顺行切除方法最后切断前列腺尖部，即使有背血管的严重出血，因前列腺已切除，能迅速加以控制[5]。近年来，随着腹腔镜前列腺根治术的发展，越来越多的临床报道显示其与开放前列腺根治术在手术效果、外科切缘、并发症发生、控尿和勃起功能保护方面有相似的结果。腹腔镜下操作时，由于腹腔镜技术特点很难进行前列腺逆行切除，而多采取顺行切除的方法[2, 6]。

熊子兵等[7]总结了76例耻骨后根治前列腺切除术患者的临床资料和随访结果，对比了其中45例顺行切除与31例逆行切除病例的近期疗效和并发症，结果显示顺行切除法术中出血更少，术后控尿恢复良好。开放手术目前仍在国内占很大的比例，且在不少单位还没有很好地推广。顺行切除法减少术中出血从而降低手术难度，更利于初学者实施和掌握。术者熟悉该手术的应用解剖后，也能良好保护影响勃起功能的血管神经束。

2 膀胱癌RC术后并发症的风险因素

膀胱癌在我国长期是泌尿系统最常见的恶性肿瘤，尽管大多数病例确诊时为分化良好或中等分化的非肌层浸润性膀胱癌，但有10%～15%将发展为肌层浸润性膀胱癌，同时也有15%～20%的患者在诊断时已经为肌层浸润性膀胱癌。RC仍是治疗肌层浸润性膀胱癌的标准治疗，该手术复杂、耗时，对患者的创伤打击大，术后并发症发生率较高[8]。近年来，高龄和合并有严重内科性疾病的肌层浸润性膀胱癌患者越来越多，这一问题日益突出。

文献报道，RC术后死亡率为1%～3%，术后总的并发症发生率可高达25%～35%。在各个并发症中，最常见的并不是泌尿系统并发症，而是消化系统并发症，达15%以上。其次为伤口裂开或不愈合、心脏相关并发症、呼吸系统并发症、术后感染、泌尿系统并发症，各占3%～5%[9]。RC术后消化系统并发症远高于其他并发症，除与手术需取用一段肠道做尿液转流的打击直接相关外，不恰当的术前肠道准备、术后营养支持，也可能是重要的影响因素。

在针对 RC 的研究中，大多数将高龄定义为75 岁以上[10]。有研究总结近 1 万 4000 名 RC 病例的结果显示，年龄的增加是住院期发生并发症的独立影响因素。但也有研究对比 75 岁以上和 75 岁以下的 RC 患者[11]，发现两者有着相同的并发症发生率。随着年龄增长，机体及器官功能下降，但年龄并不能很准确、全面地反映机体功能。因此，应将年龄结合机体器官功能状态如体能状态（physical state，PS）和营养状态，来分析和评估手术风险[10]。

不少老年患者常合并患有其他慢性疾病。最常见的合并症包括高血压、心血管疾患、糖尿病、肥胖。虽然这些合并症可能已经或正在治疗，但如果围手术期不加以重视和处理，就可能成为术后并发症的直接诱因。美国麻醉医师协会评分（ASA）是目前使用最多的通过评估合并症严重程度来预测手术风险的工具[12]。Farnham 等[13]严格使用 ASA 评分和 PS 评分对年龄>75 岁、有合并症的 RC 患者进行筛选，降低了术后死亡率和并发症发生率。这说明虽然有合并症的患者手术风险相对高，但在得到重视和恰当处理的情况下，也能获得良好预后。

范钰等[14]回顾收集了 128 例 RC 患者的临床资料，将住院期间发生的并发症分为次要并发症和主要并发症，收集术前、术中手术风险因素和合并症情况，分析各并发症的风险因素。其结果对于如何评估 RC 患者的手术风险，改善围手术期患者条件，减少并发症发生有一定的参考价值。值得指出的是，该组病例中>75 岁的高龄患者比例仅占 10.5%。尽管主要并发症的发生率只有 5.5%，和国外大宗的报道类似，但加上 39.8%的次要并发症，总的并发症发生率达 45.3%。这说明在如何有效减少 RC 并发症这一重要问题上，还需高度重视并开展更多的临床工作和研究来加以改进。

3 肾细胞癌非手术辅助治疗

肾癌曾被认为是泌尿系统致死性最强的肿瘤。近年来由于 B 超和 CT 检查的普及，越来越多的无症状性肾癌被偶然发现，近 10 年国内文献报道其比例为 13.8%～48.9%，平均 33%，国外报道高达 50%，这些肾癌多数体积较小，肿瘤局限在肾脏内，没有突破肾脏包膜。器官局限性肾癌经根治性切除手术治疗后，5 年生存率可达 70%～90%，治疗效果相对较好[15]。

但是，另外有 10%～20%局限性肾癌为高复发进展危险度肿瘤，术后将会复发。一旦肿瘤复发，或者肿瘤在就诊时已突破肾脏包膜或者出现淋巴结转移，发展为局部进展性肾癌，即使进行手术治疗，患者的 5 年生存率显著降低，为 20%～40%；而已有转移的晚期肾癌或复发性晚期肾癌，其 5 年生存率更低至 0%～20%，多数 1～2 年内死于肾癌[16]。针对这些患者，现仍以外科手术为最主要的治疗手段，其原因是肾细胞癌对传统放疗和化疗均不敏感，迄今仍无有效的放化疗方案。然而手术切除达不到根治目的的，要更好地治疗这些患者，需要寻求放化疗以外的其他辅助治疗手段，这一直是肾癌临床和基础研究所关注的焦点。

目前临床上的肾癌辅助治疗多是采用干扰素-α（IFN-α）和白介素-2（IL-2）等细胞因子的免疫治疗。IFN-α 用于转移性肾癌的治疗始于20 世纪 80 年代初期，众多临床研究所得到的结果类似：IFN-α 治疗转移性肾癌可获得 15%～20%的治疗反应率和 8～10 个月的反应持续时间。如患者接受了肾切除手术、体能状况良好、只有早期的肺转移灶，则 IFN-α 的治疗反应率可提高到 30% 左右，持续时间超过 27个月[17,18]。

对于局部进展性肾癌，术后的辅助治疗方案尚无标准，辅助 IFN-α 或/和 IL-2 治疗的多中心、随机对照研究正在进行中。夏娟等[19]的临床研究共报道了 176 例接受肾切除手术的高危局部进展性肾癌患者，其中 79 例患者术后辅助IFN-α 治疗，97 例仅单纯手术治疗。随访 2～103个月，中位随访时间为 48 个月。176 例患者中，发生进展 53 例（30.11%），死亡 37 例（21.02%）。生存分析显示，INF-α 治疗并不能改善局部进展性肾癌患者的生存。

无论是对转移性还是对局部进展性肾癌，细胞因子治疗显然不能令人满意[20]。可喜的是，随着对肾癌分子发病机制研究的不断深入，在此基础上研发的分子靶向药物已使转移性肾癌的治疗取得了显著进展，可成倍延长患者生存时间达 2 年以上[21]。靶向药物是否能改善局部进展性肾癌患者的预后，国际多中心的研究正在开展，其结果值得期待。

4 肾癌分子发病机制相关研究

肾细胞癌中约 75% 为肾透明细胞癌（clear cell RCC，ccRCC），ccRCC 多数发生抑癌基因 VHL 突变或杂合子缺失，导致 VHL 基因失活不能编码正常 VHL 蛋白（pVHL）[22]。pVHL 的生理功能是特异性识别、结合低氧诱导因子（HIF），并使其降解；而在低氧条件下，pVHL 不能识别 HIF，导致 HIF 不被降解而蓄积。HIF 是具有重要调控功能的核转录因子，可激活所有在启动子中含缺氧反应元件（hypoxia response element，HRE）的下游基因表达。目前发现在新生血管形成、细胞代谢、增殖及凋亡等方面，至少有 60 种以上含 HRE 元件的缺氧反应基因，均可由 HIF 上调表达。现已明确，VHL 失活的肾癌细胞因 HIF 高水平蓄积而激活下游血管内皮生长因子（VEGF）、血小板衍生生长因子（PDGF）、转化生长因子-α（TGF-α）等过表达，促进细胞增殖和新生血管形成[23]。

新生血管形成是肿瘤发展和转移的关键步骤。血管丰富是肾癌的主要生物学特征之一。近几年来主要针对肾癌血管生成的多种分子靶向药物成功进入临床应用，如 VEGF 受体单抗、索拉非尼和舒尼替尼等。此类药物的作用主要表现为抑制肿瘤的新生血管形成、导致肿瘤缺血坏死，疾病控制率可达 80% 左右。但按实体瘤疗效评价标准（RECIST），其疗效以疾病稳定为主，而客观有效率（部分缓解率+完全缓解率）不高。这可能与其主要作用于 VEGF 通路、阻断血管生成有关[24, 25]。因此，围绕肾细胞癌 VHL-HIF-缺氧反应基因通路，寻找 HIF 下游其他对肾癌细胞生物学行为起重要作用的缺氧反应基因，对其进行深入研究，将有可能发现新的肾癌治疗靶点。

BNIP3 是一种线粒体蛋白，属 Bcl-2 家族成员。在 Bcl-2 家族中，只有 BNIP3 及其类似分子在基因启动子中含 HRE 元件[26]。组织细胞的缺血缺氧，可通过 HIF 上调 BNIP3 表达[27]。目前有关肾细胞癌中 BNIP3 表达的研究为数尚不多，仅有的几个报道均只关注肾癌细胞株[28]。罗琳等[29]应用组织芯片和免疫组化技术检测了 104 例肾透明细胞癌中 BNIP3、HIF-1α、VEGF 的表达水平，并分析了 BNIP3 表达与 HIF-1α、VEGF 的相关性。虽然只是蛋白水平的初步研究，但其结果所显示的肾癌中 BNIP3 表达下调，可能在肾癌分子发病中有重要意义，亟须进一步验证并深入探讨其调控机制。

5 重视泌尿系统肿瘤综合治疗的临床与基础研究

对泌尿系统肿瘤患者，临床上之所以强调早发现、早诊断、早治疗，并需遵循规范化的综合治疗原则，其首要目的是最终改善患者生存，包括提高生存率和延长生存期。临床分期以及肿瘤对各种治疗措施的敏感性决定了治疗方案的选择，也决定着肿瘤患者的预后。早期器官局限性肿瘤通过根治性切除等治愈性手段，可获得良好疗效，多数患者可无疾病复发、进展，长期存活。而中晚期肿瘤，即使综合应用手术、放化疗和其他治疗手段，也只能起到控制肿瘤进展、一定程度改善患者生存的作用。

另外，肿瘤的恶性程度也是影响患者生存预后的重要因素。肿瘤恶性程度决定了疾病的自然进展和对生命的威胁程度。恶性程度越高，越容易迅速进展为非局限性疾病，越容易复发转移，肿瘤的致死性越强。因此，对于所有泌尿系统恶性肿瘤而言，无论临床分期如何以及采用何种治疗，都应评估肿瘤的恶性程度及复发、进展的危险度，并采取相应的定期随访、长期监测。这是泌尿系统肿瘤临床研究的基础，既有助于在肿瘤复发进展时施以治疗，也能在观测肿瘤自然病程的同时，准确评估现有治疗对患者生存预后的改善情况。

尽管泌尿系统肿瘤临床近年来在手术与非手术治疗上都不断取得进展，但对于中晚期和复发进展的肿瘤而言，还需要更多、更好的治疗手段来改善患者的生存。这首先依赖于更多、更深入的关于泌尿系统肿瘤的基础研究，肾癌靶向治疗是最为典型的由基础研究阐明肾癌分子发病机制、血管生成信号调节，来促进分子靶向药物研发进而成功应用于晚期肾癌临床治疗的例子。因此，在积极总结泌尿肿瘤临床所积累的资料、进行临床科研的同时，需要高度重视和开展相关的基础研究，才有可能寻找到突破现有临床困境的新型治疗手段。

熊子兵等[30]回顾分析了13年间该院收治的共13例肾脏平滑肌肉瘤患者临床病理及生存资料，在进行生存分析的同时，评估各临床病理指标与预后的相关性。张朋等[31]针对在肉瘤发病机制中可能起作用的结缔组织生长因子（connective tissue growth factor，CTGF），利用生物信息学手段，预测和筛选CTGF与受体的可能结合区域，为今后人工合成小分子多肽的CTGF拮抗剂做初步探讨。当然，这两个研究一个受限于肾癌肉瘤发病率极低、高恶性和高致死性，一个为基础性前期研究，其结果需要审慎评估加以参考。

临床上绝大多数实体肿瘤的治疗策略都是综合外科手术和其他非手术治疗包括放化疗、免疫治疗、内分泌治疗等措施的规范化治疗。泌尿系统肿瘤的各种外科手术尽管已经比较成熟，如果能从手术学的角度对其加以完善和改进，并采取各种措施降低手术风险，对于缩短术者学习曲线、保证手术对肿瘤的疗效、减少并发症发生，都有重要的临床意义和实用价值。除外科手术外，对于非局限性肿瘤或高复发进展危险度肿瘤，还需要其他有效的非手术治疗手段，在这一领域无论基础和临床研究都在不断地迅速进展。关注和应用这些进展，并及时总结经验教训，可为泌尿系统肿瘤患者提供更好、更规范的综合治疗。

参 考 文 献

1 谢立平. 前列腺癌流行病学//那彦群. 中国泌尿外科疾病诊断治疗指南（2011版）. 北京：人民卫生出版社，2011：43-44.

2 RAFAEL F C, BERNARDO R, MANOJ B P, et al. Retropubic, laparoscopic, and robot-assisted radical prostatectomy: a critical review of outcomes reported by high-volume centers. J Endourol, 2010; 24（12）: 2003-2015.

3 HERBERT L. A review of surgical techniques for radical prostatectomy. Rev Urol, 2005, 7 (Suppl 2): 11-17.

4 WALSH P C, ALAN W P. Anatomic radical retropubic prostatectomy. In: Wein AJ. Campbell-Walsh Urology, 9th ed. 2031-2045.

5 GUSTAVO F C, CHRISTOPHER R G, DONGHUI K, et al. Reducing blood loss in open radical retropubic prostatectomy with prophylactic periprostatic sutures. BJU Int, 2010, 105 (12): 1650-1653.

6 VICKERS A J, SAVAGE C J, HRUZA M, et al. The surgical learning curve for laparoscopic compared to open radical prostatectomy: a retrospective cohort study. Lancet Oncol, 2009, 10 (5): 475-480.

7 熊子兵，石明，Kunwar A，等. 耻骨后顺行前列腺癌根治术与逆行根治切除术的围手术期情况和长期并发症比较. 四川大学学报（医学版），2012，43（1）: 95-98.

8 GARE J L, LITWIN M S, LAI J, et al. Use of radical cystectomy for patients with invasive bladder cancer. J Natl Cancer Inst, 2010, 102 (11): 802-811.

9 KONETY B R, ALLAREDDY V, HERR H. Complications after radical cystectomy: analysis of population-based data. Urology, 2006, 68 (1): 58-64.

10 TAYLOR Ⅲ J A, KUCHEL G A. Bladder cancer in the elderly: clinical outcomes, basic mechanisms, and future research direction. Nat Clin Pract Urol, 2009, 6 (3): 135-144.

11 FIGUEROA A, STEIN J P, DICKINSON M, et al. Radical cystectomy for elderly patients with bladder carcinoma. Cancer, 1998, 83 (1): 141-147.

12 WOLTERS T, WOLF T, STUTZER H, et al. ASA classification and perioperative variables as predictors of postoperative outcome. BJ Anaesthesia, 1996, 77 (2): 217-222.

13 FARNHAM S B, COOKSON M S, ALBERTS G, et al. Benefit of radical cystectomy in the elderly patient with significant comorbidities. Urol Oncol, 2004, 22 (1): 178-181.

14 范钰，石明，熊子兵，等. 根治性膀胱全切术围手术期并发症风险因素分析. 四川大学学报（医学版），2012，43（1）: 99-103.

15 马建辉. 肾癌流行病学及病因//那彦群. 中国泌尿外科疾病诊断治疗指南（2011版）. 北京：人民卫生出版社，2011：28-29.

16 SCOLL B J, WONG Y N, EGLESTON B L, et al. Age, tumor size and relative survival of patients with localized renal cell carcinoma: a surveillance, epidemiology and end results analysis. J Urol, 2009, 18 (12): 506-511.

17 MICKISCH G H, GARIN A, VAN POPPEL H, et al. Radical nephrectomy plus interferon-alfa-based

immunotherapy compared with interferon alfa alone in metastatic renal-cell carcinoma: a randomised trial. Lancet, 2001, 358 (9286): 966-970.

18 FLANIGAN R C, SALMON S E, BLUMENSTEIN B A, et al. Nephrectomy followed by interferon alfa-2b compared with interferon alfa-2b alone for metastatic renal-cell cancer. N Engl J Med, 2001, 345 (23): 1665-1659.

19 夏娟, 曾浩, 陈雪芹, 等. 高危局限进展性肾透明细胞癌术后辅助应用干扰素-a 的生存分析. 四川大学学报（医学版）, 2012, 43 (1): 91-94.

20 CANNI C, HOTTE S, MAYHEW L. et al. Interferon-alfa in the treatment of patients with inoperable locally advanced or metastatic renal cell carcinoma: a systematic review. Can Urol Assoc J, 2010, 4 (3): 201-208.

21 Courtney KD, Choueiri TK. Updates on novel therapies for metastatic renal cell carcinoma. Ther Adv Med Oncol, 2010; 2 (3): 209-219.

22 CLARK P E. The role of VHL in clear-cell renal cell carcinoma and its relation to targeted therapy. Kidney Int, 2009, 76 (9): 939-945.

23 BANUMATHY G, CAIRNS P. Signaling pathways in renal cell carcinoma. Cancer Biol Ther, 2010, 10 (7): 658-664.

24 BLUEMEN D T, GORE A, GUSTAVO D I. Targeted therapy in renal cancer. Ther Adv Med Oncol, 2009, 1 (3): 183-205.

25 ZHANG H, DONG B J, LU J D, et al. Efficacy of sorafenib on metastatic renal cell carcinoma in Asian patients: results from a multicenter study. BMC Cancer, 2009, 9: 249.

26 SOWTER H M, RATCLIFFE P J, Watson P, et al. HIF-1-dependent regulation of hypoxic induction of the cell death factors BNIP3 and NIX in human tumors. Cancer Res, 2001, 61 (18): 6669-6673.

27 GUO K, SEARFOSS G, KROLIKOWSKI D, et al. Hypoxia induces the expression of the pro-apoptotic gene BNIP3. Cell Death Differ, 2001, 8 (4): 367-376.

28 STURM I, STEPHAN C, GILLISSEN B, et al. Loss of the tissue-specific proapoptotic BH3-only protein Nbk/Bik is a unifying feature of renal cell carcinoma. Cell Death and Differ, 2006, 13 (4): 619-627.

29 罗琳, 熊子兵, 曾浩, 等. BNIP3 在肾透明细胞癌中的表达及其与 HIF-1a、VEGF 的相关性研究. 四川大学学报（医学版）, 2012, 43 (1): 79-82.

30 熊子兵, 石明, Kunwar A, 等. 原发性肾平滑肌肉瘤 13 例临床病理分析. 四川大学学报（医学版）, 2012, 43 (1): 86-90.

31 张朋, 朱育春, 张立, 等. 结缔组织生长因子受体结合区域的预测及筛选. 四川大学学报（医学版）, 2012, 43 (1): 83-85.

编辑 吕 熙

BNIP3 在肾透明细胞癌中的表达及其与 HIF-1α、VEGF 的相关性研究

罗　琳[1]，熊子兵[1]，曾　浩[1]，陈　铌[2]，陈雪芹[2]，张　朋[1]，李　响[1△]

1. 四川大学华西医院 泌尿外科（成都 610041）；2. 四川大学华西医院 病理研究室（成都 610041）

【摘要】　目的　探讨促凋亡蛋白 BNIP3 在原发性肾透明细胞癌中的表达及其与缺氧诱导因子-1α（HIF-1α）、血管内皮生长因子（VEGF）表达的相关性。方法　联合应用组织芯片技术和 Envision 二步免疫组化技术检测 104 例肾透明细胞癌及 48 例癌旁正常肾组织中 BNIP3、HIF-1α、VEGF 的蛋白表达水平，并分析肾癌中 BNIP3 表达与 HIF-1α、VEGF 的相关性。结果　BNIP3、HIF-1α、VEGF 在肾透明细胞癌中的阳性表达率分别为 36.5%、61.5% 和 69.2%，在癌旁正常肾组织中的阳性表达率分别为 12.5%、8.3% 和 12.5%。在 BNIP3 阳性和阴性表达组中，HIF-1α、VEGF 的阳性表达率之间差异无统计学意义（$P>0.05$），VEGF 阳性组与阴性组中 HIF-1α 的阳性表达率差异有统计学意义（$P<0.05$），且两者之间的表达有相关性。结论　BNIP3 在肾透明细胞癌中有所表达，但多数为低表达，且与 HIF-1α 和 VEGF 的表达无相关性。

【关键词】　肾透明细胞癌　BNIP3　缺氧诱导因子-1α　血管内皮生长因子　细胞凋亡

Expression of BNIP3 and Its Correlations to HIF-1α and VEGF in Clear Cell Renal Cell Carcinoma　*LUO Ling*[1]，*XIONG Zi-bing*[1]，*ZENG Hao*[1]，*CHEN Ni*[2]，*CHEN Xue-qin*[2]，*ZHANG Peng*[1]，*LI Xiang*[1△].

1. *Department of Urology，West China Hospital，Sichuan University*，Chengdu 610041，China；

2. *Department of Pathology，West China Hospital，Sichuan University*，Chengdu 610041，China

△ Corresponding author，E-mail：xiangli. 87@163. com

【Abstract】　**Objective**　To study the expressions of proapoptosis protein BNIP3 and its correlation with HIF-1α and VEGF in clear cell renal cell carcinoma（ccRCC）. **Methods**　The expression levels of BNIP3，HIF-1α and VEGF were examined by two-step immunohistochemical staining with tissue chip technique in 104 cases of ccRCC and in 48 cases of normal renal tissues. The correlation of BNIP3 expression with HIF-1α and VEGF was analyzed. **Result**　The positive expression rates of BNIP3，HIF-1α and VEGF were 36.5%，61.5%，and 69.2% in ccRCC，while were 12.5%，8.3%，and 12.5% in paracancerous normal renal tissue，respectively. The expression of both HIF-1α and VEGF were not significantly increased in BNIP3 positive tumors in comparison with BNIP3 negative counterpart（$P>0.05$），but there was a significant correlation between HIF-1α and VEGF（$P<0.05$）. **Conclusion**　The lower expression level of BNIP3 is not coincident with the high level of HIF-1α and VEGF in clear cell renal cell carcinoma.

【Key words】　Clear cell renal cell carcinoma　BNIP3　HIF-1α　VEGF　Apoptosis

在肾癌的发病机制中，Von Hippel-Lindau 基因（*VHL*）－缺氧诱导因子（*HIF*）－缺氧反应基因通路起着至关重要的作用[1]。HIF 是具有重要调控功能的核转录因子，可激活所有在启动子中含缺氧反应元件（hypoxia response element，HRE）的下游基因表达。肾透明细胞癌（clear cell renal cell carcinoma，ccRCC）中

VHL 失活不能降解 HIF，HIF 异常堆积进而刺激下游的缺氧反应基因如血管内皮生长因子（VEGF）等表达，促进肿瘤细胞生长和新生血管的形成[2]。BNIP3 为 Bcl-2 家族中仅有的在基因启动子中含 HRE 的促凋亡蛋白。正常组织在缺氧状态下，HIF-1α 是诱导 BNIP3 表达的最强刺激因子，缺氧可促进 BNIP3 的 mRNA 和蛋白表达，诱导细胞凋亡。但在肾透明细胞癌中，HIF-1α 高水平，VEGF 高表达，而细胞凋亡并

△ 通信作者，E-mail：xiangli. 87@163. com

不常见。因此，促凋亡蛋白 BNIP3 作为 HIF-1α 下游的缺氧反应基因，其在肾癌组织中的表达值得深入探讨。目前 BNIP3 在原发性肾透明细胞癌中的表达情况尚无报道。本研究联合应用组织芯片技术和 Envision 二步免疫组化技术检测肾癌中 BNIP3、HIF-1α 及 VEGF 的表达，并初步探讨其相关性。

1 材料和方法

1.1 研究对象

取四川大学华西医院泌尿外科 2006 年 3 月至 2008 年 5 月手术后证实为 ccRCC 的 104 例石蜡包埋组织标本。其中男 59 例，女 45 例，术前均未行肾癌放疗、化疗及生物治疗。另取 48 例远离肿瘤（＞2 cm）的癌旁正常肾组织标本作为阴性对照。所有标本均经本院病理科诊断证实。

1.2 主要试剂

HIF1-α 鼠抗人单克隆抗体产自美国 Santa Cruz 公司，工作浓度为 1∶25；VEGF 兔抗人多克隆抗体产自美国 Neomarkers 公司，工作浓度为 1∶100；BNIP3 鼠抗人单克隆抗体产自美国 Sigma 公司，工作浓度为 1∶200。

1.3 组织芯片的制作及染色方法

将肾癌组织及正常组织用骨穿针获取柱形组织，置于黏性基质上，包埋后按常规石蜡切片制作芯片。载玻片经泡酸清洗烘干后，用 2% APES 丙酮溶液处理；石蜡包埋组织 4 μm 切片后 60 ℃烘烤 2 h，常规二甲苯脱蜡，梯度酒精入水；3%过氧化氢溶液避光封闭孵育 20 min 灭活内源性过氧化物酶，蒸馏水洗涤；微波修复抗原（抗原修复液为 pH 值 6.0 的柠檬酸缓冲液）；分别滴加各指标对应工作浓度的一抗，4 ℃过夜，pH 值 7.4 的 PBS 洗涤 3 次，滴加辣根过氧化物酶（HRP）标记的二抗。室温孵育 30 min 后，PBS 洗涤 3 次，DAB 显色，苏木精复染，酒精脱水，二甲苯透明，中性树胶封片。每组切片均以 PBS 代替一抗作为阴性对照。

1.4 染色结果判断

HIF-1α：以细胞核或细胞浆内有棕色或棕黄色颗粒为阳性表达，其表达强度根据染色细胞数和染色强度来判定，观察高倍镜（400×）下各组织点的表达情况，计算组织点阵中着色细胞的百分率及细胞质的着色程度。染色程度：基本不着色为 0 分，呈淡棕黄色为 1 分，棕黄色为 2 分，深棕黄色为 3 分；着色细胞占计数细胞百分率：≤5% 为 0 分，6%～25% 为 1 分，26%～50% 为 2 分，≥51% 为 3 分，以每个组织点染色程度和染色细胞百分率得分相加的和为最后得分。得 0～1 分者判为阴性（－），得 2 分者判为弱阳性（＋），得 3～4 分者判为中等阳性（＋＋），得 5～6 分者判为强阳性（＋＋＋）[3]。

VEGF：以细胞质内有棕黄色颗粒沉着为阳性表达，其评价方法同 HIF-1α。

BNIP3：BNIP3 表达主要定位于肿瘤细胞胞浆，以黄色、棕色、棕褐色颗粒为阳性表达。其评分方法同 HIF-1α。所有组织切片由两位高年资的病理科医生进行独立盲检。当评分结果不一致时，则请两位医生共同读片，以达成一致。（－）和（＋）归为各指标无表达和低表达组，（＋＋）和（＋＋＋）归为各指标中表达和高表达组，并以此为分组依据做 BNIP3、HIF1-α 和 VEGF 两两相关性分析。

1.5 统计学方法

采用 χ^2 检验分析，相关性用配对资料的关联分析，用 Pearson 列联系数表示，$\alpha = 0.05$。

2 结果

2.1 BNIP3、HIF1-α 及 VEGF 在 ccRCC 中的表达

结果见图 1。BNIP3 在 ccRCC 中的阳性染色定位于肿瘤细胞胞浆，少量定位于细胞核内，为粗细不一的棕黄至棕褐色颗粒。其阳性细胞主要出现于肿瘤坏死组织的周围以及癌浸润边缘。BNIP3 在肾癌组的阳性表达率为 36.5%，在癌旁正常组织中的阳性表达率为 12.5%，其表达差异有统计学意义（$P = 0.002$）。HIF1-α 主要表达于癌细胞胞核，细胞质也有明显表达，为均匀的棕色或棕黄色颗粒。其阳性细胞主要出现于肿瘤边缘或与正常组织交界处。HIF1-α 在肾癌组的阳性表达率为 61.5%，在癌旁正常组织中的阳性表达率为 8.3%，其表达差异有统计学意义（$P = 0.000$）。VEGF 表达在肿瘤细胞膜和细胞浆及基质血管内皮细胞，表现为棕黄色颗粒，分布于胞浆中。VEGF 在肾癌组的阳性表达率为 69.2%，在癌旁正常组织中的表达

率为 12.5%，其表达差异有统计学意义（$P=$ 0.000）。由此可见，肾透明细胞癌组中 BNIP3、HIF1-α 及 VEGF 的蛋白表达水平均显著高于癌旁正常组织组。

2.2 BNIP3 在不同分期、分级 ccRCC 中的表达

依据 ccRCC 临床分期（采用 2002 年 ACJJ 肾癌分期组合标准）和病理核分级指标将 104 例 ccRCC 进行分组，BNIP3 在不同分期分级 ccRCC 中的表达见表 1。BNIP3 在 Ⅰ～Ⅱ 期阳性表达率为 50.98%，在 Ⅲ～Ⅳ 期阳性率为 22.64%，差异有统计学意义（$P<0.05$），BNIP3 表达随临床分期升高而降低。在不同病

理分级中，BNIP3 的阳性表达率分别为：Ⅰ～Ⅱ 级 41.07%，Ⅲ 级 32.26%，Ⅳ 级 29.41%，随病理分级升高而降低，但各病理分级组间差异均无统计学意义（$P>0.05$）。

2.3 肾透明细胞癌中 BNIP3、HIF1-α 及 VEGF 表达的相关性分析

如表 2、表 3 所示，在 ccRCC BNIP3 中高表达者（＋＋～＋＋＋）、无和低表达者（－～＋）中，HIF-1α 的中高表达率分别为 58.82% 和 79.31%，两者比较差异无统计学意义（$P=$ 0.1345），BNIP3 和 HIF-1α 表达无明显相关性

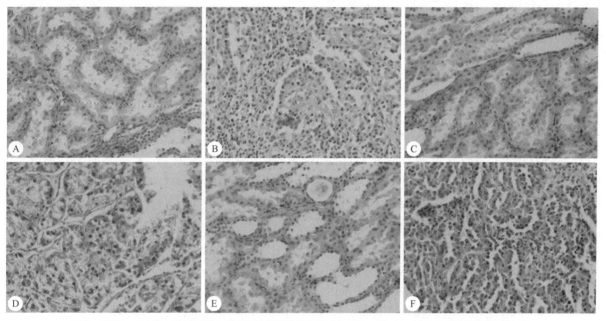

图 1 BNIP3、HIF1-α 及 VEGF 在癌组织及癌旁正常组织中的表达（Envision×200）（彩图见附录图 13）

Fig 1 The expression of BNIP3, HIF-1α and VEGF in the cancerous tissue and paracancerous normal tissue of ccRCC（Envison×200）

A：BNIP3 in paracancerous normal renal tissue；B：BNIP3 in ccRCC；C：HIF-1α in paracancerous normal renal tissue；D：HIF1-α in ccRCC；E：VEGF in paracancerous normal renal tissue；F：VEGF in ccRCC

表 1 BNIP3 在不同分期、分级肾透明细胞癌中的表达

Table 1 The expression of BNIP3 in ccRCC with different stage and grade

Stage and grade	n	Expression of BNIP3			
		－	＋	＋＋	＋＋＋
Stage					
Ⅰ-Ⅱ	51	25 (49.02%)	14 (27.46%)	6 (11.76%)	6 (11.76%)
Ⅲ-Ⅳ	53	41 (77.36%)	7 (13.21%)	3 (5.66%)	2 (3.77%)
Grade					
Ⅰ-Ⅱ	56	33 (58.93%)	12 (21.34%)	6 (10.71%)	5 (8.93%)
Ⅲ	31	21 (67.74%)	6 (19.35%)	2 (6.45%)	2 (6.45%)
Ⅳ	17	12 (70.59%)	3 (17.65%)	1 (5.88%)	1 (5.88%)

（$r=0.167$，$P=0.090$）。同时，VEGF 的中高表达率分别为 52.94% 和 74.71%，两者比较差异无统计学意义（$P=0.129$），BNIP3 和 VEGF 表达无明显相关性（$r=0.190$，$P=0.053$）。在 ccRCC VEGF 中高表达者（＋＋～＋＋＋）、无和低表达者（－～＋）中，HIF-1α 的中高表达率分别为 40.00% 和 90.54%，两者比较差异有统计学意义（$P<0.001$），HIF-1α 与 VEGF 的表达呈正相关（$r=0.794$，$P=0.000$）。

表2　BNIP3 与 HIF-1α、VEGF 的相关性分析

Table 2　The correlation between BNIP3 expression and HIF-1α，VEGF expression in ccRCC

BNIP3	n	HIF-1α		VEGF	
		(−) - (+)	(++) - (+++)	(−) - (+)	(++) - (+++)
(++) - (+++)	17	7 (41.18%)	10 (58.82%)	8 (47.06%)	9 (52.94%)
(−) - (+)	87	18 (20.69%)	69 (79.31%)	22 (25.29%)	65 (74.71%)

Contingency coefficient of BNIP3 and HIF-1α：$r=0.167$，$P=0.090$；Contingency coefficient of BNIP3 and VEGF：$r=0.190$，$P=0.053$

表3　VEGF、HIF-1α 的相关性分析

Table 3　The correlation between HIF-1α and VEGF expression in ccRCC

VEGF	n	HIF-1α	
		(−) - (++)	(+++)
(++) - (+++)	30	18 (60.00%)	12 (40.00%)
(−) - (+)	74	7 (9.46%)	67 (90.54%)

Contingency coefficient of VEGF and HIF-1α：$r=0.794$，$P<0.05$

3　讨论

肾细胞癌（renal cell carcinoma，RCC）中约75%为ccRCC，多数发生抑癌基因 *VHL* 突变或杂合子缺失，致 VHL 下游的 HIF 不能被降解而聚集。HIF 是具有重要调控功能的核转录因子，可激活所有在启动子中含 HRE 的下游基因表达[4]。目前发现在新生血管形成、细胞糖代谢（无氧代谢）、细胞增殖及凋亡等方面，至少有60种以上含 HRE 元件的缺氧反应基因，均可由 HIF 上调表达。现已明确，VHL 失活的肾癌因 HIF 高水平蓄积而激活下游 VEGF、PDGF、TGF-α 等过表达，促进细胞增殖和新生血管形成[5-8]。

BNIP3 是 Bcl-2 家族中 BH3-only 亚家族的成员，在 Bcl-2 家族中，只有 BNIP3 及其类似分子（BNIP3-Like/NIX）在基因启动子中有含 HRE 元件。BNIP3 属于促凋亡蛋白，主要通过促进线粒体通透性转运孔开放和线粒体的损伤来诱导凋亡。另外，BNIP3 可通过与 Bcl-2 及 Bcl-xl 形成异构体，拮抗其抗凋亡作用[9]，也可增强 Bax 和 Bak 的促凋亡作用，并可诱导自体吞噬[10]。缺氧常导致绝大部分活体细胞死亡，因为缺氧可促进 BNIP3 的 mRNA 和蛋白表达，诱导细胞凋亡，这在来源于部分癌细胞、巨噬细胞、内皮细胞的细胞株中得到证实[11,12]。缺

氧对 BNIP3 的调节主要发生在转录水平，通过缺氧诱导因子 HIF-1 作用于 BNIP3 启动子区域的 HRE 实现，HIF-1 是诱导 BNIP3 表达的最强刺激因子[11-13]。BNIP3 作为受 HIF 直接调控并对细胞生存产生重要影响的分子，其在肿瘤发生发展中的作用越来越受到重视。

BNIP3 在肾癌中的研究为数尚不多，仅有的几篇报道都聚焦于肾癌细胞株，而在原发肾癌中的表达情况还未见报道。我们的研究显示：在104例肾透明细胞癌中，BNIP3、HIF-1α 及 VEGF 在肾透明细胞癌中的阳性表达率分别为36.5%、61.5% 和 69.2%。104例 ccRCC 中，BNIP3 无表达者（−）66例，低表达者（+）21例，共占83.65%。在不同的临床分期和病理分级的 ccRCC 中，BNIP3 无表达及低表达的比例占60%～80%。对 BNIP3 表达与 HIF1-α、VEFG 表达的相关分析表明，肾癌组织中 HIF-1α 和 VEGF 的表达水平呈正相关，这与现有的国内外报道一致。而 BNIP3 的表达与 HIF-1α 和 VEGF 的表达不具相关性。

在正常组织缺氧状态下，HIF-1α 是诱导 BNIP3 表达的最强刺激因子，通过与 BNIP3 启动子中的 HRE 结合来诱导 BNIP3 表达[13]。在肾癌组织中，HIF-1α 高表达，VEGF 高表达，促凋亡蛋白 BNIP3 作为 HIF-1α 下游的缺氧反应基因，其表达与 HIF-1α 及 VEGF 的表达不具相关性，这一结果提示：BNIP3 虽然是 HIF-1α 下游的缺氧反应基因，但在肾癌中 BNIP3 的表达可能因某种尚未阐明的机制受到了抑制。结合已有的关于 BNIP3 表达调控的相关研究，我们推测有两种可能：一是 *BNIP3* 基因结构发生变化，这种改变使 HIF-1α 失去作用靶点，而无法激活 BNIP3 的转录，这可能与 *BNIP3* 基因启动子的甲基化有关[14]，致使肾癌细胞能够逃避由 BNIP3 介导的凋亡反应；二是根据我们的

染色结果，BNIP3 在部分肾癌组织中出现细胞核表达，虽然低氧刺激诱导了 BNIP3 的表达，但位于细胞核的 BNIP3 不能与线粒体相互作用，因此抑制了 BNIP3 的促凋亡功能，由此推测 BNIP3 的核转移现象可能是肾癌细胞逃逸凋亡的另一种机制。因此对 BNIP3 表达下调机制与肾癌发生发展的进一步研究，有望以此为靶点为肾癌治疗提供新的线索。

参 考 文 献

1　IVAN M, KAELIN JR W G. The von Hippel-Lindau tumor suppre＝ssor protein. Curr Opin Genet Dev, 2001, 11 (1): 27-34.

2　SEMENZA G L, WANG G L. A nuclear factor induced by hypoxia via de novo protein synthesis binds to the human erythropoietin gene enhancer at a site required for transcriptional activation. Mol Cell Biol, 1992, 12 (12): 5447-5454.

3　MAXWELL P. HIF-1: an oxygen response system with special relevance to the kidney. J Am Soc Nepro, 2003, 14 (11): 2712-2722.

4　HAMACHER-BRADY A, BRADY N R, LOGUE S E, et al. Response to myocardial ischemia/reperfusion injury involves Bnip3 and autophagy. Cell Death Differ, 2007, 14 (1): 146-157.

5　ACKER T, PLATE K H. Hypoxia and hypoxia inducible factors (HIF) as important regulators of tumor physiology. Cancer Treat Res, 2004, 117: 219-248.

6　KEVIN J, JOHN W M, ADAM J, et al. Expression of hypoxia-inducible factors in human renal cancer: relationship to angiogenesis and to the von Hippel-Lindau gene mutation. Cancer Res, 2002, 62 (10): 2957-2961.

7　DANKBAR B, PADRO T, LEO R, et al. Vascular endothelial growth factor and interleukin-6 in paracrine tumor-stromal cell interactions in multiple myeloma. Blood, 2000, 95 (8): 2630-2636.

8　ZHANG X, YAMASHITA M, UETSUKI H, et al. Angiogenesis in renal cell carcinoma: evaluation of microvessel density, vascular endothelial growth factor and matrix metalloproteinases. Int J Urol, 2002, 9 (9): 509-514.

9　RAY R, CHEN G, VANDE VELDE C, et al. BNIP3 heterodimerizes with Bcl-2/Bcl-X (L) and induces cell death independent of a Bcl-2 homology 3 (BH3) domain at both mitochondrial and nonmitochondrial sites. J Bio Chem, 2000, 275 (2): 1439-1448.

10　BELLOT G, GARCIA-MEDINA R, GOUNON P, et al. Hypoxia-induced autophagy is mediated through hypoxia-inducible factor induction of BNIP3 and BNIP3L via their BH3 domains. Mol Cell Biol, 2009, 29 (10): 2570-2581.

11　GUO K, SEARFOSS G, KROLIKOWSKI D, et al. Hypoxia induces the expression of the pro-apoptotic gene BNIP3. Cell Death Differ, 2001, 8 (4): 367-376.

12　BROIEK R K. Experssion of the gene encoding the pro-apoptotic BNIP3 protein is induced by hypoxia. Proc Natl Acad Sci USA, 2000, 97 (16): 9082-9087.

13　SOWTER H M, RATCLIFFE P J, WATSON P, et al. HIF-1 dependent regulation of hypoxic induction of the cell death factors BHIP3 and NIX in human tumors. Cancer Res, 2001, 61 (18): 6669-6673.

14　LATIF F, TORY K, GNARRA J, et al. Identification of the von Hippel-Lindau disease yumor suppressor gene. Science, 1993, 260 (5112): 1317-1320.

编辑　汤　洁

结缔组织生长因子受体结合区域的预测及筛选

张 朋[1]，朱育春[1]，张 立[2]，李 响[1△]

1. 四川大学华西医院 泌尿外科（成都 610041）；2. 四川大学华西医院 移植免疫研究室（成都 610041）

【摘要】 **目的** 分析结缔组织生长因子（connective tissue growth factor，CTGF）二级结构，进行其受体结合区域的预测及筛选。**方法** 利用生物信息学手段，分析 CTGF 二级结构、亲水性以及其他部分物理性质，预测和筛选出 CTGF 与受体的可能结合区域，为以后人工合成小分子多肽的 CTGF 拮抗剂做初步筛选。**结果** 对 CTGF 二级结构、相应同源蛋白对比，以及亲水性和抗原性分析的结果显示，CTGF 与其受体结合的位点可能位于 96～102、104～112、257～272 区段，它们的氨基酸序列分别是 TAKDGAP、IFGGTVYRS 和 IRTPKISKPIKFELSG。**结论** 初步筛选出 CTGF 受体结合位点，为根据其 3 个氨基酸序列合成 CTGF 拮抗剂提供了工作基础。

【关键词】 结缔组织生长因子 转化生长因子-β 二级结构 纤维化

Prediction and Screening of CTGF Secondary Structure and Receptor-binding Domain *ZHANG Peng[1]，ZHU Yu-chun[1]，ZHANG Li[2]，LI Xiang[1△]. 1. Department of Urology，West China Hospital，Sichuan University*，Chengdu 610041，China；*2. Key Laboratory of Transplant Engineering and Immunology，West China Hospital，Sichuan University*，Chengdu 610041，China

△ Corresponding author，E-mail：xiangli. 87@163. com

【Abstract】 **Objective** To analyze the secondary structure of connective tissue growth factor (CTGF) for the prediction and screening of candidate receptor-binding domain of CTGF. **Methods** Bioinformatics method was employed to predict and screen CTGF receptor-binding domain based on the analysis of secondary structure of CTGF，and its hydrophilicity and physical property. **Results** The results showed that the candidate receptor-binding domains locate in 96-102，104-112，257-272 segments，the corresponding amino acid sequences are TAKDGAP，IFGGTVYRS and IRTPKISKPIKFELSG，respectively. **Conclusion** There were 3 candidate receptor-binding domains of CTGF，which might be the targets for newly antagonistic micromolecule polypeptide of CTGF.

【Key words】 Connective tissue growth factor Transforming growth factor-β Secondary structure Fibrosis

结缔组织生长因子（connective tissue growth factor，CTGF）隶属于 CCN 家族（CTGF，cyr 61/cef 10，nov），是一种与病理性纤维化密切相关的细胞因子[1, 2]，在胚胎发育、软骨形成以及创伤修复过程中 CTGF 具有一定的生理作用，而且它在肝硬化、肿瘤的发生和发展以及肾脏移植后慢性移植物失功的病理性纤维化过程中也具有十分重要的意义[3-7]。目前的研究表明，CTGF 能介导肝素依赖性和二价阳离子依赖性细胞的黏附，这些细胞包括成纤维细胞、成肌纤维细胞以及内皮和上皮细胞，

同时 CTGF 还能促使转化生长因子介导的 DNA 合成增加，它是转化生长因子-β（transforming growth factor-β，TGF-β）的下游效应分子。在 CTGF 水平进行干预既可以让 TGF-β 继续发挥其对机体的有益作用，又可以消除其纤维增生作用[8-10]。我们前期对不同尿道狭窄及正常尿道组织进行了 CTGF 基因及蛋白检测，发现反复进行外科操作的尿道狭窄组织中 CTGF 表达明显高于普通尿道狭窄组[11]，CTGF 在尿道瘢痕形成、创伤修复过程中扮演着重要角色，其表达高低直接影响瘢痕形成的程度。此外，还有研究报道[12]：CTGF 及 CNN 家族部分重要生长因子与肿瘤新生血管生成有密切关系，在肿

瘤发生和发展中起重要作用。为此，本研究利用生物信息学手段，分析 CTGF 二级结构、亲水性以及其他一些物理性质，预测和筛选出 CTGF 与受体的可能结合区域，为以后人工合成小分子多肽的 CTGF 拮抗剂做出初步筛选。

1 方法

1.1 查阅 CTGF 的氨基酸序列

登录欧洲生物信息学研究所（EBI）维护的 SWISS-PROT 数据库、检索 CTGF 的氨基酸序列。

1.2 CTGF 二级结构预测

通过蛋白质功能位点数据库 Prosite 的网上

提交序列进行 CTGF 二级结构预测。

1.3 CTGF 的亲水性预测

按照 Kyte-Doolittle 方案[13]的氨基酸亲水性标准预测亲水性。

1.4 CTGF 的抗原性预测

通过 antigenic 网上提交氨基酸序列进行 CTGF 的抗原性预测。

2 结果

2.1 CTGF 氨基酸序列

检索自 SWISS-PROT 数据库、序列编号为 P29279 的 CTGF 前体氨基酸序列如下。

1	MTAASMGPVR	VAFVVLLALC	SRPAVGQNCS	GPCRCPDEPA	PRCPAGVSLV
51	LDGCGCCRVC	AKQLGELCTE	RDPCDPHKGL	FCDFGSPANR	KIGVCTAKDG
101	APCIFGGTVY	RSGESFQSSC	KYQCTCLDGA	VGCMPLCSMD	VRLPSPDCPF
151	PRRVKLPGKC	CEEWVCDEPK	DQTVVGPALA	AYRLEDTFGP	DPTMIRANCL
201	VQTTEWSACS	KTCGMGISTR	VTNDNASCRL	EKQSRLCMVR	PCEADLEENI
251	KKGKKCIRTP	KISKPIKFEL	SGCTSMKTYR	AKFCGVCTDG	RCCTPHRTTT
301	LPVEFKCPDG	EVMKKNMMFI	KTCACHYNCP	GDNDIFESLY	YRKMYGDMA

2.2 CTGF 预测的二级结构

通过 Prosite 方案预测的 CTGF 前体蛋白二级结构结果见图 1、表 1。它由一个 N-端的信号肽和 4 个功能相对独立的区域构成。CTGF 前体蛋白 N-端的 1～26 为信号肽段，它在翻译过程中最先合成，能引导蛋白质的肽链到达并通过内质网。此段信号肽最终会被内质网膜中的信号肽酶切除，因此成熟的 CTGF 蛋白并无此 N-端的信号肽。33～100 为胰岛素样生长因子结合蛋白段（IGFBF），它能与胰岛素样生长因子 1（IGF1）特异性结合，阻止 IGF 与其受体结合，从而对 IGF 在机体内环境中的稳定起重要的调节作用。101～167 为血管假性血友病因子

C（vWFC），它由 2 个重复的 vWFC 构成，能参与寡聚体的形成，其存在有利于更大的蛋白复合体形成。198～243 是抗血管生成因子 1（TSP1）段，它含有一个糖基化位点，能连接蛋白和糖结合物配体；此功能区域常存在于参与细胞-细胞之间和细胞-细胞基质之间相互作用的糖蛋白中，能抑制内皮细胞生长和拮抗血管的形成。256～330 是 C-端胱氨酸结（CTCK），此段为胱氨酸丰富的区域，它包含 3 个二硫键，其中 2 个二硫键形成指环，第 3 个二硫键则穿过这个指环，同时此段还是肝素结合区域。除 CTGF 外，TGF-β、神经生长因子（NGF）、血小板源性生长因子（PDGF）都有 CTCK。

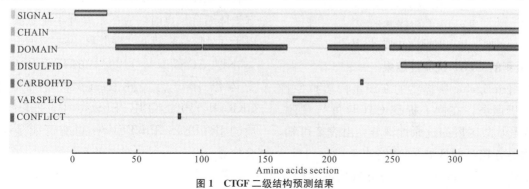

图 1　CTGF 二级结构预测结果

Fig 1　Prediction result of the secondary structure of CTGF

表1　CTGF二级结构预测结果

Table 1　Prediction result of the secondary structure of CTGF

Key	Begin	End	Length	Description
SIGNAL	1	26	26	Potential
CHAIN	27	349	323	Connective tissue growth factor
DOMAIN	33	100	68	IGFBP
DOMAIN	101	167	67	vWFC
DOMAIN	198	243	46	TSP type-1
DOMAIN	247	349	103	Heparin-binding
DOMAIN	256	330	75	CTCK
DISULFID	256	293	38	By similarity
DISULFID	273	307	35	By similarity
DISULFID	284	323	40	By similarity
DISULFID	287	325	39	By similarity
DISULFID	292	329	38	By similarity
CARBOHYD	28	28	1	N-linked (GlcNAc...) (Potential)
CARBOHYD	225	225	1	N-linked (GlcNAc...) (Potential)
VARSPLIC	172	198	27	Missing (in isoform 2), /FTId=VSP_002460
CONFLICT	83	83	1	D-> H (in Ref. 4)

2.3 预测的CTGF亲水性结果

按照 Kyte-Doolittle 的氨基酸亲水性标准，预测 CTGF 亲水性结果。由图 2 可见，除 N-端起始的信号肽段有极高的亲水性外，整个成熟蛋白氨基酸序列的亲水性与疏水性几乎是交替的。

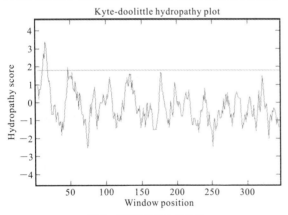

图2　CTGF的亲水性分析

Fig 2　Hydrophilicity result of CTGF

2.4 预测的CTGF抗原性结果

利用 antigenic 所提供的在线蛋白质抗原性预测分析服务，在网上提交 CTGF 进行预测，得到各氨基酸区段的抗原性评分。由表 2 可知，抗原性得分较高的区域是 N-端的 6～71、117～169、233～245、281～329，得分较低的区段是91～112、206～212、253～273、337～342。

表2　CTGF各氨基酸区段抗原性预测得分

Table 2　Antigenicity score of amino acides initiator segment of CTGF

Amino acids initiator segment	Antigenicity score	Amino acids initiator segment	Antigenicity score
6～38	1.285	206～212	1.107
40～71	1.254	233～245	1.174
74～85	1.119	253～260	1.070
91～98	1.103	262～273	1.060
100～112	1.099	281～296	1.167
117～169	1.179	298～310	1.140
171～183	1.155	320～329	1.192
196～203	1.130	337～342	1.097

3　讨论

通过对 CTGF 二级结构分析预测以及相应同源蛋白对比综合分析，在 CTGF 的 4 个功能区中，vWFC、TSP1 和 CTCK 区域为与细胞增殖以及纤维化关系较紧密的区域，它们都有可能存在与纤维化过程密切相关的受体位点，特别是 vWFC 和 CTCK 又常常共同出现在与纤维化相关的蛋白中，如黏蛋白和 CCN 家族。

对 CTGF 亲水性及抗原性分析的结果提示了抗原性得分较低的 91～112、206～212、253～273、337～342 几个区域极有可能不在蛋白质表面，且是疏水基团，因此它们有可能是受体结合的部位。由于 vWFC 和 CTCK 与纤维化的关系最为密切，我们将重点考虑这两个区域可能的受体结合位点，这样 91～112 和 253～273 区段可能就存在受体结合位点。91～112 区段的氨基酸序列为 KIGVCTAKDGAPCIFGGTVYRS，因为半胱氨酸有可能会形成二硫键，在有二硫键的部位蛋白质的空间构像一般很稳定，不会发生改变，不利于配体和受体的结合，因此我们在分析，筛选受体结合位点时，应尽量避开半胱氨酸。根据以上原则，我们可以推测 96～102 区段的 TAKDGAP 和 104～112 区段的 IFGGTVYRS 是受体结合位点。同样在 253～273 区段 GKKCIRTPKISKPIKFELSGC 中，257～272 区段的 IRTPKISKPIKFELSG 也有可能是受体结合位点。

综上所述，CTGF 与其受体结合的位点可能位于 96～102、104～112、257～272 区段，它们

的 氨 基 酸 序 列 分 别 是 TAKDGAP、IFGGTVYRS 和 IRTPKISKPIK FELSG。本研究只是对 CTGF 受体结合位点的一个初步筛选，最终应用效果必须用实验确认，因此我们下一步研究将利用这三个氨基酸序列合成小分子多肽的 CTGF 拮抗剂，通过实验进一步验证是否能竞争性拮抗 CTGF 的作用，从而减缓甚至逆转病理性纤维化的发生。

参 考 文 献

1　GROTENDORST G R. Connective tissue growth factor: a mediator of TGF-beta action on fibroblasts. Cytokine Growth Factor Rev, 1997, 8 (3): 171-179.

2　TAKIGAWA M. CTGF/Hcs24 as a multifunctional growth factor for fibroblasts, chondrocytes and vascular endothelial cells. In Drug News Perspect, 2003, 16 (1): 11-21.

3　PARADIS V, DARGERE D, VIDAUD M, et al. Expression of connective tissue growth factor in experimental rat and human liver fibrosis. Hepatology, 1999, 30 (4): 968-976.

4　SHI-WEN X, PENNINGTON D, HOLMES A, et al. Autocrine overexpression of CTGF maintains fibrosis: RDA analysis of fibrosis genes in systemic sclerosis. Exp Cell Res, 2000, 259 (1): 213-224.

5　RASTALDI M P, FERRARIO F, GIARDINO L, et al. Epithelial-mesenchymal transition of tubular epithelial cells in human renal biopsies. Kidney Int, 2002, 62 (3): 137-146.

6　BONNIAUD P, MARGETTS P J, KOLB M, et al. Adenoviral gene transfer of connective tissue growth factor in the lung induces transient fibrosis. Am J Respir Crit Care Med, 2003, 168 (7): 770-778.

7　MATSUI Y, SADOSHIMA J. Rapid upregulation of CTGF in cardiac myocytes by hypertrophic stimuli: implication for cardiac fibrosis and hypertrophy. J Mol Cell Cardiol, 2004, 37 (2): 477-481.

8　GUPTA S, CLARKSON M R, DUGGAN J, et al. Connective tissue growth factor: potential role in glomerulosclerosis and tubulointerstitial fibrosis. Kidney Int, 2000, 58 (4): 1389-1399.

9　IGARASHI A, OKOCHI H, BRADHAM D M, et al. Regulation of connective tissue growth factor gene expression in human skin fibroblasts and during wound repair. Mol Biol Cell, 1993, 4 (6): 637-645.

10　UJIKE K, SHINJI T, HIRASAKI S, et al. Kinetics of expression of connective tissue growth factor gene during liver regeneration after partial hepatectomy and D-galactosamine-induced liver injury in rats. Biochem Biophys Res Commun, 2000, 277 (2): 448-454.

11　PENG Z, MING S, QIANG W, et al. Increased expression of connective tissue growth factor in patients with urethral stricture. Tohoku J Exp Med, 2008, 215 (3): 199-206.

12　DHAR A, RAY A. The CCN family proteins in carcinogenesis. Exp Oncol, 2010, 32 (1): 2-9.

13　KLEVANIK A. Hydrophobicity and prediction of the secondary structure of membrane proteins and peptides. Membr Cell Biol, 2001, 14 (5): 673-697.

编辑　沈　进

原发性肾平滑肌肉瘤 13 例临床病理分析

熊子兵[1]，石　明[1]，Kunwar Ashok[1]，陈　铌[2]，张　朋[1]，曾　浩[1]，李　响[1△]

1. 四川大学华西医院 泌尿外科（成都 610041）；2. 四川大学华西医院 病理研究室（成都 610041）

【摘要】　目的　分析 13 例肾脏平滑肌肉瘤患者的生存情况，评估影响预后的相关因素。方法　回顾性分析 1996 年至 2008 年间四川大学华西医院诊治的 13 例肾脏平滑肌肉瘤患者的临床症状、病理学特征、治疗方式及随访资料，运用 logistic 回归评估各项观察指标与预后的相关性，分析各指标对预后的影响。结果　患者平均年龄为 45.7 岁，61.5%（8/13）为女性。肿瘤平均直径为〔11.1±10.2（3.0～34.0）〕cm，53.9%（7/13）累及肾包膜，23.1%（3/13）淋巴结转移阳性，完成随访 11 例，中位生存时间为 39.2 月（9～81 月），1 年、3 年、5 年生存率分别为 81.8%、54.5%、16.2%。8 例患者出现远处转移，截至本次随访，9 例患者死亡。相关性分析显示：患者的生存与年龄、病理分级、是否完整切除、是否淋巴结转移、是否侵犯包膜或肾盂、是否化疗等无相关性。结论　原发性肾脏平滑肌肉瘤为高致死率的肾脏恶性肿瘤，需尽早发现，手术切除，否则生存预后差。

【关键词】　肾脏恶性肿瘤　平滑肌肉瘤　生存　预后

Primary Leiomyosarcoma of the Kidney: a Clinicopathological Study of 13 Cases at a High-volume Institution
XIONG Zi-bing[1]，*SHI Ming*[1]，*KUNWAR Ashok*[1]，*CHEN Ni*[2]，*ZHANG Peng*[1]，*ZENG Hao*[1]，*LI Xiang*[1△]．　1. *Department of Urology，West China Hospital，Sichuan University*，Chengdu 610041，China；2. *Department of Pathology，West China Hospital，Sichuan University*，Chengdu 610041，China
△ Corresponding author，E-mail: xiangli. 87@163. com

【Abstract】　**Objective**　To analyze the clinical characteristics，treatment，and survival of adult patients with renal leiomyosarcoma treated at our institution during the past 13 years．**Methods**　A retrospective review was performed to collect the demographic distribution，clinical manifestation，treatment，and outcome data about 13 adult patients of renal leiomyosarcoma treated at our institution from January 1996 to January 2008．The clinical parameters were analyzed to determine the effects on survival by logistic regression．**Results**
Mean age at diagnosis was 45. 7 years（range 20 to 71），and 61. 5%（8/13）were female．Mean tumor diameter was（11. 1±10. 2）cm（range 3 to 34 cm），53. 9%（7/13）had direct invasion of renal capsule，and 23. 1%（3/13）had lymphovascular invasion．The follow-up information of 11 cases was available，and duration of follow-up was an average of 39. 2（range 9-81）months．The overall survival（OS）rate at 1，3，and 5 years was 81. 8%，54. 5%，and 16. 2% respectively．8（72. 7%）patients developed metastasis，and 9（81. 8%）patients eventually died．The survival of the patients did not show correlations with age，pathologic grade，extrarenal component，lymphovascular invasion，complete resection or not and chemotherapy or not．
Conclusion　Primary renal leiomyosarcoma has a poor survival prognosis regardless of the underlying histological and clinical features．

【Key words】　Leiomyosarcoma　Kidney　Survival　Prognosis

肾肉瘤约占肾脏肿瘤的 1.1%[1]，原发性肾平滑肌肉瘤在肾肉瘤中较常见，占 50%～60%[2]。可来自肾被膜、肾盏、肾盂壁、肾内或肾门血管壁等处的平滑肌组织，或与 EB 病毒感染有关，也可由血管平滑肌脂肪瘤发展而来[3-6]。

肾平滑肌肉瘤恶性程度高、致死性强，因其发病率低、缺乏早期临床表现以及特征性影像学和分子生物学指标，文献多以个案报道为主。本研究收集四川大学华西医院 13 年间确诊的 13 例肾脏原发性平滑肌肉瘤的临床病理数据和随访资料，分析患者的生存情况以及可能影响预

──────────
△ 通信作者，E-mail: xiangli. 87@163. com

后的临床病理指标,现将结果报道如下。

1 对象及方法

1.1 临床资料

收集 1996 年 2 月至 2008 年 2 月期间四川大学华西医院诊治的 4523 例肾脏恶性肿瘤患者中经术后病理检查确诊为肾平滑肌肉瘤的 13 例患者的临床病理资料。患者平均年龄 45.7 岁,11 例有临床症状,多以肋腹部及腹部疼痛,可触及包块就诊,所有患者均行 B 超及 CT 检查,包块最大直径在 3.0～34.0 cm,平均(11.1±10.2)cm,大体标本见包块均来源于肾脏,12 例患者行根治性肾切除术,1 例患者行肾部分切除术。

1.2 纳入标准及排除标准

纳入标准:纳入术后标本经病理确诊的肾平滑肌肉瘤病例,术后病检行 HE、VG、Masson 及免疫组织化学染色显示间叶性及平滑肌源性标记阳性,即 vimentin、desmin 及平滑肌肌动蛋白(SMA)阳性。如果非典型性不显著,而且又没有凝固性坏死或仅有玻璃样坏死,则无需计数核分裂象,将其诊断为平滑肌瘤;如果非典型性显著,有凝固性坏死,即可诊断为平滑肌肉瘤;在缺乏凝固性坏死的情况下,诊断肉瘤需要有中度到重度细胞学非典型性和核分裂相 0/10 高倍视野(high power field,HPF)[7]。有以下情况者必须排除,即参照 Grignon[8]的标准:①有其他部位的肉瘤,肾脏肿瘤可能为转移性疾病者;②腹膜后肉瘤局部侵犯肾脏;③肉瘤样肾细胞癌;④不典型血管平滑肌脂肪瘤。

1.3 监测指标和观察时间

患者术前临床症状,出现症状至手术间隔时间、年龄、住院时间、肿瘤直径、是否突破肾脏包膜及肾盂、有无淋巴结转移,是否完整切除(将术后病检时显微镜下未发现微残余肿瘤定义为完整切除、发现微残余肿瘤定义为未完整切除)、手术时间及术中失血量、是否输血、病理分级(按照 Deyrup 等[9]建议的法国肿瘤联盟分级系统将肾脏平滑肌肉瘤分为 1 级至 3 级)、肿瘤坏死程度(参照 Miller 等[10]总结的中位数标准,将坏死程度以 20% 为界定点)及细胞有丝分裂程度、围手术期并发症。随访观察是否出现远处转移、局部复发,自手术当日起计算无瘤生存时间及总体生存时间。以手术日为随访起点,以患者死亡为随访终点,远处转移及局部复发作为终点事件记录。采取门诊随访及信访为主要随访方式。

1.4 统计学方法

临床资料及数据、随访资料及结果按计数资料和计量资料进行统计描述。运用二分类 logistic 回归分析及 Cox 比例风险模型(采用逐步向后筛选法)进行各项观察指标与患者预后的相关性评估,以 $P < 0.05$ 为差异有统计学意义。

2 结果

2.1 临床资料及手术情况

自 1996 年 2 月至 2008 年 2 月,于四川大学华西医院就诊的 4523 例肾脏恶性肿瘤中,共计 28 例肾肉瘤患者,其中 13 例为肾平滑肌肉瘤,约占肾脏恶性肿瘤的 0.3%。本组中 13 例肾平滑肌肉瘤仅 2 例术前怀疑为肾脏肉瘤,其余 11 例术前临床诊断均为肾癌,临床误诊率为 84.6%(11/13)。13 例患者平均年龄为 45.7 岁(20～71 岁),中位症状持续时间为 1.1 月(0～20 月),中位住院时间为 15.5 d(10～58 d)肿瘤直径平均为〔11.1±10.2(3.0～34.0)〕cm。12 例患者行全肾切除术,1 例患者行肾脏部分切除术;中位手术时间为 2.7 h(2.1～5.0 h),术中失血 250 mL(150～1300 mL),输注红细胞悬液 0.5 U(0～3 U);外科切缘阴性率为 69.2%(9/13),显微镜下发现微残余肿瘤(切缘阳性)4 例(30.8%),详细临床资料见表 1。

2.2 病检结果

行手术切除的 13 例平滑肌肉瘤患者中除 3 例因标本蜡块封存无法获得组织学资料外,其余 10 例患者可见平均有丝分裂计数为 10.3(3～45)/10 HPF,平均坏死范围为 25.6%(0～50.0%)。10 例患者中,3 例患者为局灶性的细胞多型现象,7 例为广泛性的细胞多型现象;病理分级为 2 级 5 例,3 级 5 例。5 例分级为 2 级的患者中 3 例死亡,1 例复发,1 例无瘤生存;5 例分级为 3 级的患者全部死于平滑肌肉瘤。

表1 13例肾脏平滑肌肉瘤临床及病理资料

Table 1 Clinical characteristics of the 13 renal leiomyosarcoma Patients

Characteristic	Case (%)
Age	
<50 yr.	8 (61.5)
≥50 yr.	5 (38.5)
Sex	
Female	8 (61.5)
Male	5 (38.5)
Presenting symptoms	
Symptomatic	11 (84.6)
Flank/abdominal pain	7 (53.8)
Palpable mass	3 (23.1)
Hematuria	1 (7.7)
Other symptoms	2 (23.1)
Asymptomatic	2 (15.4)
Tumor side	
Left	8 (61.5)
Right	5 (38.5)
Pathologic grade	
Grade 1	0 (0)
Grade 2	5 (38.5)
Grade 3	5 (38.5)
Unknown*	3 (23.0)
Metastasis at entry	0 (0)
Chemotherapy	7 (63.6)
Last follow up status	
Disease free	1 (9.1)
Alive with disease	1 (9.1)
Died of disease	9 (81.8)
Postoperative complications	2 (15.4)
Deaths within hospital	0 (0)
Nephron-sparing surgery	1 (2.9)
Adjacent organ resection	2 (15.4)
Lymph node dissection	1 (7.7)

* Unknown: Grading data was unable to be defined due to the problem of wax block

2.3 随访结果及生存状况

术后随访11例患者，1例无瘤生存，1例复发，9例死亡，其中8例因肾脏平滑肌肉瘤死亡，1例死于心脏疾病。2例因患者变更住址及联系方式而失访。①总体生存率（overall-survival，OS）：如图1A所示，随访的11例患者中位生存时间为39.2月（9～81月），1年、3年、5年生存率分别为81.8%、54.5%及16.2%；外科切缘阴性组7例，外科切缘阳性组4例，两组患者3年生存率分别为57.1%与50.0%，5年生存率分别为28.5%及0.0%。本组样本中7例患者接受氨甲蝶呤（MTX）及顺铂（DDP）组成的化疗方案。其中1例女性患

者接受6次化疗及3次生物治疗，术后共计存活81月。②疾病无进展生存时间（progress-free survival，PFS）：分析11例患者的无瘤生存情况，结果见图1B。截至本次随访7例患者出现局部复发，术后至出现复发的中位时间为10.8月（3～20月），1年无瘤生存率为45.5%，出现复发后生存的中位时间为29.4月（6～64月）。8例（72.7%）患者发生了远处转移，术后至发生转移的中位时间为22.9月（8～45月）。1年及3年无转移生存率分别为72.7%及27.3%，出现转移后中位生存时间为16.3月（2～49月）。

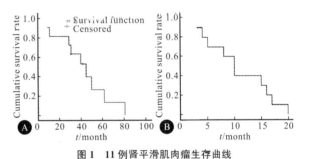

图1 11例肾平滑肌肉瘤生存曲线

Fig 1 Survival analysis by Kaplan-Meier of 11 cases of renal leiomyosarcoma

A: Overall survival；B: Progression free survival

2.4 各项观察指标与预后情况

11例肾脏平滑肌肉瘤临床病理因素与预后情况见表2。本研究对年龄、肿块直径、病理分级、坏死程度、是否完整切除、是否出现淋巴结转移、是否侵犯包膜或肾盂、是否化疗等8项可能的预后影响因素进行评估。如表3所示，logistic回归分析发现以上8个因素均与患者死亡率无相关性，故均未进入多因素Cox比例风险模型中。

3 讨论

原发性肾脏平滑肌肉瘤是一种少见且临床尚无特征化体征的实体肿瘤，来自肾被膜、肾盏、肾盂壁、肾内或肾门血管壁等处的平滑肌组织。四川大学华西医院诊治的肾脏平滑肌肉瘤在肾脏肉瘤中约占46.4%（13/28），在肾脏恶性肿瘤中构成比为0.3%。文献报道肾脏平滑肌肉瘤仅约占肾脏肿瘤的0.1%[11]，构成50%～60%的肾脏肉瘤，与本组样本所占比例大致相符。四川大学华西医院诊治的13例患者中多数

肿块较大，且部分已发生浸润，故未判断其组织源性。

表2 11例肾平滑肌肉瘤的临床病理特征

Table 2 Clinicopathological parameters of 11 cases of renal leiomyosarcoma

	n	Death (case)
Age/yr.		
<50	8	6
≥50	3	3
Tumor diameter/cm		
<10	8	6
≥10	3	3
Pathologic grade		
Grade 2	4	3
Grade 3	5	5
Unknown	2	1
Necrosis		
<20%	3	2
≥20%	6	6
Unknown	2	1
Extrarenal component		
Yes	3	3
No	8	6
Lymphovascular invasion		
Yes	2	2
No	9	7
Complelte resection		
Yes	7	5
No	4	4
Chemotherapy		
Yes	7	6
No	4	3

肾脏平滑肌肉瘤缺乏特征性临床表现及影像学表现，误诊率高，临床诊断难度大。原发性肾平滑肌肉瘤和肾脏恶性肿瘤在临床表现和影像学表现上往往很难鉴别，且无特征性分子指标，确诊需术后病检[12]。本组53.8%（7/13）病例以肋腹部或腹痛为主要症状就诊，CT表现多样，皮质期与实质期肿瘤强化程度无明显差异，或呈明显不均匀强化，或实性部分明显强化。Shirkhoda等[13]提出肾肿瘤出现以下CT表现应怀疑肉瘤：①肿块来源于肾脏包膜或者肾窦；②血管形态：稀疏的血管形成，不规则且扭曲的血管、缺乏造影剂集中、有动静脉分流现象。祁延芳等[14]报道肾脏平滑肌肉瘤的CT表现为肿块巨大、坏死囊变明显及肿块内出血，但认为与肾癌相似，术前鉴别困难，最终确诊依靠病理学检查。本研究报道的13例患者中仅2例术前怀疑肾脏肉瘤，术前穿刺活检无疑是一种相对理想的诊断方式[15]，临床工作中往往会先进行术前活体组织检查，尤其是那些不能手术切除者，穿刺活检明确病理类型可指导非手术治疗。本组标本术前影像学检查均视为可手术切除病例，且绝大多数误诊为肾癌，故本组样本无术前穿刺活检者。

表3 11例肾平滑肌肉瘤二分类logistic回归分析情况

Table 3 Binary logistic regression outcome of 11 cases of renal leiomyosarcoma

Variables	B	SE	P	OR	95% CI
Age≥50 yr.	0.024	0.0546	0.659	1.024	0.922-1.138
Tumor diameter≥10 cm	19.214	18211.354	0.999	$2.211×10^8$	$0.079-2.157×10^{10}$
Necrosis≥20%	21.896	16408.712	0.998	6.000	0.183-196.3
Chemotherapy	110.883	$6.501×10^4$	0.999	$3.151×10^8$	$0.001-5.764×10^8$
Complete resection	−0.693	1.581	1.000	0.500	0.023-11.09
Pathologic grade>2	241.603	$5.003×10^4$	0.996	$5.385×10^8$	$0.032-3.648×10^{10}$
Extrarenal component	20.104	23205.422	0.997	$1.018×10^8$	$0.257-2.496×10^8$
Lymphovascular invasion	19.950	28420.722	0.997	$1.012×10^8$	$0.104-2.652×10^8$

B：Regression coeffcient；SE：Standard error of B；OR：Odds ratio；95% CI：95% confidence interval

肾脏平滑肌肉瘤的病理诊断也较困难，病理诊断时需明确其间叶性及平滑肌源性，需与不典型血管平滑肌脂肪瘤（angiomyolipoma，AML）、去分化脂肪肉瘤及肉瘤样肾细胞癌等相鉴别。肾脏AML起源于血管周围的上皮样细胞并往往伴随结节性硬化[16]，平滑肌细胞呈束状与成熟脂肪混合排列且伴随丰富的血供。AML

的胞浆更加疏松，呈菜黄花序样，伴随着细胞异型的上皮样细胞，免疫组化提示HMB-45（+）也有利于与平滑肌肉瘤的鉴别。

肾脏平滑肌肉瘤是一种高致死率、预后很差的疾病，本研究随访的11例患者中位生存时间为39.2（9~81月），1年、3年、5年生存率分别为81.8%、54.5%及16.2%。肾平滑肌肉瘤发病率低，且缺乏特征性及早期的临床症状、影像学表现及分子生物学指标，往往诊断时已处于晚期，部分患者已发生局部浸润或远处转移，目前外科手术切除仍然是主要治疗方式，但治疗效果有限，文献报道多以个案报道为主。Kendal 等[11]基于人口学-流行病学-最终结果的监测（population-based surveillance, epidemiology, and end results, SEER）研究 112 例肾脏平滑肌肉瘤提示中位生存时间为 25 月，5 年总体生存率为 25%。Miller 等[10]报道的 27 例肾脏原发性平滑肌肉瘤临床病理分析研究中，满意随访 20 例患者得出平均生存时间为 2.8（0.25～9）年。

肾脏平滑肌肉瘤复发率及远处转移率也相当高。分析本组样本 9 例（81.8%）患者复发，1 年无瘤生存率仅 45.5%。8 例（72.7%）患者发生了远处转移，1 年及 3 年无转移生存率分别为 72.7% 及 27.3%。目前外科手术切除仍是治疗肾脏平滑肌肉瘤的主要方式，术后较高的复发率可能与肿瘤治疗前已经出现微转移灶或肿瘤本身已经局部侵犯累及有关，亦可能与平滑肌肉瘤的高浸润性有关。Miller 等[10]报道的复发转移率可达 90%。原发性肾脏平滑肌肉瘤术后化疗尚存在争议[17-19]，本组样本化疗组与非化疗组患者 3 年生存率分别为 57.1% 及 50.0%，5 年生存率分别为 28.5% 及 0.0%，两组间差异存在统计学意义，当然样本量较小可能形成偏倚。

本次研究将年龄、肿瘤直径、病理分级、坏死程度、是否完整切除、是否出现淋巴结转移、是否侵犯包膜或肾盂、是否化疗等 8 项可能预后影响因素进行二分类 logistic 回归及 Cox 比例风险模型分析评估，但此 8 项可能的影响因素与患者的生存状态均未见明显相关性，未能建立与生存预后的相关模型。这可能因本组样本量偏小无法评估其相关性，或与肾脏平滑肌肉瘤本身的高致死率相关，需收集大宗样本的临床病理治疗评估其与肾平滑肌肉瘤预后的相关性。本组患者中位生存时间为 39.2 月（9～81 月），甚至出现术后 9 月即短期死亡病例。文献报道 5 年生存率在 25%～36%[10,11,20]，说明肾脏平滑肌肉瘤恶性程度和致死性高，目前临床上仍主要依靠尽早发现、完整手术切除，否则生存预后差。

参 考 文 献

1 GRANMAYEH M, WALLACE S, BARRETT A F, et al. Sarcoma of the kidney: angiographic features. AJR Am J Roentgenol, 1977, 129 (1): 107-112.

2 DEMIR A, YAZICI C M, EREN F, et al. Case report: good prognosis in leiomyosarcoma of the kidney. Int Urol Nephrol, 2007, 39 (1): 7-10.

3 ROSAI E, ACKERM A. 外科病理学. 上卷. 北京: 北京大学医学出版社, 2006: 1272.

4 KAVANTZAS N, PAVLOPOULOS P M, KARAITIANOS I, et al. Renal leiomyosarcoma: report of three cases and review of the literature. Arch Ital Urol Androl, 1999, 71 (5): 307-311.

5 MOUDOUNI S M, EN-NIA I, RIOUX-LECLERQ N, et al. Leiomyosarcoma of the renal pelvis. Scand J Urol Nephrol, 2001, 35 (5): 425-427.

6 NORTON K I, GODINE L B, LEMPERT C. Leiomyosarcoma of the kidney in an HIV-infected child. Pediatr Radiol, 1997, 27 (6): 557-558.

7 回允中. 子宫平滑肌肉瘤组织学诊断现状. 中华病理学杂志, 2006, 12 (35): 711-713.

8 GRIGNON D J, STAERKEL G A. Surgical diseases of the kidney. Silverberg SG, Delellis RA, Frable WJ ed. Principles and practice of surgical pathology and cytopathology. 3rd. New York: Churchill Livingstone, 1997, 2170-2171.

9 DEYRUP A T, WEISS S W. Grading of soft tissue sarcomas: the challenge of providing precise information in an imprecise world. Histopathology, 2006, 48 (1): 42-50.

10 MILLER J S, ZHOU M, BRIMO F, et al. Primary leiomyosarcoma of the kidney: a clinicopathologic study of 27 cases. Am J Surg Pathol, 2010, 34 (2): 238-242.

11 KENDAL W S. The comparative survival of renal leiomyosarcoma. Can J Urol, 2007, 14 (1): 3435-3442.

12 MIRZA M, ZAMILPA I, BUNNING J. Primary renal synovial sarcoma. Urology, 2008, 72 (3): e11-e12.

13 SHIRKHODA A, LEWIS E. Renal sarcoma and sarcomatoid renal cell carcinoma: CT and angiographic features. Radiology, 1987, 162 (2): 353-357.

14 祁延芳, 丛振杰, 潘英华. 肾平滑肌肉瘤的 CT 表现. 放射学实践, 2005, 20 (9): 801-802.

15 JUDSON I. State-of-the-art approach in selective curable tumours: soft tissue sarcoma. Ann Oncol, 2008, 19 (7): 166-169.

16 CHONKO A M, WEISS S M, STEIN J H, et al. Renal

involvement in tuberous sclerosis. Am J Med，1974，56（1）：124-132.

17　SHARMA D，PRADHAN S，ARYYA N C，*et al.* Leiomyosarcoma of kidney：a case report with long term result after radiotherapy and chemotherapy. Int Urol Nephrol，2007，39（2）：397-400.

18　DOMINICI A，MONDAINI N，NESI G，*et al.* Cystic leiomyosarcoma of the kidney：an unusual clinical presentation. Urol Int，2000，65（4）：229-231.

19　MAKI R G. Gemcitabine and docetaxel in metastatic sarcoma：past，present，and future. Oncologist，2007，12（8）：999-1006.

20　VOGELZANG N J，FREMGEN A M，GUINAN P D，*et al.* Primary renal sarcoma in adults. A natural history and management study by the American Cancer Society，Illinois Division. Cancer，1993，71（3）：804-810.

编辑　吕　熙

高危局限进展性肾透明细胞癌术后辅助
应用干扰素-α 的生存分析

夏 娟[1]，李 响[2△]，陈雪芹[1]，李 雄[2]，曾 浩[2]，魏 强[2]，张 朋[2]，朱育春[2]

1. 四川大学华西医院 病理研究室（成都 610041）；2. 四川大学华西医院 泌尿外科（成都 610041）

【摘要】 目的 回顾性分析高危局限进展性肾透明细胞癌（ccRCC）术后辅助应用干扰素-α 预防术后肿瘤复发和进展的效果。方法 对 1999 年至 2007 年华西医院泌尿外科 176 例高危局限进展性 ccRCC 患者的资料进行分析。其中 79 例（治疗组）患者术后予常规处理加干扰素-α 进行辅助治疗，97 例（对照组）患者术后行常规处理。分析两组患者无进展生存期（PFS）和总生存期（OS）的差异性及其影响因素。结果 随访中位时间为 48 月。176 例患者中，发生进展 53 例（30.11%），死亡 37 例（21.02%），治疗组患者肿瘤复发率高于对照组（44.3% vs. 18.6%，$P < 0.001$）。单因素分析结果显示，治疗组患者的 PFS 短于对照组〔（59.12±5.04）月 vs.（81.42±5.84）月，$P = 0.005$〕；治疗组的 OS 同样短于对照组〔（74.66±4.77）月 vs.（85.18±4.92）月，$P = 0.031$〕。多因素分析显示，该类药物的使用是影响高危局限进展性肾细胞癌患者生存的独立危险因素。结论 高危局限进展性肾透明细胞癌术后应用干扰素-α 辅助治疗不能预防术后肿瘤复发及进展，目前没有临床证据支持干扰素-α 可以作为肾癌术后的辅助用药。

【关键词】 肾透明细胞癌 辅助治疗 干扰素-α 疗效

Survival Analysis of Interferon-alpha on Locally Advanced Clear Cell Renal Cell Carcinoma after Radical Nephrectomy XIA Juan[1], LI Xiang[2△], CHEN Xue-qin[1], LI Xiong[2], ZENG Hao[2], WEI Qiang[2], ZHANG Peng[2], ZHU Yu-chun[2]. 1. Department of Pathology, West China Hospital, Sichuan University, Chengdu 610041, China; 2. Department of Urology, West China Hospital, Sichuan University, Chengdu 610041, China

△ Corresponding author, E-mail: xiangli.87@163.com

【Abstract】 Objective To evaluate the effect of interferon-alpha (IFN-α) on locally advanced clear cell renal cell carcinoma (ccRCC) after radical nephrectomy in terms of tumor progression free survival (PFS) and overall survival (OS). Methods 176 cases with locally advanced ccRCC were followed up in West China Hospital from 1999 to 2007. All patients were divided into two groups according to whether treated with IFN-α as adjuvant therapy. PFS and OS were analyzed with Kaplan-Meier method and Cox regression model. Results Median follow-up was 48 months, 53 cases of disease progressed, and 37 were dead. Mortality rate within treatment and observed groups were 44.3% and 18.6%, respectively ($P < 0.001$). There were significant differences between the two groups in PFS〔(59.12±5.04) months vs. (81.42±5.84) months, $P = 0.005$〕and OS〔(74.66±4.77) months vs. (85.18±4.92) months, $P = 0.031$〕. Cox regression model demonstrated that IFN-α, as adjuvant therapy after surgery, was an independent negative risk factor for the prognosis of locally advanced clear cell renal cell carcinoma. Conclusion IFN-α was ineffective in locally advanced ccRCC after radical nephrectomy in terms of PFS and OS, and there is no evidence that IFN-α could be considered as adjuvant therapeutic drug.

【Key words】 Clear cell renal cell carcinoma Adjuvant therapy Interferon-α Treatment effect

肾癌是泌尿系统常见的恶性肿瘤，占成人恶性肿瘤的 2%～3%。近年来肾癌的发病率有上升趋势。2010 年北美地区预测新发肾癌病例约 58240 例[1]。我国相关流行病学调查结果显示，肾癌的新发病例数也呈逐年上升趋势。肾癌早期可无明显症状，约有 30% 的肾癌患者在诊断

△ 通信作者，E-mail: xiangli.87@163.com

时已有远处转移。手术治疗为局限性或局限进展性肾癌的首选治疗方法，包括根治性肾切除术和保留肾单位肿瘤切除手术。虽然外科手术是目前唯一的肾癌治愈性手段，术后仍然有20%～30%的患者在5年内出现局部复发或远处转移[2]。迄今为止，局限进展性肾透明细胞癌（ccRCC）术后辅助治疗尚无标准方法[3]。因此，寻找有效的术后辅助治疗方法，制订合理的治疗方案，降低高危局限性 ccRCC 术后复发及进展，越来越多地受到泌尿外科临床医生的重视。

干扰素α（interferon alpha，INF-α）在临床抗病毒和抗肿瘤治疗中运用比较广泛，它是一种具有抗病毒、抗细胞增殖、抗肿瘤、诱导细胞分化和免疫调节等多种功能的细胞因子，具有广泛的生物活性。INF-α 是一种用于肾癌的治疗或辅助治疗的经典药物，但越来越多的国外临床证据质疑其预防高危局限进展性 ccRCC 复发的辅助治疗疗效。本研究对四川大学华西医院176例高危局限进展性 ccRCC 患者进行回顾性研究，评价高危局限进展性 ccRCC 患者术后辅助应用 IFN-α 在预防肿瘤复发进展方面的疗效，报告如下。

1 对象与方法

1.1 对象资料

局限进展性 ccRCC 是指伴有区域淋巴结转移或（和）肾静脉瘤栓或（和）下腔静脉瘤栓或（和）肾上腺转移，或肿瘤侵及肾周脂肪组织或（和）肾窦脂肪组织（但未超过肾周筋膜），但无远处转移的肾癌[3]。目前用于预测肾癌患者疾病进展风险的经典模型有 UCLA 整合分期系统（UISS）和肾癌预后多因素评分系统（SSIGN）[4,5]。在此基础上，Leibovich 等[6]进一步制定了 Leibovich 评分系统，专门用于预测局限性肾透明细胞癌和局部进展性肾透明细胞癌患者发生术后复发进展的风险。主要从原发肿瘤的病理分期、局部淋巴结转移、肿瘤大小、核分级及肿瘤组织坏死等五个方面进行评分。其中，0～2分为低危组，3～5分为中危组，≥6分为高危组。

本研究根据 Leibovich 评分，收集华西医院1999年至2007年间经病理检查确诊为高危局限

进展性 ccRCC 的176例患者（Leibovich 评分≥6）的临床病例资料进行回顾性研究。所有患者均接受根治性肾切除手术，在患者知情同意下，随机选择是否给予患者 IFN-α 辅助治疗。其中术后接受 IFN-α 辅助治疗患者（治疗组）79例，男47例，女32例，肿瘤直径≥10 cm 者16例，肿瘤发生坏死20例。IFN-α 辅助治疗方案：IFN-α $300×10^4～600×10^4$ U/次，皮下注射，3次/周，共9至12月。术后常规处理患者（对照组）97例，男69例，女28例，肿瘤直径≥10 cm 者27例，肿瘤发生坏死21例。两组患者在性别、年龄、肿瘤直径、肿瘤是否发生坏死、T 分期、Fuhrman 分级方面的差异没有统计学意义（$P>0.05$），见表1。

1.2 观察指标

采用电话或邮寄信件的方式对所有病例进行随访，收集患者的无进展生存期（PFS）和总生存期（OS）等生存信息。其中，PFS 定义为从疾病确诊日期到随访截止日期或从疾病确诊日期到随访发生第一次复发或远处转移的日期。OS 定义为从疾病确诊日期到随访截止或死亡日期。其中 OS 是主要的观察终点，PFS 为次要的观察终点。

1.3 统计学方法

采用 Kaplan-Meier 法进行生存分析，建立 Cox 回归模型进行多因素分析。$α=0.05$。

表1 患者一般资料

Table 1 Initial data of patients with locally advanced ccRCC

	Treatment group ($n=79$)	Control group ($n=97$)	P
Sex			
Male	47	69	0.106
Female	32	28	
Age/yr.			
<55	29	41	0.455
≥55	50	56	
Tumor diameter			
<10 cm	63	70	0.246
≥10 cm	16	27	
Necrosis			
No	59	76	0.568
Yes	20	21	
T-staging			
<T_3	31	33	0.435
≥T_3	48	64	
Fuhrman grade			
1	1	2	0.429
2	18	14	
3	44	51	
4	12	21	

2 结果

2.1 患者一般情况

截至最后随访日期（2010 年 6 月 30 日），本组 176 例高危局限进展性 ccRCC 患者的随访时间为 2～103 月，随访中位时间为 48 月，平均（42.00±2.53）月。176 例患者中，发生进展 53 例（30.11%），死亡 37 例（21.02%）。其中，治疗组患者进展 35 例（肿瘤复发率为 44.3%），死亡 23 例（29.1%）；对照组患者进展 18 例（肿瘤复发率为 18.6%），死亡 14 例（14.4%）。两组肿瘤复发率差异有统计学意义（P＜0.001）。

2.2 单因素生存分析

单因素生存分析结果显示：在 PFS 方面，治疗组中位生存时间为 39 月，平均（59.12±5.04）月，对照组为 48 月，平均（81.42±5.84）月，治疗组短于对照组，两组间差异有统计学意义（P＝0.005）；在 OS 方面，治疗组中位生存时间为 44 月，平均（74.66±4.77）月，短于对照组的 58 月，平均（85.18±4.92）月，两组间差异有统计学意义（P＝0.031）。此外，PFS 和 OS 与性别、年龄、肿瘤直径、肿瘤是否发生坏死、Furhman 分级、T 分期和 N 分期等临床及病理危险因素之间均无相关性（P＞0.05），但与使用 IFN-α 化疗有关（P＜0.05）。见图 1 及表 2。

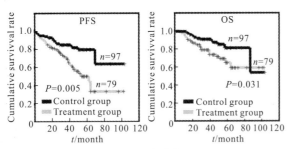

图 1　生存曲线

Fig 1　Survival analysis by Kaplan-Meier

PFS：Progression free survival；OS：Overall survival；P：Log rank test P values

表 2　各临床指标与高危局限性肾透明细胞癌预后的单因素分析

Table 2　Association of clinical and pathological variables with survival in univariate analysis in patients with locally advanced ccRCC

	n	PFS		OS	
		Case	P	Case	P
Sex					
Female	60	18	0.800	14	0.501
Male	116	35		23	
Age/yr.					
≥55	106	34	0.368	23	0.649
<55	70	19		14	
Diameter					
<10 cm	133	36	0.270	25	0.360
≥10 cm	43	17		12	
Necrosis					
No	135	37	0.325	24	0.110
Yes	41	16		13	
T-staging					
<T₃	64	14	0.204	8	0.105
≥T₃	112	39		29	
N-staging					
<N₁	141	41	0.524	30	0.890
≥N₁	34	12		7	
Fuhrman grade					
<3	35	12	0.830	9	0.959
≥3	128	40		28	
INF-α					
Yes	79	35	0.005	23	0.031
No	97	18		14	

OS：overall survival；PFS：progression free survival；P：Log rank test P value

2.3 多因素生存分析

进一步的多因素生存分析结果显示：在可能影响高危局限进展性 ccRCC 患者肿瘤复发进展的危险因素中，经过混杂因素的矫正，性别、年龄、肿瘤直径、是否发生坏死、Furhman 分级、T 分期、N 分期并非影响患者肿瘤复发进展的独立预后因素，仅有术后使用 IFN-α 是影响该类患者肿瘤复发进展的独立预后危险因素（表 3、表 4）。

3 讨论

肾癌是泌尿系统最常见的三大恶性肿瘤之一，具有高侵袭性的特点。影响肾癌预后的因素很多，例如肿瘤分期、分级、组织学分类、肿瘤直径及肿瘤转移情况等[7]。临床资料显示，肾癌患者在确诊时既有 20%～30% 的患者已发生远处转移，而局限性或局限进展性肾透明细胞癌患者在接受外科手术治疗后，30% 左右的患者将在 5 年内复发。深入研究表明，

Leibovich 评分为高危组的局限进展性肾透明细胞癌患者预后更差，1 年和 3 年内分别有 42% 和 63% 的患者出现疾病进展[6]。怎样预防局限进展性肾透明细胞癌，尤其是高危患者术后的肿瘤复发是目前肾癌临床治疗的难题之一。

肾癌对化学治疗和放射治疗均不敏感，随着免疫治疗在临床中被越来越多地应用，INF-α 及白细胞介素-2 等药物在肾癌治疗中取得了一定进展[7]。INF-α 抗肿瘤作用主要包括抑制肿瘤细胞的癌基因表达、抑制 DNA 的合成和肿瘤细胞的增殖、活化毒性细胞、调节肿瘤细胞的分化、间接地抑制肿瘤血管生成及提高机体抗肿瘤免疫力[8-12]。

目前，对于 INF-α 在肾癌辅助治疗中的疗效尚无定论，对其治疗效果存在争议。国外相关研究结果显示，INF-α 在肾癌术后辅助治疗的效果并不显著。Messing 等[13]应用 INF-α 对根治性肾切除术后的肾癌患者进行辅助治疗，结果显示：治疗组中位生存期及无复发生存期明显低于观察组。Kai 等[14]研究发现术后使用

表 3　高危局限进展性肾透明细胞癌各指标的 PFS 多因素分析结果

Table 3　Prognostic significance for progression-free survival in patients with locally advanced ccRCC in multivariate cox rogression analysis

	B	SE	P	RR	95% CI
Male	−0.026	0.315	0.933	0.974	0.525-1.807
Age≥55 yr.	0.342	0.321	0.286	1.408	0.751-2.640
T-staging≥T_3	0.261	0.332	0.431	1.299	0.677-2.490
N-staging≥N_1	−0.188	0.346	0.587	0.828	0.420-1.633
Diameter ≥10 cm	0.552	0.343	0.107	1.737	0.887-3.400
Fuhrman grade ≥3	0.192	0.343	0.576	1.211	0.619-2.371
Necrosis	0.229	0.331	0.488	1.258	0.658-2.406
INF-α	1.112	0.316	0.000	3.040	1.637-5.647

P：Multivariate P values；RR：Relative risk；95% CI：95% confidence interval；B：Regression coeffcient；SE：Standard error of B

表 4　高危局限进展性肾透明细胞癌各指标的 OS 多因素分析结果

Table 4　Prognostic significance for overall survival survival in patients with locally advanced ccRCC in multivariate cox regression analysis

	B	SE	P	RR	95% CI
Male	−0.183	0.367	0.618	0.833	0.406-1.710
Age≥55 yr.	0.308	0.363	0.409	1.361	0.655-2.828
T-staging≥T_3	0.491	0.423	0.246	1.634	0.713-3.741
N-staging≥N_1	−0.346	0.434	0.425	0.707	0.302-1.657
Diameter≥10 cm	0.440	0.399	0.270	1.552	0.710-3.391
Fuhrman grade≥3	0.233	0.411	0.570	1.262	0.564-2.823
Necrosis	0.501	0.367	0.172	1.651	0.804-3.388
INF-α	0.825	0.366	0.024	2.282	1.113-4.675

INF-α 的肾癌患者，其无病生存期与对照组无明显差异。Ghotoh 等[15]的研究结果显示，INF-α 的用药时间与肾癌患者的生存率之间存在着正相关的趋势，但各组之间的肿瘤复发率无明显差异。

本研究中，与对照组患者相比，接受 INF-α 辅助治疗的肾癌术后患者肿瘤复发率（44.3% vs. 18.6%）不仅没有降低，患者的总生存时间还明显缩短〔（74.66±4.77）月 vs.（85.18±4.92）月〕。我们认为，这可能与 INF-α 使用过程中的严重毒副反应有关。本研究多因素分析结果显示，术后使用 INF-α 治疗是影响高危局限进展性肾透明细胞癌患者 PFS 和 OS 的一项独立危险预后因素。因此，尽管 INF-α 是治疗肾细胞癌的经典药物，尽管需要考虑辅助治疗以应对高危局限进展性肾细胞癌术后存在的较

高肿瘤进展率，本研究结果及国外相关研究结果[13-15]均提示：INF-α 作为肾癌术后的辅助用药不能显示其临床预防效果，该药物并非预防肾癌术后复发，尤其是高危局限进展性肾透明细胞癌术后复发的理想药物。究其原因，可能与 INF-α 严重的不良反应以及用药剂量对疗效发挥的影响有关[13-15]。因此，我们需要更有效、更具针对性的治疗手段。

近年来，随着对肾癌发病分子机制的深入研究，针对肾细胞癌的不同的分子靶向药物先后问世。这些药物在治疗晚期转移性肾细胞癌的临床试验研究和实际临床应用中显示了良好的治疗效果。基于目前对肾细胞癌术后辅助治疗匮乏的证据，靶向分子药物已先后展开高危局限进展性肾癌术后辅助治疗的临床试验，我们期待这些临床试验结果，以便指导临床医师进一步提

高对高危局限进展性肾细胞癌的治疗水平。

参 考 文 献

1 JEMAL A, SIEGEL R, XU J Q, et al. Cancer Statistics. CA Cancer J Clin, 2010, 60 (5): 227-300.

2 ZISMAN A, PANTUCK A J, WIEDER J, et al. Risk group assessment and clinical outcome algorithm to predict the natural history of patients with surgically resected renal cell carcinoma. J Clin Oncol, 2002, 20 (23): 4559-4566.

3 马建辉. 肾细胞癌诊断治疗指南//那彦群, 孙光. 中国泌尿外科疾病诊断治疗指南 (2009 版). 北京: 人民卫生出版社, 2009: 12-31.

4 KATTAN M W, REUTER V, MOTZER R J, et al. A postoperative prognostic nomogram for renal cell carcinoma. J Urol, 2001, 166 (1): 63-67.

5 FRANK I, BLUTE, M L, CHEVILLE J C, et al. An outcome prediction model for patients with clear cell renal cell carcinoma treated with radical nephrectomy based on tumor stage, size, grade and necrosis: the SSIGN score. J Urol, 2002, 168 (6): 2395-2400.

6 LEIBOVICH B C, BLUTE M L, CHEVILLE J C, et al. Prediction of progression after radical nephrectomy for patients with clear cell renal cell carcinoma. Cancer, 2003, 97 (7): 1663-1671.

7 FURNISS D, HARNDEN P, ALI N, et al. Prognostic factors for renal cell carcinoma. Cancer treatment reviews, 2008, 34 (5): 407-426.

8 ATHER M H, MASOOD N, SIDDIQUI T. Current management of advanced and metastatic renal cell carcinoma. Urol J, 2010, 7 (1): 1-9.

9 曾洁萍, 余勤, 梁茂植, 等. 干扰素抗肿瘤作用研究进展. 现代预防医学, 2008, 35 (18): 3650-3652.

10 吴玉厚, 吴冰洁, 周国利, 等. 干扰素研究进展. 生物学教学, 2007, 32 (7): 2-4.

11 宋洪飞. 晚期肾癌根治术后应用干扰素-α 的疗效观察. 武汉大学学报 (医学版), 2008, 29 (3): 412-414.

12 杨培谦, 吴国荃. α-干扰素治疗肾癌的临床研究. 中国医师杂志, 2003, 5 (2): 282-284.

13 MESSING E M, MANOLA J, WILDING G, et al. Phase III study of interferon alfa-NL as adjuvant treatment for resectable renal cell carcinoma: an Eastern Cooperative Oncology Group/Intergroup trial. J Clin Oncol, 2003, 21 (7): 1214.

14 KAI F, TAKAYAMA T, SUGIYAMA T, et al. Efficacy of adjuvant interferon-alpha therapy following curative resection in renal cell carcinoma: before the molecular targeting therapy era. Jpn J Clin Oncol, 2009, 39 (5): 310-314.

15 GOTOH A, SHIRAKAWA T, HINATA N, et al. Long-term outcome of postoperative interferon-α adjuvant therapy for non-metastatic renal cell carcinoma. Int J Urol, 2004, 11 (5): 257-263.

编辑 吕 熙

耻骨后顺行前列腺癌根治术与逆行根治术的围手术期情况和长期并发症比较

熊子兵[1]，石　明[1]，Kunwar Ashok[1]，陈　铌[2]，张　朋[1]，曾　浩[1]，李　响[1△]

1. 四川大学华西医院 泌尿外科（成都 610041）；2. 四川大学华西医院 病理研究室（成都 610041）

【摘要】　目的　对比分析耻骨后顺行前列腺癌根治术与逆行前列腺癌根治术的围手术期情况和长期并发症。方法　回顾性分析 2006 年 4 月至 2011 年 5 月接受开放性前列腺癌根治性切除术的 76 例患者的临床资料和随访结果，其中 45 例行耻骨后顺行前列腺癌根治术，31 例行耻骨后逆行前列腺癌根治术，比较两组患者的围手术期情况和长期并发症发生率。结果　76 例患者手术均获成功，无围手术期死亡病例，11 例出现切缘阳性，顺行组 5 例，逆行组 6 例。术中出血（367.2±132.4）mL，其中顺行组出血（324.0±70.3）mL，逆行组出血（429.8±172.3）mL，差异具有统计学意义（$P<0.05$）。术后 3 例出现切口感染，顺行组 1 例（2.2%），逆行组 2 例（6.5%），两组间差异无统计学意义。随访 2~63（32.56±18.25）个月，无患者死于前列腺癌，4 例生化复发。两组患者长期并发症（控尿情况、尿道狭窄和勃起功能障碍）发生率的差异无统计学意义。结论　开放性前列腺癌根治术治疗局限性前列腺癌安全有效，顺行前列腺癌根治术较逆行前列腺癌根治术术中出血少。两种手术方式在围手术期情况和长期并发症上无明显差异。

【关键词】　前列腺癌　逆行根治性前列腺切除术　并发症

Comparison of Outcomes and Complications between Antegrade and Retrograde Approach to Open Radical Prostatectomy XIONG Zi-bing[1], SHI Ming[1], KUNWAR Ashok[1], CHEN Ni[2], ZHANG Peng[1], ZENG Hao[1], LI Xiang[1△]. 1. *Department of Urology*, *West China Hospital*, *Sichuan University*, Chengdu 610041, China; 2. *Department of Pathology*, *West China Hospital*, *Sichuan University*, Chengdu 610041, China

△ Corresponding author, E-mail：xiangli. 87@163. com

【Abstract】　**Objective**　To compare the operative outcomes and complications between an anterograde versus retrograde approach to open radical retropubic prostatectomy（RRP）；**Methods**　Retrospectively analyze the clinical data and follow-up results of 76 prostate cancer patients who received radical retropubic prostatectomy from April 2006 to May 2011. According to the resection approach of prostate, the patients were divided into two groups, antegrade RRP group（45 cases）and retrograde RRP group（31 cases）. The operative outcomes and complications between two groups were analyzed. **Results**　There was no perioperative death and cancer specific death during the follow-up. Eleven cases were found positive surgical margin, 5（11.1%）in antegrade group, 6（19.3%）in retrograde group. The estimated blood loss of these 76 operations were 230-1200 mL〔mean（367.2±132.4）mL〕,（324.0±70.3）mL in antegrade group and（429.8±172.3）mL in retrograde group, respectively. The volume of blood loss between the two groups was significantly different. The durations of follow-up for the patients were 2-63 months〔（24.22±13.21）months〕, 4 cases showed biochemical failure with criterion as prostate specific antigen >0.2 $\mu g/L$, 2 patients had stress incontinence of antegrade RRP group and 1 patient had permanent incontinence of retrograde RRP group, there were no significant difference between the two groups. **Conclusions**　Antegrade radical prostatectomy provides a low incidence of complications, reduced blood loss for localized prostatic cancer.

【Key words】　Prostatic neoplasms　Retropubic radical prostatectomy　Complication

随着人们对健康体检的注重，前列腺癌的统计发病率增高，适合行根治性前列腺切除术的局限性前列腺癌的检出率及其在前列腺癌中的

△ 通信作者，E-mail：xiangli. 87@163. com

构成比相应增高[1]。自 1987 年 Walsh 介绍保留血管神经束的开放性耻骨后前列腺癌根治术，并描述其逆行的解剖入路以来，该手术方式已经为大多数学者采用。近年来开展的腹腔镜下及机器人辅助腹腔镜下前列腺癌根治术大多以顺行的方式进行，这些研究认为：采取顺行的方式在并发症发生率、勃起功能保护方面能达到与开放性手术逆行方式相似的结果[2,3]，国内也有少量以耻骨后顺行方式手术的报道[4]。但顺行和逆行两种手术方式在术中出血量、围手术期情况及长期并发症发生率的比较国内未见报道。本研究收集 2006 年 4 月至 2011 年 5 月间经病理证实为局限性前列腺癌的 76 例患者的临床及随访资料，其中 45 例行耻骨后顺行前列腺癌根治术，31 例行耻骨后逆行前列腺癌根治术，均为开放性手术；分析其围手术期各项参数，比较并发症情况，随访评估其尿控恢复及肿瘤复发的结果，现报道如下。

1 资料与方法

1.1 研究对象及临床资料

收集四川大学华西医院 2006 年 4 月至 2011 年 5 月间行开放性前列腺根治切除术的患者共 76 例。患者年龄 54～78（68.5±5.8）岁，其中 71～75 岁、66～70 岁两个年龄段的患者最多，构成比分别为 42.2% 和 31.1%；术前血清前列腺特异抗原（PSA）水平为 0.255～60.21 $\mu g/L$，对 PSA>20 $\mu g/L$[5]的病例进行盆腔 CT 或盆腔 MRI 检查均未发现癌病灶突破前列腺包膜，对所有病例行全身骨扫描均未发现骨转移，术前穿刺活检 Gleason 分级在 5～8 分，其中 8 分占 14.5%（11 例）。76 例患者肿瘤包块均局限于包膜内，按照 2002 年美国癌症协会 TNM 分期标准[6]，所有患者 TNM 分期在 $T_{1b}N_0M_0$～$T_{3a}N_0M_0$，其中 T_{1b} 2 例，T_{1c} 16 例，T_{2a} 23 例，T_{2b} 20 例，T_{2c} 10 例，T_{3a} 5 例。76 例患者中 2 例为行经尿道前列腺电切术（TURP）术后再行根治者；术前 5 例患者行新辅助治疗〔氟他胺 250 mg，3 次/日，2 周后促黄体生成素释放激素（LHRH）类似物戈合瑞林（诺雷德）3.6 mg，每 28 日皮下注射 1 次，为期 3 个月〕，根据患者意愿，其中 2 例行手术去势。所有患者的术前

确诊均依赖于 B 超引导下经会阴前列腺穿刺活检或行 TURP 术后病检证实。其他辅助诊断方法包括：① 肛诊，24 例（32.9%）触及可疑结节；② B 超，23 例提示低回声结节；③ CT，53 例患者行 CT 检查，32 例有结节样改变；④磁共振成像（MRI），52 例行 MRI 检查，29 例有 T2 加权像低信号的缺损改变；⑤ 发射型计算机断层成像术（emission computed tomography，ECT）检查，63 例行 ECT 检查，62 例患者骨扫描均无骨转移，1 例考虑椎体点状骨代谢增高，性质待定。手术方法为常规顺行或逆行前列腺根治性切除术。

1.2 观察指标及随访

观察指标：① 手术时间；②术中出血量；③收集 Gleason 评分、手术切缘阳性率（切缘阳性率是前列腺癌预后的独立预测指标[7]）及病检结果，并进行病理分期；④统计术后各项短期并发症以判断其围手术期情况。

随访：采用电话随访加门诊随访两种方式，着重关注患者是否发生尿失禁、尿道狭窄及勃起功能障碍等长期并发症。按照国际尿控协会（International Continence Society，ICS）的无尿失禁客观标准[8]，即任何时候都不使用尿垫，反之视为尿失禁，将术后的期限定为术后 12 月，统计患者在术后 1 月、3 月、6 月、12 月的恢复控尿情况，要求患者记排尿日记，统计术后时间及使用的尿垫数量；是否出现各项短期尿道并发症，是否出现生化复发及局部或远处转移，要求患者按前列腺根治性切除术后标准门诊随访，定义连续两次血清 PSA > 0.2 $\mu g/L$ 为生化复发标准[9]。设置患者死亡为随访终点，将生化复发、局部或远处转移及 18 月仍不能控尿列为本次研究的两个终点事件，对未达到随访终点的患者继续电话及门诊随访。

1.3 统计学方法

采用卡方检验及四格表资料的 Fisher 确切概率法进行假设检验，$\alpha=0.05$。

2 结果

2.1 两组患者围手术期情况比较

①手术情况：76 例根治手术均顺利完成，所有患者均顺利出院。手术时间 105～405 min，

平均（216.4±157.8）min，顺行组（204.3±127.5）min，逆行组（221.5±108.7）min，两组间手术时间的差异无统计学意义。术中出血230～1200 mL，平均（367.2±132.4）mL，其中顺行组出血量少于逆行组（$P<0.001$）。本组样本术后病检尿道端切缘阳性率顺行组（11.1%，5/45）低于逆行组（19.4%，6/31，$P<0.005$）。顺行组淋巴结转移阳性率和精囊侵犯阳性率低于逆行组（$P<0.05$）。顺行组与逆行组在术前 PSA 水平、前列腺体积、Gleason 评分方面差异无统计学意义，见表1。术后病理分期：pT_2 期 57 例（75.0%），pT_3 期 19 例（25.0%）。②围手术期短期并发症：各种术后短期并发症总发生率为 3.9%（3/76），均为切口感染，顺行组 2 例，逆行组 1 例，两组间差异无统计学意义。无延迟性淋巴液漏及盆腔积液患者，无直肠、输尿管损伤，围手术期无栓塞性静脉炎及肺栓塞发生，无吻合口破裂患者。

表1　76 例根治性前列腺切除术前列腺癌患者的临床资料

Table 1　Clinic datas of 76 cases of prostate cancer

	aRRP group ($n=45$)	rRRP group ($n=31$)	P
Age/yr.	68.7±6.4	67.9±5.8	0.782
PSA/（μg/L）	11.7±10.2	8.3±4.1	0.659
Prostate volume/cm³	44.8±5.9	43.2±5.7	0.924
Blood loss/mL	324.0±70.3	429.8±172.3	<0.001
Gleason score（case）			0.513
≤7（3+4）	24	16	
≥7（4+3）	21	15	
Surgical margin（case）			<0.005
NSM	40	25	
PSM	5	6	
LVI（case）			<0.005
－	40	26	
＋	5	5	
VSI（case）			<0.005
－	40	26	
＋	5	5	

PSM: Positive surgical margins; NSM: Negative surgical margins; aRRP: Antegrade radical retropubic prostatectomy; rRRP: Retrograde radical retropubic prostatectomy; LVI: Lymphovascular invasion; VSI: Vesicula seminalis invasion

2.2　随访结果

随访资料完整者68例，随访率89.5%（68/76），随访时间2～63（32.56±18.25）个月。68 例中无患者死于前列腺癌，4 例（10.8%）生化复发，分别于术后 1 年、1 年、2 年、2.5 年出现复发；4 例患者均行全身骨扫描及 X 线胸片、盆腹腔 CT 检查；回顾术后病检结果发现 2 例 $pT_{3c}N^+M_0$，1 例 $pT_{2a}N^+M_0$，1 例 $pT_{2c}N^+M_0$；术前 PSA 分别为 20.58 μg/L、23.80 μg/L、

8.70 μg/L 及 60.21 μg/L，复发时 PSA 为 4.23～6.52 μg/L；给予内分泌治疗，其中 1 例 $pT_{3c}N^+M_0$ 患者于术后 2.5 年检查怀疑肱骨转移并伴肱骨疼痛，给予内分泌治疗及骨相关事件预防治疗。TNM 分期中低危组（Gleason 评分≤7 及 TNM 分期为 $T_{2b}N_0M_0$ 或以下）45 例，1 例（2.2%）出现生化复发，高危组（Gleason>7 及 TNM 分期高于 $T_{2b}N_0M_0$）23 例，3 例（13%）出现生化复发，中低危组和高危组间复发率差异无统计学意义。Gleason 评分≤7（3+4）者 47 例，1 例（2.1%）出现生化复发，Gleason 评分≥7（4+3）者 21 例，3 例（14.3%）出现生化复发，复发率差异无统计学意义。

2.3　两组患者长期并发症比较

①控尿情况：多数患者手术后初期存在不同程度的尿频和排尿刺激症状（60/68，89.7%），在 3 个月内刺激症状均消失。所有行前列腺根治性切除术的患者均嘱行提肛训练，68 例满意随访患者中，术后 1 个月排尿完全正常者 34 例（50.0%），3 个月内恢复控尿功能者 25 例（36.8%），6 个月内恢复控尿功能者 3 例（4.4%），12 个月内恢复控尿功能者 3 例（4.4%）；截至本次随访结束存在压力性尿失禁者 2 例（2.9%），夜间均不使用尿垫，白天使用尿垫数 1～2 张，完全性尿失禁者 1 例（1.5%），患者白天平均需 3 张尿垫，夜间 2 张。顺行组恢复控尿功能中位时间〔2.5（0.3～12.0）月〕与逆行组〔3.0（0.5～15.0）月〕比较差异无统计学意义。顺行组 40 例中 2 例（5.0%）出现压力性尿失禁，逆行组 28 例中 1 例（3.6%）出现完全性尿失禁，两组间差异无统计学意义。②尿道狭窄情况：截至本次随访，满意随访的 68 例患者均未诉存在明显排尿费力及尿线变细的情况。③勃起功能障碍：由于部分患者不愿意透露性生活相关信息，资料收集满意的 53 例患者中表示术前尚可满意完成性生活的患者共计 11 例，顺行组 7 例，逆行组 4 例；术后依靠药物（西地那非）勉强完成性生活的患者顺行组 3 例（42.9%）、逆行组 1 例（25.0%），两组间差异无统计学意义。本组多为老年患者，92.5%（49 例）的患者表示有无满意性生活对他们目前生活影响不大。

3 讨论

近年开展的腹腔镜下前列腺癌根治术及机器人辅助腹腔镜下前列腺癌根治术大多采用顺行途径，国内外学者报道的前列腺癌根治术在手术安全性方面基本无围手术期死亡病例。在术后长期随访方面，Han 等[10]对 2404 例前列腺癌根治患者进行随访，无复发 5 年生存率为 84%，10 年生存率 74%，15 年生存率 66%。国内周志耀[11]也报道了相近随访结果。前列腺癌根治术从安全性及有效性方面得到很大提高，其仍是一种可被广泛接受的局限性前列腺癌的根治性治疗方式[12-14]。本组 76 例前列腺癌根治术也均获成功。顺行组及逆行组在手术时间比较上差异无统计学意义，术中出血量顺行组较逆行组明显减少。前列腺位于骨盆最深部位，血供丰富，周围的各层筋膜关系较为复杂，需要精细的解剖，处理好阴茎背深静脉丛是控制出血的关键，逆行切除先切断尖部，若不能控制好背血管丛断端会影响后续操作，而顺行切除最后切断前列腺尖部，即使存在严重出血，因前列腺已切除，亦能迅速加以控制。目前我国多数医院，尤其是基层医院行前列腺癌根治切除术仍以开放性手术为主，进行顺行前列腺癌根治术控制出血好，且良好的手术视野更有利于缩短年轻医生的学习曲线。

本组病例手术切缘阳性顺行组较逆行组发生率低，差异具有统计学意义（$P < 0.05$），可能与顺行切除方式最后离断前列腺尖部，且处理前列腺尖部时整个前列腺已呈游离状态，手术过程更加从容有关。Karim 等[7]报道开放性前列腺癌根治术切缘阳性率为 11.0%，腹腔镜下前列腺癌根治术切缘阳性率为 11.3%，Alessandro 等[15]在一项开放性前列腺根治切除时采取顺行/逆行不同方式的随机对照实验中得出结论：顺行前列腺癌根治术较逆行方式切缘阳性率低，且出血量少。上述研究结果说明，腹腔镜下前列腺癌根治术与开放性手术的切缘阳性率相近，且顺行方式阳性率低于逆行方式。但本研究中逆行组淋巴结阳性率和精囊侵犯率高于顺行组（$P < 0.05$），逆行组疾病病理分期偏高，已经发生肿瘤局部进展的患者可能会影响

前列腺根治术时肿瘤的完整切除，使尿道残端残存微肿瘤组织。故尚需大样本资料以控制术前疾病分期的不一致所导致的偏倚，进一步明确手术方式对手术切缘状态和患者生存预后的影响。

本组术后短期并发症发生率较低，且均为切口感染，未出现吻合口漏尿、延迟性淋巴液漏、盆腔积液等，两种前列腺癌根治术均能顺利完成，且术后短期并发症发生率差异无统计学意义。对于长期并发症，①尿失禁：顺行组和逆行组尿失禁发生率的差异无统计学意义。前列腺癌根治术后控尿功能的恢复一般发生在术后 1 年内，其早期控尿功能恢复认为与患者手术时年龄、前列腺体积、膜部尿道长度及前列腺尖形态有关[16-19]。Burkhard 等[20]报道开放性前列腺根治切除术术后 1 年控尿率达 94.2%，本组病例术后控尿率为 95.6%。②尿道狭窄：本组无尿道狭窄病例，孙颖浩[8]认为术后尿道狭窄发生率为 0.48%～32%，常于术后 1～6 个月发生，原因与膀胱颈重建时缝合过紧、缝合时黏膜对合不良及吻合口缺血纤维化有关。近年也有提出此与患者年龄及术中出血量有关[21]。③勃起功能障碍：本组顺行组和逆行组患者勃起功能恢复情况差异无统计学意义。前列腺根治术后勃起功能障碍可由多种因素造成，如年龄、术前性功能情况、肿瘤侵袭范围及术中对影响勃起的生理基础的保留等。保留性神经技术、术中海绵体测压装置（CaverMap 装置）的应用、神经移植技术及术后早期药物的应用可能对促进术后勃起功能的恢复有利。

Wald 等[22]及 Han 等[10]报道的逆行前列腺癌根治术后 5 年、10 年无肿瘤复发生存率为 76%～84% 及 63%～74%，Kawakami 等[23]报道的器官局限性前列腺癌根治术后 5 年、10 年无肿瘤复发生存率为 80.5% 及 73.5%，但依据临床分期不同随访结果差异较大，行新辅助治疗后的 T_{3a} 期 10 年无肿瘤复发生存率为 41.9%。本组 68 例患者随访 2～63 个月，64 例无症状生存，4 例出现生化复发，其中 1 例明确肱骨转移，截至本次随访结束未发生骨相关事件。本组样本发生复发主要集中于 pTNM 分期较高的高危组中，同时这些病例的 Gleason 评分亦较高，侧面反映 TNM 分期及 Gleason 分级可以作

为判断临床上局限性前列腺癌行根治术后预后的良好独立指标[24]。截至目前随访未见局部复发患者，尚需进一步的长期随访资料总结各项预后因素与根治术后预后的相关性。

综上，前列腺癌根治术治疗局限性前列腺癌安全有效，顺行前列腺癌根治术较逆行前列腺癌根治术术中出血少。两种手术方式在围手术期情况和长期并发症方面的差异无统计学意义。

参 考 文 献

1 顾方六. 前列腺癌的流行病学. 中华泌尿外科杂志, 1997, 18 (1): 58-62.

2 JACOBSEN N E, MOORE K N, ESTEY E, et al. Open versus laparoscopic radical prostatectomy: a prospective comparison of postoperative urinary incontinence rates. J Urol, 2007, 177 (2): 615-619.

3 HARA I, KAWABATA G, MIYAKE H, et al. Comparison of quality of life following laparoscopic and open prostatectomy for prostate cancer. J Urol, 2003, 169 (6): 2045-2048.

4 张军晖, 邢念增, 平浩. 耻骨后顺行前列腺癌根治术 30 例临床体会. 中华泌尿外科杂志, 2010, 31 (2): 110-112.

5 D'AMICO A V, WHITTINGTON R, MALKOWICZ S B, et al. Biochemical outcome after radical prostatectomy, external beam radiation therapy, or interstitial radiation therapy for clinically localized prostate cancer. JAMA, 1998, 280 (11): 969-974.

6 AMERICAN JOINT COMMITTEE ON CANCER. AJCC Cancer Staging Manual. 6th ed. New York: Springer, 2002: 309-316.

7 KARIM T, KENTARO K, JAMES A, et al. Risk-adjusted analysis of positive surgical margins following laparoscopic and retropubic radical prostatectomy. Eur Urol, 2007, 51 (4): 1090-1096.

8 孙颖浩. 前列腺癌根治术后的几个重要问题. 临床泌尿外科杂志, 2005, 20 (1): 65.

9 CAO D, KIBEL A S, GAO F, et al. The Gleason score of tumor at the margin in radical prostatectomy is predictive of biochemical recurrence. Am J Surg Pathol, 2010, 34 (7): 994-1001.

10 HAN M, PARTIN A W, POUND C R, et al. Long-term biochemical disease-free and cancer specific survival following anatomic radical retropubic prostatectomy. The 15-year Johns Hopkins experience. Urol Clin Noah, 2001, 28 (3): 555-565.

11 周志耀. 根治性前列腺切除术. 中华泌尿外科杂志, 1997, 18 (4): 251.

12 GRUBBA R L, KIBLE A S. High-risk localized prostate cancer: role of radical prostatectomy. Urology, 2010, 20 (3): 204-210.

13 BILL-AXELSON A, HOLMBERG L, FILEN F, et al. Radical prostatectomy versus watchful waiting in localized prostate cancer: the Scandinavian prostate cancer group—4 randomized trial. J Natl Cancer Inst, 2008, 100 (16): 1144-1154.

14 LOEB S, SCHAEFFER E M, TROCK B J, et al. What are the outcomes of radical prostatectomy for high-risk prostate cancer? Urology, 2009, 76 (3): 710-714.

15 ALESSANDRO S, CRISTIANO C, VON HELAND M, et al. Randomized trial comparing an anterograde versus a retrograde approach to open radical prostatectomy: results in terms of positive margin rate. Can Urol Assoc J, 2010, 4 (3): 192-198.

16 ROGERS C G, SU L M, LINK R E, et al. Age stratified functional outcomes after laparoscopic radical prostatectomy. J Urol, 2006, 176 (6): 2448-2452.

17 KONETY B R, SADETSKY N, CARROLL P R, et al. Recovery of urinary continence following radical prostatectomy: the impact of prostate volume——analysis of data from the CaPSURE Database. J Urol, 2006, 177 (4): 1423-1425.

18 COAKLEY F V, EBERHARDT S, KATTAN M W, et al. Urinary continence after radical retropubic prostatectomy: relationship with membranous urethral length on preoperative endorectal magnetic resonance imaging. J Urol, 2002, 168 (3): 1032-1035.

19 LEE S E, BYUN S S, LEE H J, et al. Impact of variations in prostatic apex shape on early recovery of urinary continence after radical retropubic prostatectomy. Urology, 2006, 68 (1): 137-141.

20 BURKHARD F C, KESSLER T M, FLEISCHMANN A, et al. Nerve sparing open radical retropubic prostatectomy——does it have an impact on urinary continence. Urol, 2006, 176 (1): 189-195.

21 THIEL D D, IGEL T C, BRISSON T E, et al. Outcomes with an alternative anastomotic technique after radical retmpubic prostatectomy: 10 years experience. Urology, 2006, 68 (1): 132-136.

22 WARD J F, ZINCKE H, BERGSTRALH E J, et al. The impact of surgical approach (nerve bundle preservation versus wide local excision) on surgical margins and biochemical recurrence following radical prostatectomy. J Urol, 2004, 172 (4): 1328-1332.

23 KAWAKAMI S, FUKUI I, YONESE J, et al. Antegrade radical retropubic prostatectomy with preliminary ligation of vascular pedicles in 614 consecutive patients. Jpn J Clin Oncol, 2007, 37 (7): 528-533.

24 CAO D, HUMPHREY P A, GAO F, et al. The linear length of tumor at the margin in radical prostatectomy is predictive of biochemical recurrence. J Urol Submitted, 2010, 34 (7): 994-1001.

编辑 余 琳

根治性膀胱切除术围手术期并发症风险因素分析

范　钰#，石　明，熊子兵，韩　平，张　朋，曾　浩，李　响△，魏　强

四川大学华西医院 泌尿外科（成都 610041）

【摘要】　目的　探讨与根治性膀胱切除术围手术期并发症相关的手术风险因素。方法　回顾性分析四川大学华西医院 2006 年 11 月至 2009 年 10 月行根治性膀胱切除术患者资料共 128 例。收集手术风险因素、评估合并症情况，将住院期间发生的并发症分为次要并发症和主要并发症，对相关手术风险因素进行分析。结果　128 例患者中 2 例（1.56%）死亡，58 例（45.31%）发生并发症，其中 51 例（39.84%）次要并发症，7 例（5.47%）主要并发症。伤口裂开或不愈合（29 例，22.66%）、感染（6 例，20.31%）、术后肠梗阻（22 例，17.19%）为最常见的并发症。并发症发生的风险因素包括：年龄≥65 岁（$P<0.001$，$OR=1.067$）、术中输血量≥600 mL（$P=0.023$，$OR=1.001$）、m-ACCI 评分≥4wv（$P<0.001$，$OR=1.583$）、ASA 评分≥Ⅲ级（$P=0.003$，$OR=2.411$）、有膀胱部分切除手术史（$P=0.025$，$OR=2.444$）、术中最高心率>120 次/分（$P<0.001$，$OR=11.861$）。结论　伤口愈合不佳、术后感染及术后肠梗阻是根治性膀胱全切术常见并发症。年龄、术中输血量、m-ACCI 评分、ASA 评分、膀胱部分切除手术史和术中最高心率是发生并发症的风险因素。

【关键词】　膀胱肿瘤　根治性膀胱切除术　术后并发症　风险因素

Critical Analysis on Risk Factors of Postoperative In-hospital Complications in Radical Cystectomy of Bladder Cancer

FAN Yu#，SHI Ming，XIONG Zi-bin，HAN Ping，ZHANG Peng，ZENG Hao，LI Xiang△，WEI Qiang.

*Department of Urology，West China Hospital，Sichuan University，*Chengdu 610041，China

△ Corresponding author，E-mail：xiangli.87@163.com

【Abrstact】　**Objective**　To evaluate the risk factors associated with the in-hospital complications of radical cystectomy. **Methods**　The records of 128 consecutive patients who underwent radical cystectomy from November 2006 to October 2009 were reviewed. Preoperative，intraoperative risk variables were defined based on POSSUM score and APACHE Ⅱ score. ASA score and m-ACCI score were used to evaluate the comobidities. All variables were analyzed to evaluate the risk factors associated with in-hospital complications of radical cystectomy. **Results**　In the 128 patients undergoing radical cystectomy，58 patients（45.31%）had complications，with 51（39.84%）minor complicatons and 7（5.47%）major complications. Wound dehiscence or unhealing（22.66%），infection（20.31%）and ileus（17.19%）were the most common complications. The risk factors related to the in-hospital complications of radical cystectomy are age ≥65 yr.（$P<0.001$，$OR=1.067$），volume of intraoperative blood transfusion ≥600 mL（$P=0.023$，$OR=1.001$），m-ACCI score（$P<0.001$，$OR=1.583$），ASA score ≥Ⅲ（$P=0.003$，$OR=2.411$），partial cystectomy history（$P=0.025$，$OR=2.444$），intraoperative heart rate>120 beats/min（$P<0.001$，$OR=11.861$）. **Conclusions**　Wound complication，postoperative infection and ileus are the most common complications of radical cystectomy. Age，volume of intraoperative blood transfusion，m-ACCI score，ASA score，partial cystectomy history and intraoperative heart rate are significant risk factors.

【Key words】　Bladder carcinoma　Radical cystectomy　Complications　Risk factor

　　根治性膀胱切除术（radical cystectomy，RC）是治疗肌层浸润性膀胱癌的有效手段。该手术包括前盆腔脏器切除及尿流改道，多数尿流改道要用一段肠道做尿液流出道或储尿囊来代替膀胱，涉及泌尿系统和消化系统，手术创伤大，术式复杂，手术时间长。而膀胱癌患者多为老年人，常伴有其他内科疾病；病程长、临床分

♯ 现在绵阳中心医院泌尿外科

△ 通信作者，E-mail：xiangli.87@163.com

期偏晚者还合并不同程度贫血、营养不良甚至恶病质。因此尽管近年来外科手术、麻醉技术和围手术期护理等水平均有显著提高，RC 仍有较高的围手术期并发症发生率（25%～35%）和死亡率（1%～3%）[1,2]。本研究收集四川大学华西医院 2006 年 11 月至 2009 年 10 月间行 RC 的 128 例患者的临床资料，对患者住院期并发症发生情况进行回顾性分析，综合现有多个外科手术风险评分系统，详细评估影响 RC 患者术后并发症的各种术前和术中风险因素，以改善患者围手术期条件，降低手术并发症。

1 资料与方法

1.1 临床资料

收集 2006 年 11 月至 2009 年 10 月间在四川大学华西医院行 RC 的患者资料 128 例，所有患者所行的尿流改道术式均为回肠流出道式。其中，男性 107 例（83.59%），女性 21 例（16.41%）。<65 岁者 61 例（47.66%），≥65 岁者 67 例（52.34%）。术后病理检查，病理类型：尿路上皮癌 118 例（92.19%，其中 7 例合并鳞癌或腺癌化生），鳞癌 5 例（3.91%），腺癌 3 例（2.34%），神经内分泌癌 2 例（1.56%）。病理分期：高危浅表性膀胱癌（T_1G_3、原位癌）7 例（5.47%），肌层浸润性膀胱癌 121 例（94.53%），其中 T 分期≤T_{2b} 68 例（53.13%），≥T_{3a} 60 例（46.87%）；N^+ 34 例（26.56%），N^- 94 例（73.44%）；M_0（无远处转移）113 例（88.28%），M_1（有转移）15 例（11.72%）。

1.2 风险因素指标的制订和术后并发症分组

本研究收集的术前、术中各风险因素参考美国大学外科医生（ACS）的国家外科质量改进项目（NSQIP）、生理学和手术侵袭度评分（POSSUM 评分）和急性生理与慢性健康评分 Ⅱ（APACHE Ⅱ评分）制订[3-5]。

①术前指标：手术时年龄、手术时季节、性别、身高体质量指数（BMI）、合并症情况〔合并症情况应用美国麻醉医师协会（ASA）评分与改良 Charlson 合并症评分（m-ACCI）进行评定[6]〕、实验室检查〔包括血常规、尿常规、肝肾功、血脂血糖、血电解质、凝血指标、其

他与合并症相关检查）、吸烟史、手术史、是否留置尿管及留置时间、心电图（ECG）、胸部 X 线片、肿瘤分期、肿瘤分级、是否有远处转移、术前体温、术前心率、术前血压、意识状态〔格拉斯哥昏迷评分（GCS 评分）〕、术前 30 日内手术次数。②术中指标：手术医生、手术时间、最高及最低心率、最高及最低收缩压和舒张压、估计失血量（EBL）、最低氧饱和度、输血量、心电情况。因所有患者术前意识状态的 GCS 评分均为 15 分，术中心电情况均平稳，最低氧饱和度均未低于 95%，最低心率均未低于 60 次/分，故术前 GCS 评分、术中心电情况、氧饱和度情况和最低心率情况 4 项风险因素不纳入分析。

术后并发症分类参照国际疾病分类（ICD）中 ICD-10 分类标准。参考最新的外科手术并发症分级系统[7]，将并发症分组为无并发症组、次要并发症组（Ⅰ级、Ⅱ级）、主要并发症组（Ⅲ级、Ⅳ级、Ⅴ级）。

1.3 统计学方法

计量资料采用 t 检验及方差分析，分类资料与等级资料采用 χ^2 检验；将上述分析中得到的有统计学意义的风险因素纳入二项或多项 logistic 回归分析。$P<0.05$ 为差异有统计学意义。

2 结果

2.1 并发症发生情况

本组 128 例 RC 患者中，无并发症 70 例，发生并发症共 58 例（45.31%），其中次要并发症 51 例（39.84%），主要并发症 7 例（5.47%），2 例死亡（1.56%）。并发症发生的具体情况：伤口相关并发症 30 例（23.44%），包括伤口裂开或不愈合 29 例（22.66%），伤口感染 8 例（6.25%），肠瘘 3 例（2.34%）；消化系统 30 例（23.44%），包括肠梗阻 22 例（17.19%），呕吐 12 例（9.38%），腹泻 11 例（8.59%），消化道出血 8 例（6.25%）；呼吸系统 9 例（7.03%），包括感染 8 例（6.25%），哮喘 1 例（0.78%）；精神神经系统 8 例（6.25%），包括短暂精神障碍 5 例（3.91%），意识障碍 2 例（1.56%），咽反射消失 1 例（0.78%）；循环系统 7 例（5.47%），包括心律失常 5 例（3.91%），心力衰竭 2 例

（1.56%）；腹腔并发症 6 例（4.69%），包括腹腔感染 3 例（2.34%），腹腔内出血 1 例（0.78%），淋巴漏 2 例（1.56%）；泌尿生殖系统 6 例（4.69%），包括感染 5 例（3.91%），输尿管吻合口狭窄 1 例（0.78%）；另外，各类感染共 26 例（20.31%），休克 2 例（1.56%），弥漫性血管内凝血（DIC）1 例（0.78%），多器官功能衰竭（MODS）2 例（1.56%）。

2.2 并发症危险因素 logistic 回归分析

经单因素分析发现并发症发生的相关风险因素为年龄、术中输血量、m-ACCI 评分、ASA 评分、膀胱部分切除手术史、术中最高心率，P 均 <0.05。见表 1。

将以上因素分别纳入 logistic 回归中进行分析。① 就有无并发症发生而言，有统计学意义的风险因素：年龄 $\geqslant 65$ 岁〔$B=0.065$，$OR=1.067$，$95\%CI$（1.027，1.109），$P=0.001$〕，术中输血量 $\geqslant 600$ mL〔$B=0.011$，$OR=1.001$，$95\%CI$（1.0007，1.0020），$P=0.023$〕，m-ACCI 评分 $\geqslant 4$ 分〔$B=0.459$，$OR=1.583$，$95\%CI$（1.184，2.116），$P=0.002$〕，ASA 评分 $\geqslant$ Ⅲ级〔$B=0.880$，$OR=2.411$，$95\%CI$（1.298，4.479），$P=0.005$〕，有膀胱部分切除手术史〔$B=0.894$，$OR=2.444$，$95\%CI$（1.109，5.387），$P=0.027$〕，术中最高心率 >120 次/分〔$B=2.473$，$OR=11.860$，$95\%CI$（2.584，

54.447），$P=0.001$〕。② 发生次要并发症与不发生并发症之间比较，有统计学意义的风险因素：年龄 $\geqslant 65$ 岁〔$B=0.061$，$OR=1.063$，$95\%CI$（1.022，1.106），$P=0.002$〕，术中输血量 $\geqslant 600$ mL〔$B=0.002$，$OR=1.001$，$95\%CI$（1.000，1.017），$P=0.013$〕，m-ACCI 评分 $\geqslant 4$ 分〔$B=0.405$，$OR=1.500$，$95\%CI$（1.115，2.017），$P=0.007$〕，ASA 评分 $\geqslant$ Ⅲ级〔$B=0.737$，$OR=2.089$，$95\%CI$（1.097，3.980），$P=0.025$〕，术中最高心率 >120 次/分〔$B=2.115$，$OR=8.293$，$95\%CI$（1.731，39.735），$P=0.008$〕。③ 主要并发症与不发生并发症之间比较，有统计学意义的风险因素：m-ACCI 评分 $\geqslant 4$ 分〔$B=2.040$，$OR=7.687$，$95\%CI$（2.364，24.998），$P=0.001$〕，ASA 评分 $\geqslant$ Ⅲ级〔$B=2.023$，$OR=7.560$，$95\%CI$（1.989，28.745），$P=0.003$〕，有膀胱部分切除手术史〔$B=1.674$，$OR=5.333$，$95\%CI$（1.069，26.613），$P=0.041$〕，术中最高心率 >120 次/分〔$B=4.443$，$OR=85.000$，$95\%CI$（9.801，737.156），$P<0.001$〕。④ 主要并发症与次要并发症之间比较，有统计学意义的风险因素：m-ACCI 评分 $\geqslant 4$ 分〔$B=1.634$，$OR=5.126$，$95\%CI$（1.604，16.385），$P=0.006$〕，术中最高心率 >120 次/分〔$B=2.327$，$OR=10.250$，$95\%CI$（1.729，60.755），$P=0.010$〕。

表 1 与并发症发生相关风险因素的单因素分析

Table 1 Association of risk variables with complications in univariate analysis in patients with radical cystectomy

Risk variables		Complication〔case（%）〕				χ^2	P^*
		Without	With				
			Miaor	Major	Total		
Age/yr.	<65	43 (33.6)	23 (18.0)	2 (1.6)	25 (19.5)	-3.650	<0.001
	$\geqslant 65$	27 (20.1)	28 (21.9)	5 (3.9)	33 (25.8)		
Volume of intraoperative blood transfusion/mL	0	56 (40.8)	30 (23.4)	1 (0.8)	31 (24.2)	-2.306	0.023
	<600	12 (9.4)	11 (8.6)	1 (0.8)	12 (9.4)		
	$\geqslant 600$	2 (1.6)	10 (7.9)	5 (3.9)	15 (10.7)		
m-ACCI score	<4	43 (33.6)	22 (17.2)	2 (1.6)	27 (20.1)	-3.713	<0.001
	$\geqslant 4$	27 (20.1)	29 (22.7)	5 (3.9)	31 (24.2)		
ASA score $\geqslant$ Ⅱ	No	43 (33.6)	23 (18.0)	2 (1.6)	25 (19.5)	4.277	0.039
	Yes	27 (20.1)	28 (21.9)	5 (3.9)	33 (25.8)		
ASA score $\geqslant$ Ⅲ	No	70 (53.7)	47 (36.7)	4 (3.2)	51 (39.8)	8.937	0.003
	Yes	0 (0.0)	4 (3.2)	3 (2.3)	7 (4.5)		
Partial cystectomy history	No	56 (43.6)	33 (25.8)	3 (2.3)	36 (27.1)	5.045	0.025
	Yes	14 (10.0)	18 (14.1)	4 (3.2)	22 (17.2)		
Intraoperative heart rate/（beats/min）	$\leqslant 120$	68 (52.1)	41 (32.0)	2 (1.6)	43 (33.6)	14.575	<0.001
	>120	2 (1.6)	10 (7.9)	5 (3.9)	15 (10.7)		

m-ACCI score: The modified age-adjusted charlosn comorbidity index score; ASA score: The American Society of Anaesthesiologists grade. * With complication vs. without complication

2.3 常见并发症的危险因素分析

本组各并发症中，伤口裂开或不愈合（22.66%）、感染（20.31%）、肠梗阻（17.19%）最为常见。针对这3种并发症进行分析，①与伤口裂开或不愈合有关的危险因素：$BMI > 30 \ kg/m^2$〔$B = 0.912$，$OR = 2.489$，$95\% \ CI$（1.271，4.876），$P = 0.008$〕，年龄≥65岁〔$B = 0.054$，$OR = 1.056$，$95\% \ CI$（1.007，1.107），$P = 0.024$〕，术中最高心率>120次/分〔$B = 1.633$，$OR = 5.119$，$95\% \ CI$（1.759，14.898），$P = 0.003$〕。②与感染有关的危险因素：年龄≥65岁〔$B = 0.078$，$OR = 1.107$，$95\% \ CI$（1.022，1.143），$P = 0.002$〕，$BMI < 18.5 \ kg/m^2$〔$B = 1.123$，$OR = 11.905$，$95\% \ CI$（5.563，14.043），$P = 0.004$〕，术中输血量≥600 mL〔$B = 0.115$，$OR = 1.001$，$95\% \ CI$（1.0001，1.0163），$P = 0.018$〕。③与肠梗阻有关的危险因素：有 m-ACCI 评分为2分的胃肠道合并症〔$B = 0.345$，$OR = 4.072$，$95\% \ CI$（2.173，4.568），$P = 0.017$〕，年龄≥65岁〔$B = 0.163$，$OR = 1.061$，$95\% \ CI$（1.014，1.371），$P = 0.033$〕，$Na^+ < 135 \ mmol/L$〔$B = 0.151$，$OR = 4.160$，$95\% \ CI$（2.675，6.223），$P = 0.026$〕。

3 讨论

外科的核心问题是如何控制和降低手术并发症，这涉及外科临床的各个环节，包括严格掌握手术适应证、禁忌证，提高手术和麻醉技术，积极围手术期处理。RC 为泌尿外科特大型手术，目前仍有较高的并发症发生率。本组3年间行 RC 的128例患者中仅2例死亡，死亡率为1.56%，与目前各研究中的死亡率（0%～11%）相比，处于较低的水平。但总的并发症发生率为45.3%，尽管其中多数为次要并发症（87.93%，51/58），但仍处于目前各研究并发症发生率（24%～64%）的较高水平[8,9]。

从并发症的具体类型来看，伤口裂开或不愈合（22.66%）、感染（20.31%）及肠梗阻（17.19%）为术后最常见的3种并发症。按各系统分类来看，消化系统并发症（23.44%）和伤口相关并发症（23.44%）最常见，其次为呼吸系统（7.03%）、神经精神系统（6.25%）、

循环系统（5.47%）等。这与 Froehner 等[2]回顾总结2000年至2008年各文献所得出的结论类似，他们的研究结果显示：肠梗阻（2%～32%）和感染是 RC 术后最常见的两个并发症，另外定向力障碍和谵妄也不应忽视（5%～20%）。

并发症的发生无疑和患者术前、术中存在的各种风险因素密切相关。Hollenbeck 等[10]和 Elting 等[11]的研究证实年龄是并发症和死亡率的独立相关因素。但 Fairey 等[12]研究了2000年1月至2006年12月间314例行 RC 的患者，发现年龄与90 d 内死亡率或术后早期并发症无关。本研究中年龄在多因素分析中与是否发生并发症有关。随着患者年龄的增加，次要并发症的发生概率增加，但与主要并发症的发生并没有关系。这个结果也反映了虽然机体器官功能随着年龄的增加而下降，但要准确评价机体器官功能，还需要结合其他的指标。

本研究结果显示：除年龄外，住院期间并发症发生的风险因素还包括术中最高心率、术中输血量、是否有膀胱部分切除手术史等。Ushiyama 等[13]研究发现，心率的变异性与术后并发症的发生有关。术中心率的快慢，既反映了机体对手术的耐受情况，又反映了机体自主神经系统的功能状态，能影响手术的预后。在本研究中，术中输血量的多少与次要并发症的发生有关，这可能是因为术中输血量虽然能够在一定程度上反映手术的难易程度和手术创伤的大小，但只是间接的指标，所以只与次要并发症的发生有关。而有膀胱部分切除手术史的患者机体条件差、手术难度大、伤口愈合差，故可以解释其与主要并发症的发生有关。

不管是 ASA 评分还是 m-ACCI 评分，均为针对合并症的评分，本研究表明合并症的情况是术后并发症的风险因素。Ng 等[14]的研究发现，较高的 ASA 评分（Ⅲ～Ⅳ级）是术后并发症的独立影响因素，同时 m-ACCI 评分也直接影响术后并发症的发生。在针对单个合并症的研究中发现[15-18]，定向力障碍常发生于痴呆的或接受精神治疗的患者，肺炎常发生于患慢性阻塞性支气管炎或肺功能储备下降的患者，心血管系统并发症则常发生于有心脏病史的患者，糖尿病患者或免疫功能异常者则更易发生术后

感染。甚至患者术前的心理因素也能通过影响免疫系统功能来影响预后。

在本组的各并发症中，伤口裂开或不愈合、感染、肠梗阻最为常见。通过分析，我们发现输血量与术后感染的发生有关，这可能是由于输血量间接反映了手术的创伤大小、患者的全身条件。与伤口裂开或不愈合相关的风险因素比较，Pavlidis 等[19] 和 Gou 等[20] 研究发现，年龄大于 65 岁、急诊手术、伤口感染、血流动力学的不稳定、切口中瘘道的形成、低蛋白血症、全身感染、肥胖、尿毒症、营养过度、恶性肿瘤、腹水、使用甾体类药物、高血压等，是伤口裂开的风险因素，并且伤口裂开的风险随着合并上述风险因素的数目的增加而上升。在针对术后肠梗阻的分析中，我们发现有 m-ACCI 评分为 2 分的胃肠道合并症（$P=0.017$，$OR=4.072$）是发生肠梗阻的风险因素，即长期持续存在胃肠道疾病或近期胃肠道疾病未痊愈的患者术后较易发生肠梗阻。在本研究中，合并 m-ACCI 评分为 2 分的胃肠道疾病的患者有 4 例，其中 3 例术后均发生肠梗阻。其合并症具体情况为：胃溃疡、慢性粘连性肠梗阻与腹泻。另外，Na^+ 值异常（$P=0.012$，$OR=4.800$）也与术后肠梗阻的发生有关，这可能与电解质紊乱有关。因有研究表明[21]，在导致术后肠梗阻的因素中，电解质紊乱有着一定的关系。

综上所述，RC 在严格控制手术适应证的情况下，可得到较低的住院期死亡率。术后感染、肠梗阻、伤口裂开或不愈合为 RC 住院期最常见的并发症，改善患者围手术期营养状况、减少胃肠道干扰，可能是降低上述并发症的有效手段。

参 考 文 献

1 STENZL A, COWAN N C, DE SANTIS M, et al. Guidelines on bladder cancer: muscle-invasive and metastatic. Eur Urol, 2009, 55 (4): 815-825.

2 FROEHNER M, BRAUSI M A, HERR H W, et al. Complications following radical cystectomy for bladder cancer in the elderly. Eur Urol, 2009, 56 (3): 443-454.

3 KHURI S F, DALEY J, HENDERSON W, et al. The Department of Veterans Affairs'NSQIP: the first national, validated, outcome based, risk-adjusted, and peer controlled program for the measurement and enhancement of the quality of surgical care. National VA Surgical Quality Improvement Program. Ann Surg, 1998, 228 (4): 491-507.

4 COPELAND G P, JONES D, WALTERS M. POSSUM: a scoring system for surgical audit. Br J Surg, 1991, 78 (3): 355-360.

5 KNAUS W A, DRAPER E A, WAGNER D P, et al. APACHE Ⅱ: a severity of disease classification system. Crit Care Med, 1985, 13 (10): 818-822.

6 KOPPIE T M, SERIO A M, VICKERS A J, et al. Age-adjusted Charlson comorbidity score is associated with treatment decisions and clinical outcomes for patients undergoing radical cystectomy for bladder cancer. Cancer, 2008, 112 (11): 2384-2392.

7 DINDO D, DEMARTINES N, CLAVIEN P A. Classification of surgical complications: a new proposal with evaluation in a cohort of 6336 patients and results of a survey. Ann Surg, 2004, 240 (2): 205-213.

8 RAMANI V A C, BROMAGE S J, CLARKE N W. A contemporary standard for morbidity and outcome after radical cystectomy. BJU Int, 2009, 104 (5): 628-632.

9 KONETY B R, ALLAREDDY V, HERR H. Complications after radical cystectomy: analysis of population based data. Urology, 2006, 68 (1): 58-64.

10 HOLLENBECK B K, MILLER D C, TAUB D, et al. Identifying risk factors for potentially avoidable complications following radical cystectomy. J Urol, 2005, 174 (4): 1231-1237.

11 ELTING L S, PETTAWAY C, BEKELE B N, et al. Correlation between annual volume of cystectomy, professional staffing, and outcomes: a statewide, population-based study. Cancer, 2005, 104 (5): 975-984.

12 FAIREY A, CHETNER M, METCALFE J, et al. Associations among age, comorbidity, and clinical outcomes after radical cystectomy: results from the Alberta Urology Institute radical cystectomy database. J Urol, 2008, 180 (1): 128-134.

13 USHIYAMA T, NAKATSU T, YAMANE S, et al. Heart rate variability for evaluating surgical stress and development of postoperative complications. Clin Experi Hypertens, 2008, 30 (1): 45-55.

14 NG C K, KAUFFMAN E C, LEE M M, et al. A comparison of postoperative complications in open versus robotic cystectomy. Euro Urol, 2010, 57 (2): 274-282.

15 GAME X, SOULIE M, SEGUIN P, et al. Radical cystectomy in patients older than 75 years: assessment of morbidity and mortality. Eur Urol, 2001, 39 (5):

525-529.

16 GULSHAN S, JAMES G. Effect of aging on respiratory system physiology and immunology. Clin Interv Aging, 2006, 1 (3): 253-260.

17 FISHER M B, SVATEK R S, HEGARTY P K, *et al*. Cardiac history and risk of post-cystectomy cardiac complications. Urology, 2009, 74 (5): 1085-1089.

18 VOLLMER-CONNA U, BIRD K D, YEO B W, *et al*. Psychological factors, immune function and recovery from major surgery. Acta Neuropsychiatr, 2009, 21 (4): 169-178.

19 PAVLIDIS T E, GALATIANOS I N, PAPAZIOGAS B T, *et al*. Complete dehhiscence of the abdominal wound and incriminating factors. Eur J Surg, 2001, 167 (5): 351-355.

20 GUO S, DIPIETRO L A. Factors affecting wound healing. J Dent Res, 2010, 89 (3): 219-229.

21 JAMES C, KARIM A. Pathogenesis and management of postoperative ileus. Clin Colon Rectal Surg, 2009, 22 (1): 47-50.

编辑 余 琳

· 血液肿瘤的靶向治疗 ·

血液肿瘤靶向治疗进展*

牛 挺，刘 霆

四川大学华西医院 血液科 血液学研究室（成都 610041）

【摘要】 随着现代生物医学技术如分子生物学、基因组学的快速发展，对血液肿瘤（白血病、淋巴瘤、骨髓瘤）的发病机制有了深入的认识，血液肿瘤的诊断逐渐进入精细化分层，治疗趋势逐渐演化为将新型靶向药物整合到传统的化疗、放疗、造血干细胞移植治疗中。血液肿瘤靶向治疗的重要进展是酪氨酸激酶抑制剂靶向治疗慢性髓细胞白血病，CD20 单克隆抗体靶向治疗 B 细胞淋巴瘤和 CD20 阳性白血病，FLT3 抑制剂靶向治疗 FLT3 阳性高危急性髓系白血病。本期专题从上述进展反映了血液肿瘤研究的新成果，以及未来血液肿瘤精细化分层诊断和个体化靶向治疗的趋势。

【关键词】 血液肿瘤 靶向治疗 酪氨酸激酶抑制剂 CD20 单克隆抗体 FLT3 抑制剂

Advances in the Target Therapy of Hematological Malignancies *NIU Ting，LIU Ting. Department of Hematology，Research Laboratory of Hematology，West China Hospital，Sichuan University，Chengdu 610041，China*

【Abstract】 With the rapid development of modern bio-medical technology，the pathogenesis of hematological malignancies including leukemia，lymphoma，myeloma has been illustrated with more and more attractive details. The diagnosis of hematological malignancies now becomes more precisely and clarified based on the progress than ever before，and the treatments of hematological malignancies keep the evolution in the way of integrating the novel molecular target drugs with conventional chemotherapy，radiotherapy，hematopoietic stem cell transplantation. The pivotal progress in the target therapy of hematological malignancies includes tyrosine kinase inhibitors for the treatment of chronic myeloid leukemia，CD20 monoclonal antibody treatment of B-cell lymphoma and CD20 positive leukemia，FLT3 inhibitors fo the treatment of FLT3 mutation positive high-risk acute myelogenous leukemia. The topics of this issue focus on the advances in this field，which reflects the new achievements in the research of hematological malignancies，and the trends of precise and stratified diagnosis as well as tailored target therapy in the future.

【Key words】 Hematological malignancy Target therapy Tyrosine kinase inhibitor CD20 monoclonal antibody FLT3 inhibitor

近年来，随着国内外现代生物医学技术如免疫学、分子生物学、细胞遗传学、基因组学和蛋白组学、药物研发的发展和进步，对血液肿瘤（白血病、淋巴瘤、骨髓瘤）的发病机制有了深入的认识，血液肿瘤的诊断逐渐进入精细化分层，治疗趋势逐渐演化为新型靶向药物整合到传统的化疗、放疗、造血干细胞移植治疗中，因此把握这种血液肿瘤精细化分层诊断和个体化靶向治疗的发展趋势非常重要，本期专题中的研究文章正是从多方面反映该方面的进展，特作一简要述评。

* 卫生部公益项目（No. JH20120437）资助

1 酪氨酸激酶抑制剂靶向治疗慢性髓细胞白血病

慢性髓细胞白血病（chronic myeloid leukemia，CML）是以髓细胞增殖为主要特征的恶性克隆性血液疾病，具有特征性的 9 号和 22 号染色体易位，从而产生 Ph 染色体和 *BCR-ABL* 融合基因。该融合基因翻译的蛋白具有高度酪氨酸激酶活性，其也是导致慢粒发生的重要机制之一。酪氨酸激酶抑制剂（TKI）是针对 BCR-ABL 融合蛋白的特异性靶向治疗药物。伊马替尼作为第一个应用于临床的 TKI，是一种 2-苯嘧啶衍生物，通过取代 *BCR-ABL* 融合基因中的 ATP 结合位点阻断 ABL 酪氨酸激酶的持续磷酸化，从而抑制 Ph 染色体阳性白血病克隆的增殖。国际多中心随机对照试验（IRIS）显示，伊马替尼治疗的 CML 慢性期患者 8 年无事件生存（event-free survival，EFS）率、无疾病进展生存（progression-free survival，PFS）率、总生存（overall survival，OS）率分别达 81%、92%、85%，远远超过传统羟基脲、干扰素等药物，甚至包括异基因造血干细胞移植（allogeneic hematopoietic stem cell transplantation，allo-HSCT）[1]。国内 Jiang 等[2]报道了初发 CML 慢性期患者接受伊马替尼或人类白细胞抗原系统（human leukocyte antigen，HLA）全相合 allo-HSCT 的一项前瞻性研究结果，显示伊马替尼组和 allo-HSCT 组 PFS 率分别为 96% 和 78%（$P<0.01$），6 年 OS 率分别为 99% 和 79%（$P<0.01$）。此结果支持国外指南关于 TKI 在 CML 慢性期首选的治疗选择。

但是 CML 患者开始 TKI 治疗的最佳时机以及有无 TKI 疗效预测的指标尚需要进一步的观察和研究。本期专题中，李向龙等[3]报道了国内一组较大样本量的 CML 病例资料，447 例接受伊马替尼治疗的慢性期 CML 患者中，分为确诊 6 月内开始治疗、确诊后 6～12 月开始治疗和确诊 12 月后开始治疗 3 组，发现 3 组 CML 患者主要细胞遗传学缓解（major cytogenetic response，MCyR）率分别为 85.0%、69.7% 和 49.4%（$P<0.01$），完全细胞遗传学缓解（complete cytogenetic response，CCyR）率分别为 78.5%、57.6% 和 44.7%（$P<0.01$）；3 组的 5 年 OS 率分别为（93.4±2.7）%、（93.9±2.9）% 和（92.0±3.5）%（$P=0.37$），5 年 EFS 率分别为（69.6±5.6）%、（52.6±8.6）% 和（43.1±8.9）%（$P<0.01$），10 年 OS 率分别为（93.4±6.7）%、（93.9±2.9）% 和（79.7±6.7）%（$P<0.01$）。结果提示慢性期 CML 患者确诊后越早接受伊马替尼治疗，疗效和预后均越好。同时该研究发现以接受伊马替尼治疗 3 个月时 BCR-ABL 转录本水平高低将 CML 慢性期患者分为小于 10% 组（126 例，43.9%）和大于 10% 组（161 例，56.1%），两组的 5 年和

8 年 OS 率分别为（96.0±3.0）% 和（88±5.2）%（$P=0.16$），但是两组的 5 年 EFS 率分别为（62.1±5.9）% 和（44±6.7）%，差异具有统计学意义（$P<0.01$），结果提示 CML 慢性期患者接受伊马替尼治疗 3 个月时 BCR-ABL 转录本是否达到小于 10% 水平是一个重要的预测指标，与国外报道一致。

尽管伊马替尼治疗 CML 有显著的临床疗效，但仍有部分患者发生耐药。据报道，新诊断的 CML 慢性期患者每年的耐药率为 1%～7%，而 42%～90% 的耐药机制为 BCR-ABL 依赖机制中的 BCR-ABL 激酶域突变，约 18% 为 BCR-ABL 基因扩增导致的过表达；非 BCR-ABL 依赖性的机制包括细胞转运蛋白异常、SRC 家族激酶 Lyn 和 Hck 活化等机制。因此针对伊马替尼耐药或不耐受的 CML 患者的二代 TKI（尼洛替尼、达沙替尼）治疗应运而生。一项 CML 慢性期患者 II 期临床试验结果显示，尼洛替尼治疗 6 个月后 31% 的患者获得 CCyR，16% 的患者获得 MCyR[4]。同年，针对伊马替尼耐药或不耐受的 CML 急变期患者的临床试验结果显示，应用达沙替尼治疗 8 个月后，24% 的患者获得 CCyR，33% 的患者获得 MCyR[5]。本期专题中，四川大学华西医院的资料显示针对伊马替尼耐药或不耐受的 CML 慢性期患者，换用二代 TKI 后仍能取得不错的疗效，MCyR 率为 43.5%，主要分子学缓解（MMR）率为 25.5%[3]。

针对伊马替尼耐药或不耐受并且接受尼洛替尼或达沙替尼治疗失败的 CML 患者，国外研发了第三代针对 SRC 和 ABL 酪氨酸激酶的双重抑制剂博舒替尼。研究结果显示，博舒替尼治疗可以使 32% 的上述患者达到 MCyR，24% 的患者获得完全血液学缓解（complete haematological response，CHR），2 年 PFS 率达 73%，OS 率达 83%[6]。此后，能克服 T351I 的三代 TKI 博纳替尼（Ponatinib）也成功开发。

今后，TKI 治疗 CML 的成功模式就是要使慢性期 CML 成为一种可控制的慢性疾病，渐变为社区监管性疾病。将来研究或关注的热点包括优化临床 TKI 选择、扩大新的 TKI 的临床应用、早期疾病监测、探索药物治愈 CML 的可能

性、克服 CML 耐药的药物和技术及疾病社区管理等。

2 CD20 单克隆抗体靶向治疗 B 细胞淋巴瘤/白血病

弥漫大 B 细胞淋巴瘤（diffuse large B-cell lymphoma，DLBCL）是最常见的 B 细胞非霍奇金淋巴瘤（non-hodgkin's lymphoma，NHL），占全部 NHL 的 40%～50%。1993 年美国的肿瘤协作组经过大规模的Ⅲ期前瞻性临床试验研究发现，大剂量化疗如 MACOP-B（甲氨蝶呤、阿霉素、环磷酰胺、长春新碱、强的松、博莱霉素）、ProMACECytaBOM 等方案的化疗效果并不优于经典的 CHOP（环磷酰胺、阿霉素、长春新碱、泼尼松）方案，3 年生存率都在 50% 左右，但毒副反应明显增加[7]。因此，CHOP 方案在很长一段时间内都是 DLBCL 的最优经典治疗方案。

但是 CD20 单克隆抗体（利妥昔单抗）的问世和应用，使 DLBCL 的治疗进入了一个新的时代。DLBCL 的一个病理特点就是肿瘤细胞高表达 CD20，利妥昔单抗可以靶向清除 CD20 阳性的细胞，与单纯 CHOP 方案相比，R-CHOP 方案明显提高了患者的生存期。法国成人淋巴瘤研究组（GELA）对 60～80 岁的老年初治 DLBCL 患者进行了 8 个周期 CHOP 或 R-CHOP 的随机临床试验。结果发现，R-CHOP 组与 CHOP 组相比，CR 率明显提高（76% 比 63%，$P=0.005$）[8]；R-CHOP 组 5 年生存率为 58%，而 CHOP 组为 45%[9]。10 年的随访结果显示，R-CHOP 组 10 年生存率为 43.5%，而 CHOP 组仅 27.6%，差异具有统计学意义，R-CHOP 组的中位 PFS 期为 4.8 年，而 CHOP 组仅为 1.2 年[10]。对于 80 岁以上的超高龄老年患者，法国和比利时联合进行了多中心的Ⅱ期临床试验，应用 R-miniCHOP（利妥昔单抗联合减低剂量的 CHOP）方案治疗了 153 例患者，中位年龄为 83 岁，结果中位生存期为 29 个月，2 年总生存率为 59%[11]。因此随着利妥昔单抗联合化疗临床试验的不断扩大，该方案已成为各年龄层 DLBCL 的标准治疗方案。而且除了 DLBCL 外，目前利妥昔单抗联合化疗也正逐渐成为其他 CD20 阳性的 B 细胞淋巴瘤，如滤泡型淋巴瘤、套细胞淋巴瘤、边缘区淋巴瘤、伯基特淋巴瘤等的一线治疗方案。

本期专题中，叶云霞等[12]报道了在中国西南地区老年人中 EBV 阳性 DLBCL 发生率不低（7.17%），病理诊断时需引起重视，临床表现常见淋巴结长大，病理学上大多数为多形性组织学亚型，Hans 分型以 non-GCB 亚型居多，肿瘤细胞高表达 P53、不表达核因子（NF）-κB。该组资料报道的总体 5 年 OS 率为 16.5%，中位生存时间 40 个月。预后分析显示：血清 LDH 升高、具有"星空"现象、BCL-2 表达对预后评估具有指导意义；与非特指 DLBCL 不同的是，CD5 和 CD30 的表达没有预后意义。不过需要注意的是，本组资料属于回顾性研究，42 例 EBV 阳性 DLBCL 患者中仅 26 例（61.90%）有完整的治疗资料，其中仅 10 例（38.46%）行化疗，以 CHOP 或 R-CHOP 方案为主，化疗病例数偏少，利妥昔单抗使用不详，故无法评估靶向药物 CD20 单抗在此类型淋巴瘤预后中的价值。

近年，利妥昔单抗应用已拓展到 CD20 表达阳性急性淋巴细胞白血病（ALL）治疗中。国外学者报道了利妥昔单抗联合化疗治疗成人急性 B 前体淋巴细胞白血病（B-cell precursor acute lymphoblastic leukemia，BCP-ALL）的研究，CD20 阳性表达为成人 BCP-ALL 不良预后因素，利妥昔单抗联合化疗可以显著提高低年龄段成人的 $CD20^+$ Ph 染色体阴性前 B 细胞 ALL 患者的预后。同样，利妥昔单抗联合化疗还可以明显改善老年成熟 B 细胞 ALL 患者的预后[13,14]。但是利妥昔单抗在治疗儿童 ALL 上尚存争议，国内仅见 1 篇 CD20 阳性表达与儿童 BCP-ALL 预后的研究，结果显示 $CD20^+$ BCP 和 $CD20^-$ BCP-ALL 两组比较，3 年 EFS 和复发率均无显著性差异[15]。本期专题中，为了深入探讨这一问题，陈晓曦等[16]研究报道了迄今国内关于 CD20 表达与儿童 BCP-ALL 预后关系的最大样本量的临床研究，纳入了 271 例初诊儿童 BCP-ALL，$CD20^+$ BCP 占 45.76%，结果显示，$CD20^+$ BCP 与 $CD20^-$ BCP 组无论在泼尼松敏感性，诱导化疗 d15-BM 和 d33-BM 完全缓解率、

4 年 EFS 和 OS 方面均无显著性差异。作者得出结论，CD20 表达与儿童 BCP-ALL 预后尚无明确相关性，与国外的大多数研究结果一致。但是值得注意的是，该研究属于单臂研究，治疗方案统一采用的是儿童肿瘤与白血病协作组（CCLG）-ALL 2008 方案，并未将利妥昔单抗纳入方案中。因此，对于儿童 $CD20^+$ BCP-ALL，利妥昔单抗联合化疗方案的疗效和性价比仍需前瞻性随机对照的大宗病例长期研究证实。

3 FLT3 抑制剂靶向治疗高危急性髓系白血病

高危急性髓系白血病（acute myelocytic leukemia，AML）是具备特殊的克隆性细胞遗传学改变及分子异常的生物学特点，和对诱导化疗的反应差且巩固治疗后长期生存欠佳的特殊临床特点的一类独特的 AML 亚型，在成人 AML 中占据相当比例。复杂核型异常、单倍体核型〔5 和（或）7 号染色体〕、17 号染色体长臂缺失以及 FLT3-ITD、c-Kit 等基因突变明显影响 AML 的预后。近年来发现了更多的基因，如 KRAS、NRAS、RUNX1、TET2、WT1、ASXL1、CBL、IDH1、IDH2 和 JAK2 等突变，对 AML 的预后价值有待进一步验证。本期专题中，谢惠敏等[17] 报道了 AML1-ETO 融合基因阳性 AML-M2 患者合并 GATA-2 基因高表达患者，临床表现为容易复发且预后不良，此类患者应该甄别为高危 AML，建议尽早采取常规化疗以外的其他有效治疗措施，如强烈化疗、allo-HSCT 或新药试验。

事实上，对鉴别高危 AML 帮助价值最大的是 FLT3（FMS 样酪氨酸激酶 3，CD135）基因突变筛查。FLT3 基因位于 13q12，其编码的 FLT3 受体型酪氨酸激酶由胞外配体结合区、跨膜区、近膜区和酪氨酸激酶区组成，仅在造血祖细胞、前体 B 细胞、前体巨噬细胞膜表面表达。配体和野生型 FLT3 结合后，FLT3 关键酪氨酸激酶区自我磷酸化，激活下游信号通路，调节正常的造血过程。20 世纪 90 年代发现大多数白血病细胞高表达 FLT3，而 FLT3 基因突变是造成 FLT3 高表达的原因。已发现 FLT3

有两种突变方式，一种是近膜结构域的 14 和 15 号外显子的内部串联突变（ITD），另一种是受体高度保守的酪氨酸激酶区（TKD）活化环的替代、缺失或插入突变，常见 D835 天冬氨酸残基被酪氨酸、缬氨酸、组氨酸替代。两种激活突变均能引起 FLT3 发生配体非依赖性的组成性激活，激活下游异常的信号转导，促进血细胞增殖和抑制凋亡。两种突变中以 FLT3-ITD 突变更常见，且与 AML 预后不良有关，而 FLT3-TKD 预后价值仍有争议[18]。此外，急性早幼粒细胞白血病（APL）作为 AML 的特殊亚型，FLT3-ITD 突变见于 35% 左右的 APL 患者，其突变预示预后不良，但是 FLT3-TKD 突变对于 APL 的预后意义仍有争议[19]。本期专题中，李军等报道了 1 例少见的睾丸复发的 APL 分子缓解患者，以及 1 例中枢神经系统（CNS）髓外复发患者。该 2 例髓外复发 APL 患者均检测出罕见的 FLT3-TKD 点突变和新的 WT1 基因突变[20]。这再次提示 FLT3-TKD 点突变和新的 WT1 基因突变可能与 APL 髓外复发及预后不良有关，该研究也为预后不良的髓外复发的 APL 患者的分子诊断及靶向治疗提供了线索。

过去十年里，国际上对 FLT3 的小分子 TKI 进行了广泛的研究，但是尚未发现有特异性的作用。多靶点的 TKI 或者用于其他激酶靶点的 TKI 曾用于 FLT3-ITD 的 AML 患者的临床试验。但是这些研究的核心问题仍在于无法在体内完全抑制 FLT3。由于这些药物在体内缺乏相应的效能，单药应用几乎很难达到骨髓原始细胞的清除，因此与传统化疗药物的联用在过去及将来都将是研究的重点。最近，在众多研发的 FLT3 抑制剂中，安斯泰来（quizartinib，AC220）被认为较其他抑制剂更有潜力，且在体内可以完全抑制 FLT3 的剂量下，有很好的耐受性[21]。一项纳入了 191 例复发或难治性 FLT3-ITD 阳性的 AML 患者的临床试验中，患者分为 2 组行安斯泰来单药治疗，其中一组为 92 名单独一线治疗复发或者难治的老年患者（中位年龄 69 岁），另一组为 99 名二线治疗后复发或难治的相对年轻患者（中位年龄 55 岁）。完全缓解率为 51%（98/191）。应用该药后，患者骨髓原始细胞的大幅减少以及低毒性，使 35%（47/136）的复发难治 AML 患者得以接受 allo-HSCT，使这一原本预后极差的患者群体得到了明显延长的生存期[22,23]。*FLT*3 抑制剂对 *FLT*3 突变阳性的高危 AML 的应用前景也许可以借鉴 *BCR-ABL* 抑制剂在 Ph 染色体阳性的急性淋巴细胞白血病使用的成功范例，即 TKI 可整合到诱导化疗方案中，争取获得最大的缓解率，并保持缓解时间足够长，使得高危 AML 患者可以有机会接受 allo-HSCT，而在移植后，TKI 仍可用作维持治疗以防止复发。

关于 *FLT*3 抑制剂的超适应证应用，目前有三种被批准用于其他恶性肿瘤的多靶点 TKI 在体外可对抗 *FLT*3 活性：舒尼替尼、索拉非尼和博纳替尼[24]。索拉非尼曾被报道在复发 *FLT*3-ITD 突变的 AML 患者中有效，尤其在异基因移植后的复发。虽然这些报道并未形成有效的临床试验的依据，但是也反映了越来越多的专家共识，即这些药物对于那些缺乏任何业已证明有效方法的 AML 患者而言，可能部分获益。尽管如此，现在仍强烈推荐无论何时，复发难治的 *FLT*3 突变的高危 AML 患者应当建议加入到 *FLT*3 抑制剂的临床试验中。总之，上述一个或多个 *FLT*3 抑制剂的认证和批准，任务艰巨，均需要严谨设计的大型的临床试验来推动，但是 *FLT*3 抑制剂靶向治疗高危急性髓系白血病的前景是令人期待的。

参 考 文 献

1 DEININGER M W, O'BRIEN S G, GUILHOT F, et al. International randomized study of interferon vs STI571 (IRIS) 8-year follow up: sustained survival and low risk for progression or events in patients with newly diagnosed chronic myeloid leukemia in chronic phase (CML-CP) treated with imatinib. Blood (ASH Ann Meeting Abstracts), 2009, 114 (22): 1126.

2 JIANG Q, XU L P, LIU D H, et al. Imatinib results in better outcomes than HLA-identical sibling transplants in young persons with newly diagnosed chronic-phase chronic myelogenous leukemia. Leukemia, 2013, 27 (12): 2410-2413.

3 李向龙，朱焕玲，刘红英，等. 酪氨酸激酶抑制剂治疗慢性粒细胞白血病的临床疗效分析. 四川大学学报（医学版），2014，45 (4): 647-651.

4 KANTARJIAN H M, GILES F, GATTERMANN N, et al. Nilotinib (formerly AMN107), a highly selective BCR-ABL tyrosine kinase inhibitor, is effective in patients with Philadelphia chromosome-positive chronic myelogenous leukemia in chronic phase following imatinib resistance and intolerance. Blood, 2007, 110 (10): 3540-3546.

5 GUILHOT F, APPERLEY J, KIM D W, et al. Dasatinib induces significant hematologic and cytogenetic responses in patients with imatinib-resistant or-intolerant chronic myeloid leukemia in accelerated phase. Blood, 2007, 109 (10): 4143-4150.

6 KHOURY H J, CORTES J E, KANTARJIAN H M, et al. Bosutinib is active in chronic phase chronic myeloid leukemia after imatinib and dasatinib and/or nilotinib therapy failure. Blood, 2012, 119 (15): 3403-3412.

7 FISHER R I, GAYNOR E R, DAHLBERG S, et al. Comparison of a standard regimen (CHOP) with three intensive chemotherapy regimens for advanced non-Hodgkin's lymphoma. N Engl J Med, 1993, 328 (14): 1002-1006.

8 COIFFIER B, LEPAGE E, BRIERE J, et al. CHOP chemotherapy plus rituximab compared with CHOP alone in elderly patients with diffuse large-B-cell lymphoma. N Engl J Med, 2002, 346 (4): 235-242.

9 FEUGIER P, VAN HOOF A, SEBBAN C, et al. Long-term results of the R-CHOP study in the treatment of elderly patients with diffuse large B-cell lymphoma: a study by the Grouped'Etude des Lymphomes de l'Aduhe. J Clin Oncol, 2005, 23 (18): 4117-4126.

10 COIFFIER B, THIEBLEMONT C, VAN DEN NESTE E, et al. Long-term outcome of patients in the LNH-98.5 trial, the first randomized study comparing rituximab-CHOP to standard CHOP chemotherapy in DLBCL patients: a study by the Grouped'Etudes des Lymphomes de l'Aduhe. Blood, 2010, 116 (12): 2040-2045.

11 PEYRADE F, JARDIN F, THIEBLEMONT C, et al. Attenuated immunochemotherapy regimen (R-miniCHOP) in elderly patients older than 80 years with diffuse large B-cell lymphoma: a multicenter, single-arm, phase 2 trial. Lancet Oncol, 2011, 12 (5): 460-468.

12 叶云霞，张文燕，李甘地，等. 中国西南地区老年人 EB 病毒阳性弥漫大 B 细胞淋巴瘤的临床病理特点及预后分析. 四川大学学报（医学版），2014，45 (4): 652-657.

13 HOELZER D, GOKBUGET N. Chemoimmunotherapy in acute lymphoblastic leukemia. Blood Rev, 2012, 26 (1): 25-32.

14 VASEKAR M, ALLEN J E, JOUDEH J, et al. Emerging molecular therapies for the treatment of acute lymphoblastic leukemia. Adv Exp Med Biol, 2013, 779: 341-358.

15 聂述山，赵文理，季正华，等. CD20 阳性儿童前 B 急性淋巴细胞白血病临床特点与预后分析. 中华血液学杂志，2011，32（4）：275-277.

16 陈晓曦，袁粒星，张鸽，等. 儿童急性 B 前体淋巴细胞白血病 CD20 表达与临床特征及预后的相关性研究. 四川大学学报（医学版），2014，45（4）：658-663.

17 谢惠敏，高丽，王楠，等. *GATA*-2 基因高表达在 *AML*1/*ETO* 阳性急性髓系白血病中的临床意义. 四川大学学报（医学版），2014，45（4）：664-669.

18 SMITH C C，WANG Q，CHIN C S，et al. Validation of ITD mutations in FLT3 as a therapeutic target in human acute myeloid leukaemia. Nature，2012，485（7397）：260-263.

19 KUTNY M A，MOSER B K，LAUMANN K，et al. FLT3 mutation status is a predictor of early death in pediatric acute promyelocytic leukemia：a report from the Children's Oncology Group. Pediatr Blood Cancer，2012，59（4）：662-667.

20 李军，邹兴立，刘婷婷，等. *FLT3* 基因突变与急性早幼粒细胞白血病髓外复发. 四川大学学报（医学版），2014，45（4）：670-674.

21 ZARRINKAR P P，GUNAWARDANE R N，CRAMER M D，et al. AC220 is a uniquely potent and selective inhibitor of FLT3 for the treatment of acute myeloid leukemia（AML）. Blood，2009，114（14）：2984-2992.

22 LEVIS M，PERL A，DOMBRET H，et al. Final results of a phase 2 open-label，monotherapy efficacy and safety study of quizartinib（AC220）in patients with FLT3-ITD positive or negative relapsed/refractory acute myeloid leukemia after second-line chemotherapy or hematopoietic stem cell transplantation ［abstract］. Blood（ASH Ann Meeting Abstracts），2012，120（21）：673.

23 CORTES J，PERL A，DOMBRET H，et al. Final results of a phase 2 open-label，monotherapy efficacy and safety study of quizartinib（AC220）in patients 60 years of age with *FLT*3-ITD positive or negative relapsed/refractory acute myeloid leukemia ［abstract］. Blood（ASH Ann Meeting Abstracts），2012，120（21）：48.

24 SHAH N P，TALPAZ M，DEININGER M W，et al. Ponatinib in patients with refractory acute myeloid leukaemia：findings from a phase 1 study. Br J Haematol，2013，162（4）：548-552.

编辑 沈 进

酪氨酸激酶抑制剂治疗慢性粒细胞白血病的临床疗效分析[*]

李向龙，朱焕玲△，刘红英，吕素娟，郑素萍，吴 侯，牛 挺，刘 霆

四川大学华西医院 血液科（成都 610041）

【摘要】 目的 回顾性分析酪氨酸激酶抑制剂（TKI）治疗慢性粒细胞白血病（CML）的临床疗效。方法 对近十年来在四川大学华西医院门诊接受治疗的 655 例 CML 患者的临床资料及随访结果进行回顾性分析。其中 551 例患者为慢性期，62 例为加速期，42 例为急变期。83 例患者仅接受了干扰素治疗，572 例接受了伊马替尼（慢性期 400 mg/d，加速/急变期 600 mg/d）。治疗期间定期监测患者血液学、细胞及分子遗传学反应，参照 2011 年版 CML 指南评价治疗反应及疗效，采用 Kaplan-Meier 曲线进行生存分析。结果 随访结束时总完全血液学缓解（CHR）率、主要细胞遗传学缓解（MCyR）率、完全细胞遗传学缓解（CCyR）和主要分子生物学缓解（MMR）率分别为 92.1%、75.8%、73.1%和 47.9%。所有患者总体 1 年、3 年、5 年和 10 年总生存（OS）率为（96.3±0.8）%、（86.3±1.8）%、（79.0±2.4）% 和（66.5±4.8）%，1 年、3 年、5 年和 10 年无事件生存（EFS）率为（92.2±1.1）%、（77.9±2.1）%、（67.9±6.8）% 和（35.8±6.0）%，慢性期患者累积获得 CHR、MCyR、CCyR 和 MMR 的比例分别达到 98.7%、82.5%、79.4%和 52.4%。加速期和急变期患者，其疗效显著降低。早慢性期疗效好于晚慢性期，尽早开始 TKI 治疗能使患者明显获益，早期分子学反应预示更好的远期疗效，伊马替尼耐药的患者换用二代 TKI 后，随访结束时 MCyR 率为 43.5%，MMR 率为 25.5%。结论 慢性期 CML 患者接受 TKI 治疗的疗效及预后较好，且越早用药，疗效和预后就越好。

【关键词】 慢性粒细胞白血病 酪氨酸激酶抑制剂 伊马替尼 尼洛替尼 达沙替尼

Efficacy of Tyrosine Kinase Inhibitor in Treatment of Chronic Myeloid Leukemia Patients *LI Xiang-long*, *ZHU Huan-ling△*, *LIU Hong-ying*, *LÜ Su-juan*, *ZHENG Su-ping*, *WU Yu*, *NIU Ting*, *LIU Ting*. *Department of Hematology*, *West China Hospital*, *Sichuan University*, Chengdu 610041, China

△ Corresponding author, E-mail: zhuhuanling@medmail.com.cn

【Abstract】 **Objective** To evaluate the effects of tyrosine kinase inhibitors (TKI) in the treatment of chronic myeloid leukemia. **Methods** There were total 655 cases of chronic myeloid leukemia treated in one single-institution enrolled in this study. The dosage of TKI Imatinib was 400 mg/d for chronic phase, 600 mg/d for accelerated and blast phase respectively. Complete blood count, cytogenetic and molecular studies were regularly monitored during the course of therapy. The therapeutic effect was evaluated and the survival analysis was performed. **Results** The total complete hematologic response (CHR), major cytogenetic response (MCyR), complete cytogenetic response (CCyR) and major molecular response (MMR) rates were 92.1%, 75.8%, 73.1% and 47.9% respectively. 1-year, 3-year, 5-year and 10-year overall survival (OS) rates were (96.3±0.8)%, (86.3±1.8)%, (79.0±2.4)% and (66.5±4.8)% respectively. 1 year, 3-year, 5-year and 10-year event-free survival (EFS) rates were (92.2±1.1)%, (77.9±2.1)%, (67.9±6.8)% and (35.8±6.0)% respectively. The proportion of the patients in chronic phase achieving CHR, MCyR, CCyR and MMR were 98.7%, 82.5%, 79.4% and 52.4% respectivly. Compared with chronic phase patients, the efficacy of IM in the treatment of accelerated phase and blast phase patients was significantly lower. The effect of TKI in early chronic phase was better than that in late chronic phase. Early molecular response was associated with a better 5-year EFS, but not OS. **Conclusion** CML patients in chronic phase treated with TKI have a better outcome. The earlier TKI be used, the better the prognosis and efficacy be achieved.

* 卫生部公益项目（No. JH20120437）资助

△ 通信作者，E-mail: zhuhuanling@medmail.com.cn

【Key words】 Chronic myeloid leukemia　Tyrosine kinase inhibitor　Imatinib　Nilotinib　Dasatinib

慢性粒细胞白血病（chronic myeloid leukemia，CML）是一种起源于造血干细胞的恶性疾病。其分子发病基础是 t（9：22）形成 BCR-ABL 融合基因，产生具有酪氨酸激酶活性的蛋白，引起底物持续磷酸化、抑制细胞凋亡、削弱造血祖细胞与骨髓基质细胞的黏附使细胞生长缺乏接触抑制而导致过度增殖[1]。已有大量研究证实，应用分子靶向治疗药物酪氨酸激酶抑制剂（tyrosine kinase inhibitor，TKI）治疗 CML 能大大提高患者的无事件生存（EFS）率和总生存（OS）率，ELN[2]、NCCN[3] 和中国 CML 治疗指南[4] 均推荐伊马替尼（imatinib，IM）为 CML 慢性期一线治疗药物。尼洛替尼（nilotinib，NIL）和达沙替尼（dasatinib，DAS）等第二代 TKI 对 IM 治疗失败的患者又有良好疗效[5,6]，这更加巩固了 TKI 在 CML 治疗中的地位。本研究对比分析了 TKI 治疗 CML 慢性期与进展期（包括加速期及急变期）患者的临床疗效，以寻求 CML 更合理的治疗方案。

1　材料与方法

1.1　研究对象

所有对象为 2003 年 12 月至 2013 年 12 月在四川大学华西医院门诊就诊且接受治疗及随访时间大于 3 个月的 CML 患者。所有患者经骨髓细胞形态学和细胞遗传学、分子学检查确诊，均符合国内统一的诊断与分期标准。

共收集有 655 例 CML 患者。其中男性 407 例（62.1%），女性 248 例（37.9%）。中位发病年龄 39（4～87）岁，发病年龄主要集中在 30～50 岁，共有 321 例，占所有病例的 49%。四川大学华西医院初诊时疾病分期为慢性期 551 例（84.1%），加速期 62 例（9.5%），急变期 42 例（6.4%）。

1.2　治疗方法

655 例患者中有 83 例仅接受干扰素（interferon，IFN）治疗，572 例接受 TKI 治疗，其中 550 例接受 IM 治疗。在 550 例 IM 治疗者中，464 例患者持续接受 IM 治疗（慢性期

400 mg/d，加速/急变期 600 mg/d），86 例由于治疗失败或不耐受等原因改变治疗方案，其中 55 例转为 NIL 治疗（800 mg/d），13 例转为 DAS 治疗（100～140 mg/d），10 例患者自愿转为 IFN 治疗。551 例初诊慢性期患者中采用 TKI 者 469 例，占 85.1%，其中 447 例采用 IM 治疗，22 例采用 NIL 治疗，其余 82 例采用 IFN 治疗。所有患者总中位治疗时间为 21（3～120）个月。

治疗初期每周检查血常规，1 个月后每半个月复查至血液学稳定，每 1～3 个月复查血液生化指标，每 3～6 个月复查骨髓细胞形态学、细胞遗传学（短期细胞培养 G 显带方法）、分子学检查（定量 PCR 测定 BCR-ABL 转录本）。治疗反应次佳以及失败的患者在评价治疗依从性、患者的药物耐受性、合并用药的基础上采用巢式 PCR 或 Sanger 测序法行 BCR-ABL 激酶区基因突变检测，突变患者根据药物敏感性[7] 适时更换第二代 TKI（NIL 或 DAS），有合适供者的患者推荐行异基因造血干细胞移植（allogeneic hematopoietic stem cell trans-plantation，allo-HSCT）。

随访截至 2013 年 12 月 31 日，中位随访时间 29（3～120）个月。

1.3　评价标准

1.3.1　疗效标准　治疗反应定义及疗效标准参照 2011 年版 CML 指南[4]。有效：治疗 3 个月时获得完全血液学缓解（CHR），治疗 6 个月至少获得主要细胞遗传学缓解（MCyR），治疗 12 个月至少获得部分细胞遗传学缓解（PCyR），治疗 18 个月至少获得完全细胞遗传学缓解（CCyR），任意时点获得主要分子学缓解（MMR）。失败：治疗 3 个月未获得 CHR，治疗 6 个月未获得任何细胞遗传学缓解（CyR），治疗 12 个月未获得 PCyR，治疗 18 个月未获得 CCyR，任何时候出现血液学复发、丧失已取得的 CyR 或出现 ABL 激酶突变、出现附加染色体异常。

1.3.2　终点指标　总生存（OS）时间，从诊断

日至死亡日或末次随访日。无事件生存（EFS）时间，从治疗开始至发生事件或末次随访日。事件包括疾病从慢性期进展到加速期或急变期，或者丧失 CHR 和/或 MCyR。进展是指疾病从慢性期进展到加速期或急变期。

1.4 统计学方法

组间率的比较采用卡方检验和 Fisher 确切概率法，采用 Kaplan-Meier 曲线进行生存分析，生存率的比较与相关因素分析采用 log-rank 检验，检验水准 $\alpha = 0.05$。

2 结果

2.1 总体疗效及生存分析

655 例患者随访结束时总体 CHR 率、MCyR 率、CCyR 率和 MMR 率分别为 92.1%、75.8%、73.1% 和 47.9%。不同疾病分期患者的 CHR 率、CCyR 率及 MMR 率均不相同，差异有统计学意义，见表 1。551 例慢性期患者中，62 例发生疾病进展，中位疾病进展时间为 28（5～97）个月，随访终止时 18 例死亡。62 例加速期患者中，随访终止时 34 例患者死亡，28 例存活，中位疾病进展时间为 24（5～53）个月。42 例急变期患者中，随访终止时 33 例死亡，仅 9 例存活，中位疾病进展时间为 9（4～25）个月。所有患者 1 年、3 年、5 年和 10 年 OS 率分别为（96.3±0.8）%、（86.3±1.8）%、（79.0±2.4）% 和（66.5±4.8）%，1 年、3 年、5 年和 10 年 EFS 率分别为（92.2±1.1）%、（77.9±2.1）%、（67.9±6.8）% 和（35.8±6.0）%，见图 1。

表 1　不同 CML 阶段疗效分析

Table 1　Efficacy evaluation of CML patients by disease stage

Group	CHR	CCyR	MCyR	MMR
Chronic phase	544 (98.7%)	335 (79.4%)	348 (82.5%)	221 (52.4%)
Accelerated phase	42 (65.5%)	18 (38.3%)	18 (38.3%)	14 (29.8%)
Blast crisis	17 (40.5%)	6 (27.3%)	6 (27.3%)	4 (18.2%)
P	<0.01	<0.01	<0.01	<0.01

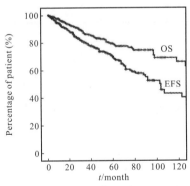

图 1　CML 患者 OS 和 EFS

Fig 1　Overall survival and event-free survival in CML patients

2.2 不同疾病分期患者的临床疗效和生存分析

慢性期患者的 1 年、2 年、3 年、5 年和 10 年 OS 率分别为 100%、（99.1±0.1）%、（96.9±1.1）%、（94.7±1.7）% 和（79.4±7）%；加速期患者 1 年、2 年、3 年和 5 年 OS 率分别为（86.1±4.9）%、（70.0±6.8）%、（48.7±7.9）% 和（27.5±7.5）%；急变期患者 1 年、2 年和 3 年 OS 率分别为（73.7±6.8）%、（51.9±8.1）% 和（20.2±7.4）%，3 组差异有统计学意义（$P<$0.01）。慢性期患者的 1 年、2 年、3 年、5 年和 10 年 EFS 率分别为（97.0±0.8）%、（93.8±1.2）%、（85.8±0.2）%、（78.3±2.8）% 和（60.1±11.1）%；加速期患者 1 年、2 年、3 年和 5 年 EFS 率分别为（80.5±5.5）%、（56.5±7.2）%、（40.3±7.3）% 和（15.7±5.9）%；急变期患者 1 年、2 年和 3 年 EFS 率分别为（78.0±6.5）%、（50.5±8.2）% 和（16.8±6.7）%，3 组差异有统计学意义（$P<$0.01），见图 2。

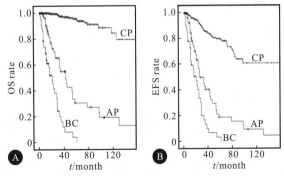

图 2　不同疾病分期 CML 患者总生存（A）和无事件生存（B）曲线

Fig 2　Overall survival（A）and event-free survival（B）with disease stage

2.3 接受 IM 治疗时点疗效和生存分析

447 例接受 IM 治疗的慢性期患者中，329 例（73.4%）在确诊 6 个月内开始 IM 治疗，33 例（7.3%）在确诊后 6～12 个月开始 IM 治疗，85 例（19%）在确诊 12 个月后开始 IM 治疗。比较随访结束时 3 组 MCyR 和 CCyR 发现：其 MCyR 率分别为 85.0%、69.7% 和 49.4%，差异有统计学意义（$P<0.01$）；CCyR 率分别为 78.5%、57.6% 和 44.7%，差异有统计学意义（$P<0.01$）。3 组的 5 年 OS 率分别为（93.4±2.7）%、（93.9±2.9）% 和（92.0±3.5）%，差异无统计学意义（$P=0.37$），5 年 EFS 率分别为（69.6±5.6）%、（52.6±8.6）% 和（43.1±8.9）%，差异有统计学意义（$P<0.01$），10 年 OS 率分别为（93.4±6.7）%、（93.9±2.9）% 和（79.7±6.7）%，差异有统计学意义（$P<0.01$）。

2.4 早期分子学反应与预后的关系

有 287 例慢性期 CML 患者在接受 IM 治疗 3 个月时行分子学检测，根据 BCR-ABL 转录本水平分为小于 10% 组（126 例，43.9%）、大约 10% 组（161 例，56.1%）两组。两组的 5 年和 8 年 OS 率均分别为（96.0±3.0）% 和（88±5.2）%，差异无统计学意义（$P=0.16$）；两组的 5 年 EFS 率分别为（62.1±5.9）% 和（44±6.7）%，差异有统计学意义（$P<0.01$）。

2.5 IM 治疗失败患者的 ABL 激酶区突变分析

接受 TKI 治疗失败的患者中共有 74 例行突变检测，共发现 42 例患者存在 ABL 激酶区突变。突变类型中 P 环突变发生率最高，发现 13 例，占所发现突变的 28.9%，其次为催化结构域内突变，发现 12 例，占所发现突变的 26.7%；突变种类中 T315I 突变发生率最高，发现 8 例，占检测病例的 10.8%，占所发现突变病例的 17.8%，其次为 F359V 突变，发现 5 例，占检测病例的 6.8%，占所发现突变病例的 11.1%，见表 2。有 7 例患者进行了 2 次突变分析，1 例患者进行了 3 次突变分析，结果有 4 例第一次突变分析结果阴性的患者在 3～6 个月后复查时发现突变阳性，有 2 例患者发现突变类型改变（G250E/Y253 h 变为 L248V，D276G 变为 F317L）。突变分析还发现共有 3 例患者同时携带 2 种突变。根据突变敏感性选择合适

TKI 后，随访结束时 MCyR 率为 43.5%，MMR 率为 25.5%。

表 2 74 例 CML 患者中 42 例 BCR-ABL 激酶区突变阳性检测结果
Table 2 Results of BCR-ABL kinase domain mutations in CML patients

Mutation	Case	Incidence (%, $n=74$)	Percentage (%, $n=42$)
P-loop	13	17.6	28.9
L248V	1	1.4	2.2
G250E	4	5.4	8.9
Y253 h	5	6.8	11.1
E255K	3	4.1	6.7
Imatinib binding site	10	13.5	22.2
T315I	8	10.8	17.8
F317L	2	2.7	4.4
Catalytic domain	12	16.2	26.7
M351T	3	4.1	6.7
E355G	3	4.1	6.7
F359V/I	6	8.1	13.3
Activation loop	2	2.7	4.4
L387F	1	1.4	2.2
L387L	1	1.4	2.2
Others	8	10.8	17.8
m244V	1	1.4	2.2
d276G	3	4.1	6.7
L298V	1	1.4	2.2
F311L	1	1.4	2.2
V422I	1	1.4	2.2
S438C	1	1.4	2.2
Total	45	60.8	100.0

3 讨论

干扰素和 STI571 国际随机研究（IRIS 研究）8 年随访数据显示[8]，IM 治疗后 CML 患者 8 年 OS 率达 85%，EFS 率为 81%。NIL 和 IM 一线治疗 CML 的 ENESTnd 试验[9] 以及 DAS 和 IM 一线治疗 CML-CP 的 DASISION 试验[10] 均证实 NIL 和 DAS 能取得更好的 MCyR 率和 CMR 率。

本研究共纳入 655 例 CML，在国内外单中心报道中属于大样本病例总结，而且随访时间较长，最长达 10 年，可提供一定的参考。655 例患者中男性占 62.1%，中位发病年龄 39 岁，且 49% 的患者发病年龄集中在 30～50 岁，较西方国家 CML 发病峰年龄在 50～60 岁年龄段明显提前[11]，说明 CML 在我国主要累及壮年人。本组 CML 初诊时以慢性期为主。655 例患者总体 1 年、3 年、5 年和 10 年 OS 率分别为 96.3%、86.3%、79.0% 和 66.5%，较 TKI 时

代前的 5 年 OS 率 25％～35％明显提高[12]，充分证实 TKI 在 CML 治疗中的重要性。

CML 患者治疗方法选择对生存影响较大，本组 655 例患者接受 TKI 治疗占绝大多数，显示了较好的结果。本研究中患者接受 IM 治疗的中位时间为 16（1～118）个月，接受 NIL 治疗的中位时间为 12（2～49）个月，接受 DAS 治疗的中位时间为 12（4～68）个月，慢性期患者累积获得 CHR、MCyR、CCyR 和 MMR 的比例分别达到 98.7％、82.5％、79.4％和 52.4％。对于加速期和急变期患者，其疗效显著降低，且长期疗效不能令人满意，其 OS 率和 EFS 率与慢性期患者相比差异有统计学意义（$P <$ 0.01）。我们的结果也进一步证实在确诊时选择合适的治疗药物将疾病控制在慢性期非常重要，在确诊早期即给予 TKI 治疗能够有效提高患者的长期生存。一般认为早慢性期为 CML 确诊后半年内（也有扩大至 1 年内）即采取 TKI 治疗效果更好，随着疾病时间的延长，细胞遗传学稳定性下降，可出现附加染色体异常或出现基因突变，影响 TKI 疗效[13]。对此，我们也分析了不同疾病时点接受 TKI 疗效指标差异，依诊断至接受 TKI 治疗时间不同分为三组，6 个月内、6～12 个月和超过 12 个月，结果发现在确诊 6 个月内即接受 IM 治疗的患者 MCyR 率和 CCyR 率最高，生存分析也显示在确诊 6 个月内服用 IM 组 5 年 EFS 率、10 年 OS 率和 5 年 OS 率最高），这说明尽早接受 TKI 治疗能获得较好的疗效和提高远期 OS 率。

随着 TKI 临床应用广泛，尽早预测疗效也是研究热点。近年来多个国际研究表明 IM 治疗 3 个月时 BCR-ABL 水平下降 1 个对数（≤10％ IS）能预示患者将有更好的远期疗效[14, 15]，基于此，我国 2013 年 CML 指南也将 3 个月分子学反应纳入疗效观测指标。我们对 TKI 治疗 3 个月进行 BCR/ABL 检测的 287 例患者结果分析发现，定量小于 10％组的 5 年 EFS 率较大于 10％组高，差异有统计学意义（$P < 0.01$），两者的 5 年和 8 年 OS 率差异虽无统计学意义（$P = 0.16$），但有一定倾向即分子学小于 10％者 OS 可能更好，这需要进一步研究，尤其是在取得国际标准化 IS 比值后，与国际数据才有一定的可比性。

在 TKI 治疗过程中或疾病本身进展中会发生 ABL 激酶区突变，这对选择哪种 TKI 治疗至关重要。我们对 74 例患者 ABL 激酶区突变分析发现 42 例患者存在突变，与国内其他研究的突变分布特点相似[16]，其中 T315I 突变发生率最高，其次为 F359V 突变。我们发现换用合适 TKI 后仍能取得不错的疗效，随访结束时 MCyR 率为 43.5％，MMR 率为 25.5％。而且我们还发现突变的种类可能会随着治疗改变，因此科学的适时监测突变有益于指导用药。

参 考 文 献

1　陈彤. 慢性白血病//陈灏珠，林果为. 实用内科学. 第 13 版. 北京：人民卫生出版社，2009：2505.

2　BACCARANI M, DEININGER M W, ROSTI G, et al. European Leukemia Net recommendations for the management of chronic myeloid leukemia：2013. Blood, 2013, 122（6）：872-884.

3　NETWORK NCC. NCCN Clinical Practice Guidelines in Oncology：Chronic Myelogenous Leukemia. V. 2 ［EB/OL］. ［2012-01-24］. https://subscriptions. nccn. org/gl＿login. aspx ReturnURL ＝ http://www. nccn. org/professionals/physician＿gls/pdf/cml. pdf.

4　中华医学会血液学分会. 中国慢性髓系白血病诊断与治疗指南（2011 年版）. 中华血液学杂志，2011，32（6）：426-432.

5　TALPAZ M, SHAH N P, KANTARJIAN H, et al. Dasatinib in imatinib-resistant Philadelphia chromosome-positive leukemias. New Eng J Med, 2006, 354（24）：2531-2541.

6　KANTARJIAN H M, GILES F J, BHALLA K N, et al. Nilotinib is effective in patients with chronic myeloid leukemia in chronic phase after imatinib resistance or intolerance：24-month follow-up results. Blood，2011，117（4）：1141-1145.

7　REDAELLI S, PIAZZA R, ROSTAGNO R, et al. Activity of bosutinib, dasatinib, and nilotinib against 18 imatinib-resistant BCR/ABL mutants. J Clin Oncol, 2009, 27（3）：469-471.

8　DEININGER M, O'BRIEN S G, GUILHOT F, et al. International randomized study of interferon vs STI571 （IRIS）8-year follow up：sustained survival and low risk for progression or events in patients with newly diagnosed chronic myeloid leukemia in chronic phase （CML-CP） treated with imatinib. ASH Ann Meeting Abstracts, 2009, 114（22）：1126.

9　SAGLIO G，KIM D W，ISSARAGRISIL S，*et al*. Nilotinib versus imatinib for newly diagnosed chronic myeloid leukemia. New Engl J Med，2010，362（24）：2251-2259.

10　KANTARJIAN H M，SHAH N P，CORTES J E，*et al*. Dasatinib or imatinib in newly diagnosed chronic-phase chronic myeloid leukemia：2-year follow-up from a randomized phase 3 trial（DASISION）. Blood，2012，119（5）：1123-1129.

11　SWERDLLOW S H，CAMPO E，HARRIS N L，*et al*. WHO classification of tumours of haematopoietic and lymphoid tissues. Lyon：IARC Press，2008：32.

12　吴德沛. 慢性髓性白血病//王吉耀. 内科学（八年制）. 第2版. 北京：人民卫生出版社，2010：804.

13　CORTES J，TALPAZ M，O'BRIEN S，*et al*. Molecular responses in patients with chronic myelogenous leukemia in chronic phase treated with imatinib mesylate. Clin Cancer Res，2005，11（9）：3425-3432.

14　HANFSTEIN B，MÜLLER M，HEHLMANN R，*et al*. Early molecular and cytogenetic response is predictive for long-term progression-free and overall survival in chronic myeloid leukemia（CML）. Leukemia，2012，26（9）：2096-2102.

15　OHM L，ARVIDSSON I，BARBANY G，*et al*. Early landmark analysis of imatinib treatment in CML chronic phase：less than 10％ BCR-ABL by FISH at 3 months associated with improved long-term clinical outcome. Am J Hematol，2012，87（8）：760-765.

16　QIN Y，CHEN S，JIANG B，*et al*. Characteristics of BCR-ABL kinase domain point mutations in Chinese imatinib-resistant chronic myeloid leukemia patients. Ann Hematol，2011，90（1）：47-52.

编辑　汤　洁

中国西南地区老年人 EB 病毒阳性弥漫大 B 细胞淋巴瘤的临床病理特点及预后分析

叶云霞[1]，张文燕[1]，李甘地[1]，刘卫平[1]，刘艳梅[1]，林　莉[1]，

廖殿英[1]，郭　嘉[1]，谢春燕[2]，蒋炜杰[3]，刘　莉[4]，张尚福[1△]

1. 四川大学华西医院 病理科（成都 610041）；2. 四川省绵阳市中心医院 病理科（绵阳 621000）；

3. 四川省简阳市人民医院 病理科（简阳 641400）；4. 成都大学附属医院 病理科（成都 610081）

【摘要】　目的　探讨中国西南地区老年人 EB 病毒阳性弥漫大 B 细胞淋巴瘤（DLBCL）的临床病理特点及预后相关因素。方法　结合组织芯片技术，对 42 例老年人 EB 病毒阳性的 DLBCL 进行回顾性研究，包括临床特点总结、病理形态学复习、免疫组化染色以及预后相关因素分析。结果　从 586 例 DLBCL 中筛选出 42 例（7.17%）EB 病毒阳性 DLBCL。患者发病年龄 51～87 岁，中位年龄 62.5 岁，男女之比为 2.23：1。其中，69.05%（29/42）为淋巴结病变，30.95%（13/42）为结外病变，包括脾脏、胃、扁桃体、鼻腔和鼻咽部。其主要临床表现为淋巴结肿大、脾大、肝大、发热、乏力、体质量减轻。组织学亚型中绝大多数（90.48%，38/42）为多形性亚型，少数（9.52%，4/42）为单形性亚型，"星空"现象、血管浸润和肿瘤性坏死分别占 21.43%（9/42）、47.62%（20/42）和 45.24%（19/42）。其免疫表型分析示 CD30、CD5、BCL-2、P53、NF-κB/P65 的阳性率分别为 52.38%（22/42）、54.76%（23/42）、54.76%（23/42）、87.5%（35/40）和 0%（0/40）；35 例（83.33%）为 Hans 分型的 non-GCB 型。获得随访的 23 名患者中有 14 例（60.87%）患者死亡，中位生存时间为 40 个月，总体 5 年生存率为 16.5%。多因素分析显示是否 LDH 升高、具有"星空"现象、肿瘤性坏死、BCL-2 阳性表达与预后有关。结论　中国西南地区老年人 EB 病毒阳性 DLBCL 的发生率不低，常见于淋巴结，以多形性组织学亚型多见，LDH 升高、具有"星空"现象和 BCL-2 阳性者预后更差。

【关键词】　老年人　EB 病毒　大 B 细胞　淋巴瘤

A Clinicopathologic and Prognosis Study of Epstein-Barr Virus Positive Diffuse Large B-cell Lymphoma in West-southern China　YE Yun-xia[1]，ZHANG Wen-yan[1]，LI Gan-di[1]，LIU Wei-ping[1]，LIU Yan-mei[1]，LIN Li[1]，LIAO Dian-ying[1]，GUO Jia[1]，XIE Chun-yan[2]，JIANG Wei-jie[3]，LIU Li[4]，ZHANG Shang-fu[1△]．　1. Department of Pathology，West China Hospital，Sichuan University，Chengdu 610041，China；2. Department of Pathology，Mianyang Central Hospital，Mianyang 621000，China；3. Department of Pathology，Jianyang People's Hospital，Jianyang 641400，China；4. Department of Pathology，Chengdu University Affiliated Hospital，Chengdu 610081，China

△ Corresponding author，E-mail：zhangshangfu168@163.com

【Abstract】　Objective　To investigate the clinicopathologic features，immunophenotype，and the prognosis related factors of Epstein-Barr virus（EBV）positive diffuse large B-cell lymphoma（DLBCL）in west-southern China. Methods　There were 42 cases of EBV$^+$ DLBCL in a total 586 DLBCL，the clinical and pathologic profiles of these patients were evaluated. Immunohistochemical study and in situ hybridization（ISH）of EBER1/2 were performed on formalin fixed tissues by tissue chips. The prognosis related factors were analyzed. Results　The median age of these 42 EBV$^+$ DLBCL patients was 62.5 years. The male-to-female ratio was 2.23：1. The site of occurrence included lymph node（69.05%）and spleen，stomach，tonsil，nasal cavity and nasopharynx. The mostly common initial clinical presentations were non-specific symptoms，such as lymphadenopathy，splenomegaly，hepatomegaly，fever，and fatigue. Morphologically，the majority（90.48%，38/42）were pleomorphic subtypes and only 4 cases（9.52%）were simplex subtypes.

△ 通信作者，E-mail：zhangshangfu168@163.com

Immunophenotype showed non-GCB type of DLBCL was predominance（83.33%，35/42）by Hans classification. The expression of CD30，CD5，BCL-2，P53 and NF-κB/P65 were 52.38%（22/42），54.76% （23/42），54.76%（23/42），87.5%（35/40）and 0%（0/40）respectively. Follow-up data was available in 23（54.76%）patients，14（60.87%）patients died of the tumor. 5-years overall survival was 16.5%. The median survival time was 40 months. The expression of BCL-2，increased LDH level and starry-sky morphologic character were associated with a poor prognosis. **Conclusion** EBV positive DLBCL is not uncommon. Most lesions locate in lymph nodes. Pleomorphic histologic subtype is predominant. The tumor has worse prognosis with increased LDH level，starry-sky morphologic character and BCL-2 expression.

【**Key words**】 Elderly Epstein-Barr virus Large B-cell Lymphoma

弥漫大 B 细胞淋巴瘤（DLBCL）是非霍奇金淋巴瘤最常见的类型，根据临床特征、病理形态学、免疫表型和分子遗传学特点，可将 DLBCL 分为不同的变异型或亚型。在 2008 版 WHO 关于淋巴造血组织肿瘤分类中，将老年人 EB 病毒（EBV）阳性 DLBCL 作为非特指 DLBCL 的一个新的变异型，该变异型具有与其他 DLBCL 变异型/亚型不同的形态学和生物学特征。目前国内外对该淋巴瘤亚型的大宗病例报道甚少，本研究对四川大学华西医院病理科 2002—2013 年病理诊断的老年人 EB 病毒阳性 DLBCL 进行回顾性分析和总结，旨在进一步认识该病在我国（尤其是西南地区）的发病情况、临床病理特点、免疫表型、治疗及预后情况，为进一步研究积累资料。

1 材料与方法

1.1 材料

收集 2002 年 1 月至 2013 年 6 月在四川大学华西医院经病理活检或手术切除组织确诊为 DLBCL、患者年龄大于 50 岁、无免疫缺陷病史且病变石蜡组织块保存良好的 DLBCL 586 例。诊断和组织学分型根据 WHO 淋巴造血组织肿瘤分类标准（2008 版）。收集临床资料包括年龄、性别、病程和主要症状（包括有无发热、消瘦、盗汗等 B 症状）、实验室检查〔如血常规、乳酸脱氢酶（LDH）等生化指标〕以及治疗情况。临床分期采用 Ann Arbor 分期系统。采用国际预后指数（IPI）和美国东部肿瘤协作组（ECOG）体力状态评分评估患者状态。所有患者通过电话访问形式进行随访，随访截至 2013 年 12 月 31 日，随访时间为 2~105 个月。

1.2 方法

1.2.1 组织芯片的制作 病例收集完成后，用特定模具制作大小为 40 mm×30 mm×10 mm 的载体蜡块，并用组织芯片制备仪的打孔针制备间距为 1.5 mm、直径为 1.0~1.2 mm、深度为 4 mm 的孔，设计成 9×7 阵列。行样本 HE 染色切片形态学观察，确定 1~3 个代表性的病变区域，并标记于组织切片和相应待测石蜡组织块上。用采样针从已标记的样本蜡块中获取直径为 1.0~1.2 mm 的石蜡组织条，将其压入载体蜡块。选取人鼻咽癌与神经内分泌癌组织的石蜡组织块分别作为阳性和阴性对照，左上角留一空白孔作为定位标识。

1.2.2 EB 病毒编码的小分子 mRNA（EBER1/2）原位杂交检测 准备组织芯片石蜡块的 4 μm 厚连续切片。采用 FITC 标志的针对 EBER1/2 RNA 的肽核酸探针（购自 Novocastra 公司）进行原位杂交。桥接辣根过氧化物酶标志的抗地高辛抗体（DIG-HRP），DAB-辣根过氧化物酶显色系统。实验所用物品均用 0.1% 的焦碳酸二乙酯（DEPC）水行灭 RNA 酶处理。以 EBER1/2 阳性的鼻咽癌组织为阳性对照，以 PBS 代替探针为空白对照，以 10 个高倍视野细胞核呈棕黄色的细胞平均数≥20% 为阳性。

1.2.3 组织形态学观察 两名有经验的病理医生根据 WHO 淋巴造血组织肿瘤分类标准（2008 版），对每例的 HE 染色组织学切片进行形态学复习，重点观察"星空"现象、血管浸润和肿瘤性坏死，并进行形态学分型。

1.2.4 免疫组织化学检测 抗体：CD20、CD3ε、MUM-1、BCL-2（购自 Dako 公司），BCL-6、P53、CD5、CD30（购自迈新公司），NF-κB/P65（购自 Cell Signaling 公司），CD10、

Ki-67（购自中杉金桥）。采用 Envision 法或 Elivision 法，行 DAB 显色，苏木素对比染色。以 PBS 替代一抗作为空白对照，已知阳性组织切片为阳性对照。根据 Hans 等[1] 提出的分型标准将老年人 EB 病毒阳性的弥漫大 B 细胞淋巴瘤分为生发中心 B 细胞（GCB）型和非生发中心 B 细胞（non-GCB）型。①GCB 表型为 $CD10^+$/$BCL-6^+$/$MUM-1^-$、$CD10^+$/$BCL-6^-$/$MUM-1^-$ 或 $CD10^-$/$BCL-6^+$/$MUM-1^-$；②non-GCB 表型为 $CD10^-$/$BCL-6^+$/$MUM-1^+$、$CD10^-$/$BCL-6^-$/$MUM-1^+$ 或 $CD10^-$/$BCL-6^-$/$MUM-1^-$。结果以 10 个高倍视野阳性细胞平均数≥30% 为阳性，以<30% 为阴性。

1.2.5　统计学方法　生存曲线绘制采用乘积极限法（Kaplan-Meier 法），单因素生存分析采用对数秩检验（log-rank 法），$\alpha=0.05$。多因素生存分析采用 Cox 比例风险回归，以单因素分析结果中 $P<0.2$ 的因素为协变量，患者状态和生存时间为因变量，采取逐步前进法进行回归分析，$\alpha=0.05$。

2　结果

2.1　基本情况

共筛选出 EBER1/2 阳性病例 42 例（7.17%），其中淋巴结病变 29 例（69.05%），结外病变 13 例（30.95%），包括脾脏 7 例、胃 3 例，以及扁桃体、鼻腔和鼻咽部各 1 例。

2.2　临床特征

42 例患者中，男性 29 例（69.05%），女性 13 例（30.95%）；发病年龄 51～87 岁，平均 64.7 岁，中位年龄 62.5 岁。病程为 2 日～108 个月，中位病程 3 个月。主要临床表现为淋巴结肿大、脾大、肝大、发热、乏力、消瘦，其中表现 B 症状者 12 例（60%）。实验室检查发现：贫血 7 例（38.89%），胆红素升高 3 例（16.67%），白蛋白降低 10 例（55.56%），血清 LDH 升高 11 例（61.11%）。有 18 例患者进行了 Ann Arbor 分期和 IPI 评分，其中 33.33% 例（6/18）为Ⅱ期，66.67%（12/18）为Ⅲ～Ⅳ期；83.33%（13/18）IPI 评分为 0～2 分，27.77%（5/18）为 3～5 分。23 例患者经 ECOG 体力状态评分显示 5 例（21.74）为 0

分，18 例（78.26%）为 1 分。

2.3　病理组织学特征

90.48%（38/42）为多形性亚型，形态学表现为混合增生的大的转化细胞、浆细胞、浆母细胞、大淋巴样细胞和 R-S 样细胞，9.52%（4/42）为单形性亚型，呈相对单一的大淋巴样细胞。肿瘤细胞，21.44%（9/42）以免疫母细胞样细胞为主，胞质嗜碱性，核大，核膜明显，可见一个大的中位嗜碱性核仁；19.05%（8/42）以中心母细胞样细胞为主，瘤细胞较大，胞质中等，细胞核圆形或卵圆形，可见 2～4 个嗜碱性小核仁；超过半数的病例（59.52%，25/42）为混合性中心母细胞样和免疫母细胞样肿瘤细胞，23.81%（10/42）肿瘤细胞呈浆细胞样分化。"星空"现象、血管浸润和肿瘤性坏死病例分别占 21.43%（9/42）、47.62%（20/42）和 45.24%（19/42）。

2.4　免疫表型特征

42 例老年人 EBV 阳性 DLBCL 肿瘤细胞呈 CD20、CD10、BCL-6、MUM-1、CD5、CD30、P53、NF-κB/P65、BCL-2 的阳性表达率分别为 100%（42/42）、7.14%（3/42）、64.29%（27/42）、66.67%（28/42）、54.76%（23/42）、52.38%（22/42）、87.50%（35/40）、0%（0/40）和 54.76%（23/42），Ki-67 指数阳性率为 20%～95%，中位数为 67.5%。42 例患者中，35 例（83.33%）为 non-GCB 型，其中 22 例（62.86%）为 $CD10^-$/$BCL-6^+$/$MUM-1^+$ 表型、5 例（14.29%）为 $CD10^-$/$BCL-6^-$/$MUM-1^+$、8 例（22.86%）为 $CD10^-$/$BCL-6^-$/$MUM-1^-$。7 例患者（16.67%）为 GCB 型，表型呈 $CD10^+$/$BCL-6^+$/$MUM-1^-$、$CD10^+$/$BCL-6^-$/$MUM-1^-$ 和 $CD10^-$/$BCL-6^+$/$MUM-1^-$ 者分别为 1 例、2 例和 4 例。P53 在 GCB 型和 non-GCB 型中的表达分别为 83.33%（5/6）和 88.24%（30/34），余 2 例因组织太小，已无足够石蜡组织。

2.5　治疗方案

本组 42 例患者中 26 例（61.90%）有治疗资料。其中，10 例（38.46%）行化疗，化疗方案以 CHOP 或 R-CHOP 方案为主；2 例（7.69%）行单纯手术切除治疗；7 例

（26.92%）行手术切除加化疗；7 例（26.92%）未接受任何治疗。

2.6 随访结果和生存分析

42 例患者有 23 例（54.76%）获得长期随访，随访时间 2～105 个月，5 年总体生存率为 16.5%（图 1），中位和平均生存时间分别为 40 和 43.9 个月。其中 23 例随访患者中 14 例（60.87%）死亡，死亡病例生存时间为 2～38 个月。

对年龄、性别、B 症状、LDH、贫血、胆红素升高、白蛋白降低、ECOG 评分、IPI 指数、Ann Arbor 分期、浆细胞样分化、"星空"现象、血管浸润、肿瘤性坏死以及 CD5、CD30、P53、BCL-2、BCL-6、CD10、MUM-1 等免疫标志的表达行单因素预后分析后发现，血清 LDH 水平升高、具有"星空"现象、瘤细胞表达 BCL-2 的患者预后较差（表 1）。多因素生存分析（表 2）以单因素分析结果中 $P < 0.2$ 的因

素（LDH、ECOG 评分、"星空"现象、肿瘤性坏死、BCL-2、BCL-6）为协变量，患者状态和生存时间为因变量，发现 LDH 水平、"星空"现象、肿瘤性坏死、BCL-2 为老年人 EBV 阳性 DLBCL 生存状态相关因素。

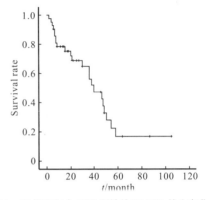

图 1 42 例老年人 EBV 阳性的 DLBCL 的生存曲线

Fig 1 Overall survival curve of 42 cases of EBV positive diffuse large B-cell lymphoma of the elderly

表 1 老年人 EB 病毒阳性 DLBCL 患者单因素分析

Table 1 EBV positive diffuse large B-cell lymphoma of the elderly single factor analysis

Analysis index	The average survival (month)	The median survival (month)	1-year survival (%)	5-year survival (%)	P	χ^2
Serum LDH					0.031	4.627
Normal ($n=6$)	88.7	—	83.3	83.3		
Increased ($n=11$)	22.4	16	54.5	11.4		
Starry-sky morphologic character					0.000	13.911
Negative ($n=33$)	50.6	47	87.6	20.2		
Positive ($n=9$)	16.8	8	44.4	0.0		
Necrosis					0.157	2.004
Negative ($n=23$)	34.2	38	78.3	0.0		
Positive ($n=19$)	59.5	48	78.0	43.2		
BCL-2 expression					0.001	11.932
Negative ($n=19$)	58.2	50	89.5	26.8		
Positive ($n=23$)	23.7	21	68.6	0.0		

表 2 老年人 EB 病毒阳性 DLBCL 患者多因素分析（COX 比例风险回归模型）

Table 2 EBV positive diffuse large B-cell lymphoma of the elderly multiple factors analysis（Cox proportional hazards regression model）

	B	SE	Wald	df	P	RR	95%CI
Increased LDH level	3.316	1.165	8.099	1	0.004	27.560	2.808-270.507
BCL-2 expression	-2.472	0.670	13.630	1	0.000	0.084	0.023-0.314
Starry-sky morphologic character	-2.456	0.637	14.872	1	0.000	0.086	0.025-0.299
Necrosis	1.535	0.610	6.323	1	0.012	4.641	1.403-15.353

B：Partial regression coefficient；SE：Standard error；RR：Relative risk；CI：Confidence interval

3 讨论

老年人 EBV 阳性 DLBCL 作为年龄相关的 EBV 相关淋巴组织增殖性疾病是由 Oyama 等[2]

在 2003 年首先报道，在 2008 版造血淋巴组织肿瘤 WHO 分类中被定义为患者年龄超过 50 岁（中位年龄 71 岁），且缺乏继发于免疫缺陷、器官移植、免疫性疾病或其他淋巴瘤等病的免疫

修复，并与 EBV 相关的 B 细胞克隆性增殖。须排除已经定义的 EBV 相关淋巴组织增生性病变（如传染性单核细胞增多症、浆母细胞淋巴瘤、淋巴瘤样肉芽肿等）。该亚型较 EBV 阴性 DLBCL 具有侵袭性更强的临床进程[2, 3]。其发病机制与随着年龄增大 T 细胞反应减低所致的对 EBV 的免疫监控缺失有关[4]。如同其他 EBV 相关淋巴组织增生性病变一样，老年人 EBV 阳性 DLBCL 的发病率同样具有地区性差异。DLBCL 中 EBV 检出率在亚洲为 8％～10％[5, 6]，墨西哥为 7％[7]，高于 Hoeller[8] 的 3.1％和德国[7] 的 2％。但随后天津地区[9]和台湾地区[10]的报道则分别为 3.8％ 和 3.9％。本研究为 7.17％，略低于广东地区的 9.64％[11]，与传统上认为的 EBV 相关淋巴组织增生性病变在亚洲发生率较高保持一致。

本组患者发病中位年龄 62.5 岁，低于 WHO 定义中的 71 岁，接近墨西哥病例的 66 岁[12]。但中国台湾地区[10]和德国所报道的中位年龄则分别为 75 岁和 77 岁[12]。本组病例同样表现为淋巴结肿大、脾大、肝大、发热、乏力、消瘦等临床症状，有 B 症状的占 60％。多数为 Ann Arbor 分期的 Ⅲ～Ⅳ 期。可见贫血（38.89％）、胆红素升高（16.67％）、白蛋白降低（55.56％）和血清 LDH 升高（61.11％）。相比而言[13]，本组患者 IPI 指数及 ECOG 体力状态评分偏低。单因素预后分析发现，血清 LDH 升高患者的生存率低于 LDH 正常患者组（$P<0.05$）。Cox 回归方程也提示患者 LDH 水平升高为危险因素，死亡风险是 LDH 水平正常患者的 27.56 倍。

早期的文献报道，仅 1/3 的老年人 EBV 阳性 DLBCL 病变局限于淋巴结，而大部分病例（70％）累及结外（胃、肺、扁桃体、皮肤）[3, 5]。近年越来越多的报道以病变发生在淋巴结常见，本组病例也以结内病变居多（69.05％）。本组多数病例（90.48％，38/42）的形态学表现为多形性亚型，仅 9.52％（4/42）为单形性亚型。二者与临床预后无统计学差异[3]。大片"地图状"肿瘤性坏死这一老年人 EBV 阳性 DLBCL 中相对具有特征的形态学改变[13]可见于本组 45.24％（19/42）的病例。单因素预后分析和 Cox 回归方程分析表明"星空"现象、肿瘤性坏死为老年人 EBV 阳性 DLBCL 生存状态相关因素。"星空"现象回归系数为负值，据其风险比提示形态学无"星空"现象为保护性因素，死亡风险较形态学有"星空"现象患者小。肿瘤性坏死回归系数为正值，具有肿瘤性坏死的患者比不具有肿瘤性坏死的患者的死亡风险小。血管浸润等形态学特征没有预后意义。

老年人 EBV 阳性 DLBCL 除了表达 CD20 和 CD79a 等 B 细胞标志外，常常表达 IRF4/MUM1，不表达 CD10 和 BCL-6[13]。但本组病例仅 14.29％（5/42）为该表型，大多数患者（62.86％，22/42）为 CD10⁻/BCL-6⁺/MUM-1⁺ 表型。绝大多数患者（83.33％，35/42）符合 Hans 分型的 non-GCB 型，16.67％（7/42）为 Hans 分型的 GCB 型。其中 Bcl-6 阳性表达率为 64.29％，有别于广东地区报道的 14.6％[11]。

作为一种抗凋亡因子，BCL-2 在 B 细胞的发育和分化中起到重要作用。文献报道[1]BCL-2 在 DLBCL 中常呈高表达（30％～60％），特别是在 non-GCB 型 DLBCL 中明显扩增、表达上调，且预后较差[14]，其机制可能与化疗耐药有关[15, 16]。本研究发现本组老年人 EBV 阳性 DLBCL 的 BCL-2 表达较高（54.76％，23/42）；其中 21 例为 non-GCB 型，且生存分析结果也提示 BCL-2 可能是老年人 EBV 阳性 DLBCL 的预后指标之一。既往认为 BCL-2 是 NF-κB 通路下游的靶基因，non-GCB 型 DLBCL 也见 NF-κB 的异常活化并致预后差，故推测 non-GCB 型 DLBCL 中 BCL-2 蛋白的高表达可能系 NF-κB 的异常激活所致。但本组病例无一表达 NF-κB，并不支持该假设。

CD5 是一种 T 细胞标志，可见于胎儿胸、脐带血及正常成人外周血中 5％～10％的 B 细胞[15, 16]，作为配体与表面免疫球蛋白重链可变区相互作用，发挥维持、选择或扩大正常自身免疫或转化 B 细胞的作用。研究显示[17-21]原发 CD5 阳性 DLBCL 多为老年人，平均年龄＞65 岁，且女性高发；超过半数患者有 B 症状及血清 LDH 水平升高，临床分期多为晚期；呈侵袭性过程，常伴有结外多部位的累及，结外最常累及的部位是骨髓；80％以上属于 Hans 分型的 non-GCB 型；中位生存时间为 12 个月～3 年，5 年生存率仅 17％。本组 CD5 阳性病例高达 54.76％（23/42）；但男性高于女性（3.6∶1），中位年龄 66 岁（51～86 岁）；绝大多数（82.62％，19/23）为 Hans 分型的 non-GCB 型；阳性患者与阴性患者间生存差异没有统计学意义（$P=0.847$），与文献报道有所不同。

CD30 阳性 DLBCL 多为 non-GCB 型，但预后较好，可能是 DLBCL 的一种独立亚型。Kuze 等[5]在高达 92％的 EBV 阳性 DLBCL 中检测到 CD30 的表达。Hu 等[22]的检出率为 42％（8/19），重要的是 CD30$^+$ EBV$^+$ DLBCL 患者的预后差于 CD30$^+$ EBV$^-$ DLBCL 者，提示 EBV 的预后意义权重大于 CD30。本组病例 CD30 阳性率为 52.38％，与上述报道一致。

最新的研究表明[23]P53 表达是 DLBCL 独立于细胞来源的预后因素，阳性表达者预后差。本组病例 P53 表达率高达 89.74％，但在 GCB 型和 non-GCB 型中均高，尚无预后意义。

老年人 EBV 阳性 DLBCL 的诊断有赖于临床病史、形态学、免疫表型检测、EBER1/2 原位杂交和必要时的克隆性分析。其鉴别诊断包括反应性病变和其他亚型淋巴瘤。重点需鉴别的反应性病变是老年人 EBV 再活化所致的传染性单核细胞增多症，其 EBV 相关非典型反应性淋巴组织增生[24]的形态学特点与年轻患者的传染性单核细胞增多症组织学相似。难以区分时可行克隆性检测。需鉴别的淋巴组织肿瘤包括老年人经典性霍奇金淋巴瘤[25]、淋巴瘤样肉芽肿（二者在临床、形态学、免疫表型等方面均有重叠）[26]，以及浆母细胞淋巴瘤[27, 28]。

老年人 EBV 阳性 DLBCL 临床上最常用的治疗方案是 CHOP 和 R-CHOP 化疗，但治疗效果差，总体生存率低。中位生存时间大约为 24 个月。本组患者的总体 5 年生存率为 16.5％，中位生存时间为 40 个月。

综上所述，老年人 EBV 阳性 DLBCL 在中国西南地区发生率不低，在常规外检诊断中需引起重视，并注意与老年人经典性霍奇金淋巴瘤鉴别。该肿瘤常见于淋巴结，大多数为多形性组织学亚型，Hans 分型以 non-GCB 亚型居

多，预后差，肿瘤细胞高表达 P53、不表达 NF-κB。现有的预后分析表明：血清 LDH 升高、具有"星空"现象、BCL-2 表达对预后评估具有指导意义；与非特指 DLBCL 不同的是，CD5 和 CD30 的表达没有预后意义。

参 考 文 献

1　HANS C P, WEISENBURGER D D, GREINER T C, et al. Confirmation of the molecular classification of diffuse large B-cell lymphoma by immunohistochemistry using a tissue microarray. Blood, 2004, 103 (1)：275-282.

2　OYAMA T, ICHIMURA K, SUZUKI R, et al. Senile EBV$^+$ B-cell lymphoproliferative disorders：a clinicopathologic study of 22 patients. Am J Surg Pathol, 2003, 27 (1)：16-26.

3　OYAMA T, YAMAMOTO K, ASANO N, et al, Age-related EBV-associated B-cell lymphoproliferative disorders constitute a distinct clinicopathologic group：a study of 96 patients. Clin Cancer Res, 2007, 13 (17)：5124-5132.

4　LAGES C S, SUFFIA I, VELILLA P A, et al. Functional regulatory T cells accumulate in aged hosts and promote chronic infectious disease reactivation. J Immunol, 2008, 181 (3)：1835-1848.

5　KUZE T, NAKAMURA N, HASHIMOTO Y, et al. The characteristics of Epstein-Barr virus（EBV）-positive diffuse large B-cell lymphoma：comparison between EBV（＋）and EBV（－）cases in Japanese population. Jpn J Cancer Res, 2000, 91 (12)：1233-1240.

6　PARK S, LEE J, KO Y H, et al. The impact of Epstein-Barr virus status on clinical outcome in diffuse large B-cell lymphoma. Blood, 2007, 110 (3)：972-978.

7　ADAM P, BONZHEIM I, FEND F, et al. Epstein-Barr virus-positive diffuse large B-cell lymphomas of the elderly. Adv Anat Pathol, 2011, 18 (5)：349-355.

8　HOELLER S, TZANKOV A, PILERI S A, et al. Epstein-Barr virus-positive diffuse large B-cell lymphoma in elderly patients is rare in Western populations. Hum Pathol, 2010, 41 (3)：352-357.

9　PAN Y, MENG B, ZHANG H, et al. Low incidence of Epstein-Barr virus-positive diffuse large B-cell lymphoma of the elderly in Tianjin, northern China. Leuk Lymphoma, 2013, 54 (2)：298-303.

10　CHANG S T, LU Y H, LU C L, et al. Epstein-Barr virus is rarely associated with diffuse large B cell lymphoma in Taiwan and carries a trend for a shorter median survival time. J Clin Pathol, 2014, 67 (4)：326-332.

11　徐方平，刘艳辉，庄恒国，等. 老年人 EB 病毒阳性弥漫性大 B 细胞淋巴瘤的临床病理特征. 中华病理学杂志, 2011, 40 (9)：616-621.

12　HOFSCHEIER A, PONCIANO A, BONZHEIM I, et al.

Geographic variation in the prevalence of Epstein-Barr virus-positive diffuse large B-cell lymphoma of the elderly: a comparative analysis of a Mexican and a German population. Mod Pathol, 2011, 24 (8): 1046-1054.

13 WONG H H, WANG J. Epstein-Barr virus positive diffuse large B-cell lymphoma of the elderly. Leuk Lymphoma, 2009, 50 (3): 335-340.

14 HU S, XU-MONETTE Z Y, TZANKOV A, et al. MYC/BCL2 protein coexpression contributes to the inferior survival of activated B-cell subtype of diffuse large B-cell lymphoma and demonstrates high-risk gene expression signatures: a report from The International DLBCL Rituximab-CHOP Consortium Program. Blood, 2013, 121 (20): 4021-4031.

15 ALIZADEH A A, EISEN M B, DAVIS R E, et al. Distinct types of diffuse large B-cell lymphoma identified by gene expression profiling. Nature, 2000, 403 (6769): 503-511.

16 HERMINE O, HAIOUN C, LEPAGE E, et al. Prognostic significance of bcl-2 protein expression in aggressive non-Hodgkin's lymphoma. Groupe d'Etude des Lymphomes de l'Adulte (GELA). Blood, 1996, 87 (1): 265-272.

17 NIITSU N, OKAMOTO M, TAMARU J I, et al. Clinicopathologic characteristics and treatment outcome of the addition of rituximab to chemotherapy for CD5-positive in comparison with CD5-negative diffuse large B-cell lymphoma. Ann Oncol, 2010, 21 (10): 2069-2074.

18 MIYAZAKI K, YAMAGUCHI M, SUZUKI R, et al. CD5-positive diffuse large B-cell lymphoma: a retrospective study in 337 patients treated by chemotherapy with or without rituximab. Ann Oncol, 2011, 22 (7): 1601-1607.

19 YAMAGUCHI M, SETO M, OKAMOTO M, et al. De novo CD5 + diffuse large B-cell lymphoma: a clinicopathologic study of 109 patients. Blood, 2002, 99 (3): 815-821.

20 YAMAGUCHI M, NAKAMURA N, SUZUKI R, et al. De novo CD5+ diffuse large B-cell lymphoma: results of a detailed clinicopathological review in 120 patients. Haematologica, 2008, 93 (8): 1195-1202.

21 ENNISHI D, TAKEUCHI K, YOKOYAMA M, et al. CD5 expression is potentially predictive of poor outcome among biomarkers in patients with diffuse large B-cell lymphoma receiving rituximab plus CHOP therapy. Ann Oncol, 2008, 19 (11): 1921-1926.

22 HU S, XU-MONETTE Z Y, BALASUBRAMANYAM A, et al. CD30 expression defines a novel subgroup of diffuse large B-cell lymphoma with favorable prognosis and distinct gene expression signature: a report from the International DLBCL Rituximab-CHOP Consortium Program Study. Blood, 2013, 121 (14): 2715-2724.

23 XIE Y, BULBUL M A, JI L, et al. p53 expression is a strong marker of inferior survival in de novo diffuse large B-cell lymphoma and may haveenhanced negative effect with MYC coexpression: a single institutional clinicopathologic study. Am J Clin Pathol, 2014, 141 (4): 593-604.

24 KOJIMA M, KASHIMURA M, ITOH H, et al. Epstein-Barr virus-related reactive lymphoproliferative disorders in middle-aged or elderly patients presenting with atypical features. A clinicopathological study of six cases. Pathol Res Pract, 2007, 203 (8): 587-591.

25 ASANO N, YAMAMOTO K, TAMARU J, et al. Age-related Epstein-Barr virus (EBV)-associated B-cell lymphoproliferative disorders: comparison with EBV-positive classic Hodgkin lymphoma in elderly patients. Blood, 2009, 113 (12): 2629-2636.

26 ROSCHEWSKI M, WILSON W H. EBV-associated lymphomas in adults. Best Pract Res Clin Haematol, 2012, 25 (1): 75-89.

27 DELECLUSE H J, ANAGNOSTOPOULOS I, DALLENBACH F, et al. Plasmablastic lymphomas of the oral cavity: a new entity associated with the human immunodeficiency virus infection. Blood, 1997, 89 (4): 1413-1420.

28 DONG H Y, SCADDEN D T, DE LEVAL L, et al. Plasmablastic lymphoma in HIV-positive patients: an aggressive Epstein-Barr virus-associated extramedullary plasmacytic neoplasm. Am J Surg Pathol, 2005, 29 (12): 1633-1641.

编辑 汤 洁

儿童急性 B 前体淋巴细胞白血病 CD20 表达与临床特征及预后的相关性研究[*]

陈晓曦[1]，袁粒星[2]，张　鸽[3]，万朝敏[1]，霍婉莹[1]，唐　雪[1]，艾　媛[1]，万　智[1]，朱易萍[1]，高　举[1△]

1. 四川大学华西第二医院 儿科（成都 610041）；2. 四川大学华西第二医院 公共实验室（成都 610041）；
3. 四川大学华西第二医院 临床检验科（成都 610041）

【摘要】　**目的**　探讨 CD20 表达与儿童急性 B 前体淋巴细胞白血病（BCP-ALL）临床特征和预后的关系。**方法**　研究对象为四川大学华西第二医院 2009 年 1 月至 2013 年 5 月收治的 271 例初诊儿童 BCP-ALL，统一按中国儿童白血病协作组 ALL 2008 方案规范化分型治疗并长期随访。统计分析 CD20 阳性（CD20$^+$ BCP）和 CD20 阴性（CD20$^-$ BCP）ALL 的临床特征、早期治疗反应和预后情况。**结果**　CD20$^+$ BCP 占本组 BCP-ALL 的 45.76%（124 例）。CD20$^+$ BCP 与 CD20$^-$ BCP 在性别构成比、初诊中位年龄、初诊外周血白细胞中位计数、泼尼松不敏感比例和临床危险度病例分布的差异均无统计学意义（P 均大于 0.05）。CD20$^+$ BCP 和 CD20$^-$ BCP 组中≥10 岁的病例分别占 25.81% 和 14.29%（$P=0.017$），pro-B 和 pre-B 病例比例分别为 43.55%、59.86% 和 56.45%、40.14%（$P=0.007$），BCR-ABL 阳性病例比例分别为 12.20% 和 4.86%（$P=0.03$），$TEL\text{-}AML1$ 阳性病例比例分别为 6.50% 和 18.06%（$P=0.005$）。两组患儿诱导化疗第 15 天和第 33 天骨髓完全缓解率分别为 77.50%（93/120）和 74.13%（106/143），95.04%（115/121）和 95.83%（138/144）（P 均大于 0.05），4 年无事件生存（EFS）率分别为 78.00%±4.96% 和 79.05%±5.40%，4 年总生存（OS）率分别为 83.01%±6.13% 和 93.64%±2.46%（P 均大于 0.05）。**结论**　CD20 阳性表达与儿童 BCP-ALL 预后无明确相关性，尚不能作为判断儿童 BCP-ALL 不良预后的指标。CD20 靶向免疫治疗在儿童 BCP-ALL 的应用尚需深入研究。

【关键词】　B 前体细胞急性淋巴细胞白血病　CD20　临床特征　预后　儿童

Expression of CD20 in B-cell Precursor Acute Lymphoblastic Leukemia and Its Correlation with Clinical Outcomes
CHEN Xiao-xi[1]，*YUAN Li-xing*[2]，*ZHANG Ge*[3]，*WAN Chao-min*[1]，*HUO Wan-ying*[1]，*TANG Xue*[1]，*AI Yuan*[1]，*WAN Zhi*[1]，*ZHU Yi-ping*[1]，*GAO Ju*[1△]．　1. *Department of Pediatric*，*West China Second University Hospital*，*Sichuan University*，Chengdu 610041，China；2. *Public Laboratory*，*West China Second University Hospital*，*Sichuan University*，Chengdu 610041，China；3. *Department of Clinical Laboratory Medicine*，*West China Second University Hospital*，*Sichuan University*，Chengdu 610041，China
△ Corresponding author，E-mail：gaoju651220@126.com

【Abstract】　**Objective**　To determine whether expression of CD20 is associated with clinical outcomes of childhood B-cell precursor acute lymphoblastic leukemia（BCP-ALL）．**Methods**　271 newly diagnosed childhood BCP-ALL during January 2009 to May 2013 were enrolled in this study．The patients were treated in line with the Chinese Childhood Leukemia Group ALL 2008 protocol（CCLG-ALL 2008）．The clinical feature，early therapeutic response and clinical outcomes of the patients with a CD20 positive（CD20$^+$ BCP）expression were compared with those with a CD20 negative（CD20$^-$ BCP）expression．**Results**　CD20$^+$ BCP accounted for 45.76%（124 cases）of all participants．There were no significant differences between CD20$^+$ BCP and CD20$^-$ BCP patients in gender distribution，age，WBC counts when diagnosis was made，proportion of prednisone poor responders，and distribution of risk categories（$P>0.05$）．Patients of 10 years or older comprised 25.81% and 14.29% of CD20$^+$ BCP and CD20$^-$ BCP patients，respectively（$P=0.017$）．Pro-B and pre-B cases accounted for 43.55% and 59.86% of CD20$^+$ BCP patients respectively，compared with 56.45% and

---

* 国家科技部"十一五"科技支撑项目（No.2007BAI04B03）资助
△ 通信作者：E-mail：gaoju651220@126.com

40.14% in CD20⁻ BCP patients ($P=0.007$). CD20⁺ BCP patients had 12.20% Philadelphia positive ALL and 6.50% BCP-ALL with TEL-AML1 fusion gene, compared with 4.86% ($P=0.03$) and 18.06% ($P=0.005$) in those of CD20⁻ BCP. No significant differences were found between the two groups of patients in 15-day (77.50% vs. 74.13%, $P=0.525$) and 33-day (95.04% vs. 95.83%, $P=0.757$) complete remission rates. No significant differences ($P>0.05$) were found in predicted 4-year event-free survival [EFS 78.00% ±4.96% vs. (79.05%±5.40%)] and predicted 4-year overall survival [OS (83.01%±6.13%) vs. (93.64%±2.46%)] between the two groups of patients either. **Conclusion** CD20 positivity was not found to be associated with worse prognosis of children with BCP-ALL. More studies are needed to validate the correlation between CD20 and unfavorable outcomes in BCP-ALL.

【Key words】 B-cell precursor acute lymphoblastic leukemia CD20 Clinical features Prognosis Children

CD20 为 B 系特异性膜表面抗原分子，表达于除外造血干细胞、B 系祖细胞和浆细胞的 B 细胞的各分化阶段，是一种具有 4 个跨膜功能域的非糖基化磷蛋白，作为 B 细胞膜上的钙离子通道在 B 细胞增殖、分化和凋亡方面发挥重要作用[1]。伯基特淋巴瘤等多种 B 细胞非霍奇金淋巴瘤 CD20 阳性表达率高[2]，部分急性 B 前体淋巴细胞白血病（B-cell precursor acute lymphoblastic leukemia，BCP-ALL）也表达 CD20，阳性表达率为 30%～62%[3-10]。CD20 阳性表达与 BCP-ALL 预后的关系仍存在较大争议，国内类似研究报道很少。部分研究结果显示 CD20 阳性表达为不良预后因素[3-5]，但也有部分研究表明 CD20 阳性表达与预后无关[6-10]。为此，本研究以四川大学华西第二医院儿科统一采用中国儿童白血病协作组 ALL2008 方案（Chinese Children Leukemia Froup-ALL 2008 Protocol，CCLG-ALL2008)[11]基于临床危险度规范化分型治疗的 271 例儿童 BCP-ALL 作为研究对象，对 CD20⁺ BCP 和 CD20⁻ BCP 患儿的临床特征和预后进行比较分析。

1 资料与方法

1.1 研究对象

纳入四川大学华西第二医院儿童血液肿瘤科 2009 年 1 月至 2013 年 5 月收治的 18 岁以下初诊 BCP-ALL 患儿 271 例，不包括 1 岁以下婴儿白血病。所有患儿正规治疗前均未使用激素。根据 CCLG-ALL2008 诊疗方案原则进行血象、骨髓细胞形态学、流式细胞术免疫表型、细胞遗传学和融合基因等检测，明确诊断和临床危险

度分型[11]。所有病例经监护人知情同意并签署知情同意书。本研究经四川大学华西第二医院伦理委员会批准。

1.2 方法

采用回顾性分析方法对纳入研究儿童的一般临床资料、实验室检测、治疗和随访资料进行分析。

1.2.1 骨髓细胞免疫表型检测 采用流式细胞术检测本组 BCP-ALL 患儿骨髓淋巴白血病细胞免疫表型。CD19、CD22 和 CD79a 中任何两项阳性，而膜表面免疫球蛋白 κ 和或 λ 链阴性，诊断为 BCP-ALL，并根据胞浆免疫球蛋白表达情况进一步分为早前 B（pro-B）和前 B（pre-B）两个亚型[12]。根据通行标准，如 CD20 阳性表达率≥20%，定义为 CD20⁺ BCP，如 CD20 阴性表达率≥20%，定义为 CD20⁻ BCP[3-10,12]。本组 271 例患儿中 CD20⁺ BCP124 例，CD20⁻ BCP147 例。

1.2.2 骨髓细胞融合基因和细胞遗传学检测 采用 RT-PCR 方法常规检测骨髓细胞 BCR-ABL、MLL-AF4、E2A-PBX1 和 TEL-AML1 融合基因（四川大学华西第二医院检验科检测）。部分病例初诊时抽取骨髓标本送海斯特公司完成细胞遗传学检测。

1.2.3 骨髓微小残留病检测 本组 271 例 BCP-ALL 患儿中 109 例于诱导缓解化疗第 33 天抽取骨髓标本，采用流式细胞术检测微小残留病（minimal residual disease，MRD）水平。

1.2.4 临床危险度和分型治疗 统一按照 CCLG-ALL 2008 方案于诱导化疗第 1 周给予泼尼松 [60 mg/ (m²·d)] 单药化疗。化疗第 8 天根据外周血幼稚细胞绝对计数，判断为泼尼松

敏感（prednisone good responder，PGR）或泼尼松不敏感（prednisone poor responder，PPR），然后完成后续 VDLD（长春新碱、柔红霉素、左旋门冬酰胺酶和地塞米松）诱导缓解化疗[11]。分别于诱导化疗第 15 天（d15-BM）和第 33 天（d33-BM）复查骨髓，依据国际通行标准将泼尼松敏感试验结果和诱导缓解 d15-BM 和 d33-BM 缓解状况作为评估早期治疗反应的指标[13]，分为完全缓解（complete remission，CR）、部分缓解（partial remission，PR）和未缓解（non-remission，NR）。结合免疫表型、细胞遗传学、融合基因和上述早期治疗反应结果，于诱导化疗结束时确定或调整临床危险度并给予相应分型化疗方案[11]。由于 MRD 检测的病例数和时限有限，在本研究中不作为调整临床危险度的指标。

1.2.5 随访 对本组病例行长期随访、定期复查骨髓等相关检查。随访终点为 2013 年 10 月 30 日，中位随访时间为 28 个月（6~59 个月）。"事件"（event）定义为 BCP-ALL 诱导化疗失败、复发或任何原因所致死亡。无事件生存（event-free survival，EFS）期为从确诊至事件发生或随访终止日。总生存（overall survival，OS）期为从确诊至死亡或随访终止日。

1.3 统计学方法

计数资料用频数、百分率表示，采用卡方检验或 Fisher 确切概率法分析；非正态分布计量资料用中位数（最小值~最大值）表示，采用秩和检验；生存分析采用 Kaplan-Meier 法，生存曲线比较采用 log-rank 法。$P < 0.05$ 为差异有统计学意义。

2 结果

2.1 一般资料和总体生存情况

本组 271 例 BCP-ALL 患儿中位年龄为 60 个月（12~196 个月），男性 172 例，女性 99 例，其中 CD20$^+$ BCP 占本组 BCP-ALL 的 45.76%（124 例）。截至随访终点，271 例患儿中 206 例（76.01%）处于持续完全缓解状态，复发 25 例（9.23%），因感染和出血等治疗相关并发症死亡 8 例（2.95%），失访 32 例（11.81%）。4 年 EFS 率为 78.50%±3.75%，4 年 OS 率为 88.68%±3.21%。

2.2 CD20$^+$ BCP 与 CD20$^-$ BCP 临床特征的比较

CD20$^+$ BCP 和 CD20$^-$ BCP 组患儿初诊中位年龄、性别比、初诊外周血白细胞中位计数、初诊中枢神经细胞白血病（central nervous system leukemia，CNSL）发生率、E2A-PBX1 和 MLL-AF4 融合基因的分布频率、标危、中危和高危 ALL 的构成比差异无统计学意义（P 均大于 0.05），而两组患儿初诊年龄≥10 岁病例比例、pro-B 和 pre-B 病例构成比、BCR-ABL 和 TEL-AML1 融合基因阳性病例的差异有统计学意义（P 均小于 0.05）。（见表 1）。

表 1　CD20$^+$ BCP 与 CD20$^-$ BCP 临床特征的比较

Table 1　Comparison of clinical characteristics of CD20$^+$ BCP and CD20$^-$ BCP

	CD20$^+$ BCP group (n=124)	CD20$^-$ BCP group (n=147)	χ^2	P
Sex〔case（%）〕			0.878	0.349
Male	75（60.48）	97（65.99）		
Female	49（39.52）	50（34.01）		
Age at diagnosis (month)△	66（12-196）	59（13-183）	—	0.180
1-10 yr.〔case（%）〕	92（74.19）	126（85.71）	5.675	0.017*
≥10 yr.〔case（%）〕	32（25.81）	21（14.29）		
WBC at diagnosis (×10^9/L)△	11.40（0.40-583.50）	8.90（0.90-821.00）	—	0.360
<50×10^9/L〔case（%）〕	100（80.65）	125（85.03）	0.919	0.338
≥50×10^9/L〔case（%）〕	24（19.35）	22（14.97）		
CNSL at diagnosis〔case（%）〕	2（1.61）	1（0.68）	—	0.594
Immunophenotype〔case（%）〕			7.179	0.007
Pro-B	54（43.55）	88（59.86）		
Pre-B	70（56.55）	59（40.14）		
Fusion genes〔case（%）〕*				
BCR-ABL			4.719	0.030
Positive	15（12.20）	7（4.86）		

	CD20$^+$ BCP group ($n=124$)	CD20$^-$ BCP group ($n=147$)	χ^2	P
Negative	108 (87.80)	137 (95.14)		
*MLL-AF*4			—	1.000
Positive	3 (2.44)	3 (2.08)		
Negative	120 (97.56)	141 (97.92)		
*E2A-PBX*1			0.022	0.882
Positive	10 (8.13)	11 (7.64)		
Negative	113 (91.87)	133 (92.36)		
*TEL-AML*1			7.966	0.005
Positive	8 (6.50)	26 (18.06)		
Negative	115 (93.50)	118 (81.94)		
Risk Assignments〔case (%)〕#			5.374	0.068
Standard risk (SR)	47 (37.90)	70 (47.62)		
Moderate risk (MR)	43 (34.68)	53 (36.05)		
High risk (HR)	34 (27.42)	24 (16.33)		

△ Variable described with median (range). ＊ Results of fusion gene test were not available because of dry tap bone marrow for 1 case of and 3 cases of CD20$^+$ BCP and CD20$^-$ BCP respectively. ♯ Risk assignments were divided into standard risk (SR), moderate risk (MR) and high risk (HR)

2.3 CD20$^+$ BCP 与 CD20$^-$ BCP 早期治疗反应的比较

结果显示，CD20$^+$ BCP 和 CD20$^-$ BCP 组泼尼松敏感性、d15-BM 和 d33-BM 缓解率差异均无统计学意义（P 均大于 0.05），见表 2。

表 2　CD20$^+$ BCP 与 CD20$^-$ BCP 早期治疗反应的比较

Table 2　Early treatment response in patients with CD20$^+$ BCP and CD20$^-$ BCP

	CD20$^+$ BCP group〔case (%)〕	CD20$^-$ BCP group〔case (%)〕	χ^2	P
d8 prednisone response			1.696	0.193
PGR	103 (87.29)	129 (92.81)		
PPR	15 (12.71)	10 (7.19)		
d15-BM status*			0.403	0.525
CR	93 (77.50)	106 (74.13)		
PR/NR	27 (22.50)	37 (25.87)		
d33-BM status*			0.095	0.757
CR	115 (95.04)	138 (95.83)		
PR/NR	6 (4.96)	6 (4.17)		

PGR: Prednisone good responder; PPR: Prednisone poor responder. Results of prednisone response test were not available for 6 cases of and 8 cases of CD20$^+$ BCP and CD20$^-$ BCP respectively. ＊: d15-BM and d33-BM statuses could not be evaluated because of chemotherapy-associated hypoplastic bone marrow in 4 and 3 cases of CD20$^+$ BCP and 4 and 3 cases of CD20$^-$ BCP respectively

2.4 CD20$^+$ BCP 和 CD20$^-$ BCP 组诱导化疗结束时 MRD 水平的比较

109 例患儿于诱导化疗第 33 天采用流式细胞术检测了 MRD 水平，其中 CD20$^+$ BCP 和 CD20$^-$ BCP 组分别有 41 例和 68 例。如以 10^{-4} 作为判断 MRD 阳性和阴性的截断值，CD20$^+$ BCP 组 MRD 阴性病例比例高于 CD20$^-$ BCP 组（$P=0.048$）。如将 MRD 判定标准再细分为 $<10^{-4}$ 为低 MRD，$\geqslant10^{-3}$ 为高 MRD，$10^{-4}\sim10^{-3}$ 为 MRD 中间组，结果显示，诱导缓解化疗结束

时 MRD 水平 3 个亚组在 CD20$^+$ BCP 和 CD20$^-$ BCP 组不同 MRD 水平病例的分布频率差异无统计学意义（$P=0.140$），见表 3。

表 3　CD20$^+$ BCP 与 CD20$^-$ BCP 诱导缓解化疗结束时 MRD 水平的比较

Table 3　MRD levels at the end of induction therapy in patients with CD20$^+$ BCP and CD20$^-$ BCP

MRD levels	CD20$^+$ BCP group〔case (%)〕	CD20$^-$ BCP group〔case (%)〕	χ^2	P
Standard 1			3.915	0.048
$<10^{-4}$	29 (70.73)	35 (51.47)		
$\geqslant10^{-4}$	12 (29.27)	33 (48.53)		
Standard 2			3.930	0.140
$<10^{-4}$	29 (70.73)	35 (51.47)		
10^{-4}-10^{-3}	5 (12.20)	13 (19.12)		
$\geqslant10^{-3}$	7 (17.07)	20 (29.41)		

2.5 CD20$^+$ BCP 与 CD20-BCP 组预后的比较

CD20$^+$ BCP 组复发 14 例（11.29%），其中骨髓复发 12 例，睾丸复发 1 例，骨髓和睾丸联合复发 1 例。CD20-BCP 组复发 11 例（7.48%），其中骨髓复发 9 例，中枢神经系统复发 2 例。两组复发率差异无统计学意义（$\chi^2=1.164$，$P=0.281$）。Kaplan-Meier 生存分析结果显示，CD20$^+$ BCP 和 CD20$^-$ BCP 组 4 年 EFS 率分别为 78.00%±4.96% 和 79.05%±5.40%，4 年 OS 率分别为 83.01%±6.13% 和 93.64%±2.46%（P 均大于 0.05），见图 1 和图 2。

3　讨论

CD20 不仅表达于正常 B 淋巴细胞的不同分化发育阶段，也表达于多种 B 细胞恶性肿瘤，

其中成熟 B 细胞淋巴瘤/白血病 CD20 阳性表达率为86%～100%[2,14]，CD20 表达公认为是 B 细胞肿瘤诊断和鉴别的重要标志分子。此外，

CD20 通过调控 NFκ-B 等信号路径，上调 Bcl-2 等凋亡相关基因表达，为 B 细胞肿瘤化疗耐药的重要机制之一[15]。

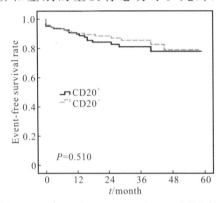

图 1　CD20+BCP 与 CD20-BCP 组 EFS 率的比较
Fig 1　EFS in patients with CD20+BCP and CD20-BCP

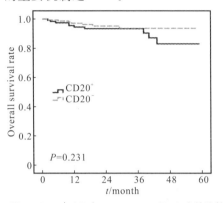

图 2　CD20+BCP 与 CD20-BCP 组 OS 率的比较
Fig 2　OS in patients with CD20+BCP and CD20-BCP

国外大量研究结果显示，美罗华及其新一代 CD20 特异性单克隆抗体联合化疗（如 R-CHOP 方案）可显著提高伯基特淋巴瘤、弥漫大 B 细胞淋巴瘤等 B 细胞淋巴瘤以及慢性淋巴细胞白血病的无病生存率和总体生存率，具有疗效确切、特异性高、毒副反应较少等优点，为成熟 B 细胞肿瘤重要治疗手段[2,16,17]。成人和儿童 BCP-ALL 患者 CD20 阳性表达率为30%～62%[3-10]，但 CD20 阳性表达与 BCP-ALL 预后的关系仍无统一意见，甚至存在完全相反的研究结论。例如，Thomas 等[3] 对 253 例 15 岁以上 BCP-ALL 患者的研究显示，CD20 阳性表达为 BCP-ALL 独立不良预后因素，尽管完全缓解率无显著性差异，但 CD20+BCP 组的 3 年 EFS 率和 OS 率均显著低于 CD20-BCP 组，而复发率显著高于 CD20-BCP 组，此外，提高化疗强度可改善 CD20-BCP 组预后，但不能改善 CD20+BCP 组预后。值得提出的是，BCR-ABL 融合基因阳性 ALL 的免疫表型一般为 pre-B BCP-ALL，Thomas 等[3] 纳入的 253 例 BCP-ALL 中 Ph 染色体阳性病例有 52 例（20.55%），可能与该组病例中 CD20+BCP 总体预后不良有关。

尽管国际上已有 CD20 特异性单抗联合化疗治疗 BCP-ALL 的研究报道，但主要见于成人病例[18,19]，国内仅见 1 篇 CD20 阳性表达与 BCP-ALL 预后的研究报道。该报道结果显示，388 例儿童 BCP-ALL 中 CD20+BCP 构比为 11%，

与随机抽取的 134 例 CD20-BCP 比较，3 年 EFS 率和复发率均无显著性差异[20]。为了进一步深入研究这一问题，本研究以四川大学华西第二医院 271 例初诊儿童 BCP-ALL 为研究对象，探讨 CD20 表达是否与临床特征和预后相关。这是迄今国内关于 CD20 表达与儿童 BCP-ALL 预后关系的最大样本量的临床研究。更重要的是，该组病例统一按照 CCLG-ALL2008 诊疗方案规范化分型治疗，具有完整的随访资料，有效避免了治疗方案和治疗强度不统一可能造成的偏倚。结果显示，本组 BCP-ALL 病例 CD20 阳性表达率为 45.75%，与 Naithani 和 Jeha 等[9,10] 的研究结果一致（48% 和 51%），均显著高于聂述山等[20] 报道的 CD20 阳性表达率，表明 CD20 阳性表达为儿童 BCP-ALL 常见免疫学特征，提示 CD20 可通过调控 Bcl-2 等凋亡相关基因的表达，在 BCP-ALL 发生发展方面发挥作用[15]。

CD20+BCP 组中 pre-B 病例构比高于 pro-B 病例（P=0.007），与 Mannelli 等[6] 的研究结果一致，表明 CD20 表达与 BCP-ALL 白血病细胞分化阻滞阶段密切相关。Pre-B 淋巴白血病细胞分化阻滞阶段晚于 pro-B 淋巴白血病细胞，CD20 阳性表达率更高，这与伯基特淋巴瘤等成熟 B 细胞肿瘤 CD20 阳性表达率一般大于 85% 的原因相同[14]。

初诊年龄大于 10 岁被公认为儿童 ALL 不良预后因素，仅依据这一标准就至少将儿童

ALL 划归为中危组。*BCR-ABL* 融合基因为高危儿童 ALL 纳入标准之一，而 TEL-AML1 融合基因则为标危儿童 ALL 纳入标准[11]。本组 CD20+ BCP 与 CD20− BCP 尽管在初诊年龄、性别和初诊外周血 WBC 中位计数方面差异均无统计学意义，但 CD20+ BCP 组≥10 岁病例比例（25.81%）、BCR-ABL 阳性病例比例（12.20%）均显著高于 CD20− BCP 组，而 TEL-AML1 融合基因阳性病例比例（6.50%）显著低于 CD20− BCP 组，提示 CD20 阳性表达可能为儿童 BCP-ALL 不良预后因素。Jeha 等[10]的研究结果同样显示，Ph 染色体阳性和阴性 BCP-ALL 患儿 CD20 阳性表达率分别为 71% 和 47%，差异显著。但本研究结果显示，CD20+ BCP 与 CD20− BCP 组无论在泼尼松敏感性、诱导化疗 d15-BM 和 d33-BM 完全缓解率、4 年 EFS 率和 OS 率方面差异均无统计学意义。实际上，如以诱导化疗 d33-BM MRD 水平≤10^{-4} 作为截断值，CD20+ BCP 组 MRD 阴性病例的比例甚至高于 CD20− BCP 组（$P = 0.048$）。与此相似，Jeha 等[10]对 353 例儿童 BCP-ALL 的研究结果显示，在 53 例诱导失败和复发病例中，CD20+ BCP 有 19 例（35.85%），CD20− BCP 有 34 例（64.15%），此外，CD20+ BCP 组 5 年 EFS 率和 OS 率均略高于 CD20− BCP。由于本组病例中 MRD 检测例数较少，而且对这些完成了 MRD 检测病例的随访时间有限，目前尚难以明确 CD20 阳性表达与 MRD 的关系，仍需大宗病例的长期随访研究。

目前较多研究结果显示，CD20 阳性表达为成人 BCP-ALL 不良预后因素[3,4]，但大多数研究结果表明 CD20 与儿童 BCP-ALL 总体预后无明确相关关系[6,9,10]。我们认为以下因素可能与上述研究结果的不一致有关。首先，儿童 BCP-ALL 中 BCR-ABL 阳性病例构成比显著低于成人，这是成人 BCP-ALL 总体预后明显低于儿童的重要原因。国际上对成人 BCP-ALL 的研究报道中，BCR-ABL 阳性病例的比例均较高[3,7]。其次并可能更为重要的原因在于，儿童 ALL 的化疗强度总体上明显高于成人患者，可能在很大程度上消除了 CD20 阳性表达对预后的不良影响。最近，Mannelli 等[6]的研究结果显示，基于 MRD 水平统一方案治疗的成人 BCP-ALL（不包括 BCR-ABL 阳性病例）的预后与 CD20 表达情况无关，两组患者在完全缓解率、EFS 率和 OS 率方面均无显著性差异，各时间点 MRD 水平也无显著性差异，也支持上述推论，并提示化疗强度和早期治疗反应可能才是决定患者预后的最重要指标。

本研究显示 CD20 与儿童 BCP-ALL 预后尚无明确相关性。尽管国外学者研究发现，CD20 特异性单克隆抗体利妥昔联合化疗可提高低年龄段成人 CD20+ BCP 患者的 EFS 率和 OS 率[14]，但由于 CD20 特异性单克隆抗体价格昂贵，并存在毒副作用和耐药的问题[16]，儿童 CD20+ BCP，尤其是发展中国家儿童患者，CD20 特异性单克隆抗体联合化疗治疗的疗效和性价比仍需大宗病例长期临床对照研究证实。

参 考 文 献

1 TEDDER T F, ENGEL P. CD20: a regulator of cell-cycle progression of B lymphocytes. Immunol Today, 1994, 15 (9): 450-454.

2 CANG S, MUKHI N, WANG K, et al. Novel CD20 monoclonal antibodies for lymphoma therapy. J Hematol Oncol, 2012, 5: 64. doi: 10.1186/1756-8722-5-64.

3 THOMAS D A, O'BRIEN S, JORGENSEN J L, et al. Prognostic significance of CD20 expression in adults with de novo precursor B-lineage acute lymphoblastic leukemia. Blood, 2009, 113 (25): 6330-6337.

4 MAURY S, HUGUET F, LEGUAY T, et al. Adverse prognostic significance of CD20 expression in adults with Philadelphia chromosome-negative B-cell precursor acute lymphoblastic leukemia. Haematologica, 2010, 95 (2): 324-328.

5 BOROWITZ M J, SHUSTER J, CARROLL A J, et al. Prognostic significance of fluorescence intensity of surface marker expression in childhood B-precursor acute lymphoblastic leukemia. A Pediatric Oncology Group Study. Blood, 1997, 89 (11): 3960-3966.

6 MANNELLI F, GIANFALDONI G, INTERMESOLI T, et al. CD20 expression has no prognostic role in Philadelphia-negative B-precursor acute lymphoblastic leukemia: new insights from the molecular study of minimal residual disease. Haematologica, 2012, 97 (4): 568-571.

7 CHANG H, JIANG A, BRANDWEIN J. Prognostic relevance of CD20 in adult B-cell precursor acute

lymphoblastic leukemia. Haematologica, 2010, 95 (6): 1040-1042.

8　SOLANO-GENESTA M, TARIN-ARZAGA L, VELASCO-RUIZ I, et al. CD20 expression in B-cell precursor acute lymphoblastic leukemia is common in Mexican patients and lacks a prognostic value. Hematology, 2012, 17 (2): 66-70.

9　NAITHANI R, ASIM M, ABDELHALEEM M, et al. CD20 has no prognostic significance in children with precursor B-cell acute lymphoblastic leukemia. Haematologica, 2012, 97 (9): e31-e32. doi: 10.3324/haematol.2012.068288.

10　JEHA S, BEHM F, PEI D, et al. Prognostic significance of CD20 expression in childhood B-cell precursor acute lymphoblastic leukemia. Blood, 2006, 108 (10): 3302-3304.

11　吴敏媛，李志光，李志刚. 儿童急性淋巴细胞性白血病治疗策略的思考 中华儿科杂志，2010，48 (3): 161-165.

12　BENE M C, CASTOLDI G, KNAPP W, et al. Proposals for the immunological classification of acute leukemias. European Group for the Immunological Characterization of Leukemias (EGIL). Leukemia, 1995, 9 (10): 1783-1786.

13　LAUTEN M, MORICKE A, BEIER R, et al. Prediction of outcome by early bone marrow response in childhood acute lymphoblastic leukemia treated in the ALL-BFM 95 trial: differential effects in precursor B-cell and T-cell leukemia. Haematologica, 2012, 97 (7): 1048-1056.

14　HOELZER D, GOKBUGET N. Chemoimmunotherapy in acute lymphoblastic leukemia. Blood Rev, 2012, 26 (1): 25-32.

15　JAZIREHI A R, VEGA M I, Bonavida B. Development of rituximab-resistant lymphoma clones with altered cell signaling and cross-resistance to chemotherapy. Cancer Res, 2007, 67 (3): 1270-1281.

16　COIFFIER B. Rituximab therapy in malignant lymphoma. Oncogene, 2007, 26 (25): 3603-3613.

17　CZUCZMAN M S, GREGORY S A. The future of CD20 monoclonal antibody therapy in B-cell malignancies. Leuk Lymphoma, 2010, 51 (6): 983-994.

18　HOELZER D, GOKBUGET N. Chemoimmunotherapy in acute lymphoblastic leukemia. Blood Rev, 2012, 26 (1): 25-32.

19　VASEKAR M, ALLEN J E, JOUDEH J, et al. Emerging molecular therapies for the treatment of acute lymphoblastic leukemia. Adv Exp Med Biol, 2013, 779: 341-358. doi: 10.1007/978-1-4614-6176-0-16.

20　聂述山，赵文理，季正华，等. CD20 阳性儿童前 B 急性淋巴细胞白血病临床特点与预后分析. 中华血液学杂志，2011，32 (4): 275-277.

编辑　沈　进

GATA-2 基因高表达在 AML1/ETO 阳性急性髓系白血病中的临床意义 *

谢惠敏[1]，高　丽[2]，王　楠[1]，徐媛媛[1]，李永辉[1]，于　力[1]，王莉莉[1△]

1. 中国人民解放军总医院 血液科（北京 100853）；2. 中日友好医院 血液科（北京 100029）

【摘要】　目的　探讨 GATA-2 基因在 AML1/ETO 融合基因阳性急性髓系白血病 M2（acute myeloid leukemia with maturation，AML/M2）患者中的表达状况。方法　利用实时荧光定量 PCR（RQ-PCR）法对 23 例 AML1/ETO 阳性 AML-M2 患者初诊骨髓标本中 GATA-2 基因的表达情况进行定量检测，并分析不同表达水平患者实验室检查及临床预后的差异。结果　患者 GATA-2 基因表达水平（GATA-2 基因拷贝数/内参基因拷贝数）初诊时为 2.17%～1 260.65%。将 GATA-2 基因表达水平≥82% 者归为高表达组（10 例），表达水平<82% 者归为低表达组（13 例）。高表达组与低表达组患者年龄、性别、初始白细胞计数、骨髓原始细胞比例以及化疗完全缓解（CR）率的差异均无统计学意义（P>0.05），但复发率（71.43% vs. 15.38%）及死亡率（70.00% vs. 7.69%）的差异有统计学意义（P 均小于 0.05），高表达组的无病生存（DFS）率及总生存（OS）率亦低于低表达组（P<0.01）。在高表达组中，选择移植（2/10）者均无复发存活，选择单纯化疗（8/10）的患者 7 例死亡。结论　AML1/ETO 阳性 AML-M2 患者合并 GATA-2 基因高表达提示患者易复发且预后不良，此类患者应尽早采取常规化疗以外的其他有效治疗措施。

【关键词】　急性髓系白血病　AML1/ETO　GATA-2　定量 PCR 检测　预后评估

GATA-2 Gene Overexpression and Its Clinical Significance in Acute Myeloid Leukemia with AML1/ETO Fusion Gene　XIE Hui-min[1]，GAO Li[2]，WANG Nan[1]，XU Yuan-yuan[1]，LI Yong-hui[1]，YU Li[1]，WANG Li-li[1△]. 1. Department of Hematology，Chinese PLA General Hospital，Beijing 100853，China；2. China-Japan Friendship Hospital，Beijing 100029，China

△ Corresponding author，E-mail：daughter126@126.com

【Abstract】　Objective　To determine the expression level of GATA-2 gene in acute myeloid leukemia with maturation（AML-M2）patients carrying AML1/ETO fusion gene. Methods　Bone marrow samples were collected from 23 patients with de novo adult AML-M2 carrying AML1/ETO fusion gene. GATA-2 gene expression was detected by real-time quantitative polymerase chain reaction（RQ-PCR）. We analyzed the correlation between GATA-2 gene expression and laboratorial features and clinical prognosis of patients. Results　GATA-2 expression levels（GATA-2 gene copies/ reference gene copies）in the patients were found to be 2.17%-1 260.65%. A GATA-2 expression over or equal to 82% was defined as HIGH（10 cases），while an expression level below 82% was defined as LOW（13 cases）. No significant differences were found in age，sex，white blood cell count or the rate of bone marrow blasts between HIGH and LOW expression groups（P>0.05）. Although the difference in complete remission rate between the two groups was not statistical significant（P=0.067 8），the HIGH expression group had higher relapse rate（71.43% vs. 15.38%，P=0.022 3）and higher mortality rate（70.00% vs. 7.69%，P<0.05）. The DFS and OS of the HIGH group are statistically significantly lower than that of the LOW group（P<0.01）. In the HIGH group, the patients choosing HSCT（2/10）are all alive without relapse，while among those choosing chemotherapy only（8/10），seven out of eight patients died. Conclusion　High expression level of GATA-2 in AML-M2 patients with AML1/ETO is associated with high risk of relapse and poor prognosis. Therefore，AML-M2

* 国家自然科学基金（No. 81370636、No. 81170517、No. 30973394）及北京市自然科学基金（No. 7102142）资助

△ 通信作者，E-mail：daughter126@126.com

patients with *AML1/ETO* fusion gene and high expression of *GATA-2* would possibly benefit from additional treatments except for chemotherapy.

【Key words】 Acute myeloid leukemia　　*AML1/ETO*　　*GATA-2*　　Real-time quantitative PCR Prognosis

t（8；21）（q22；q22）染色体易位约占所有初治急性髓系白血病（acute myeloid leukemia，AML）的5%～10%和急性髓系白血病部分分化型（acute myeloid leukemia with maturation，AML-M2）的20%～40%，是AML中最常见的遗传学改变。该易位导致21号染色体上的*AML1*基因与8号染色体上的*ETO*基因发生融合，形成*AML1/ETO*融合基因[1]。t（8；21）白血病过去曾被认为是一组较为均一的预后良好型AML，但近年来大量的临床实践发现，其疗效和预后仍存在较大异质性。虽然国内外有部分研究结果显示*c-KIT*基因突变是导致该疾病预后不良的因素之一[2-4]，但该基因突变在此类白血病中的发生率较低（各文献报道的比例不一，约5%～15%），而且我们在临床实践中发现，在大部分没有*c-KIT*突变的t（8；21）AML患者中，临床预后亦存在较大差异。这种异质性的因素和分子机制的不明确，给临床治疗方案的选择带来了较大困惑。如何在合理的预后分层指导下选择使患者受益更大的治疗方案，避免治疗过度或治疗不足，提高患者的整体生存率，是目前血液学界亟待解决的瓶颈之一。

*GATA-2*基因是具有锌指结构域的GATA家族的成员之一，作为转录因子参与造血细胞的分化、发育，特别是在调控造血干/祖细胞的增殖和分化方面起着重要作用[5-7]。有研究显示，*GATA-2*的表达在不同亚型的AML中存在差异，并可能与临床预后相关[8,9]。但目前为止，*GATA-2*基因不同表达水平与t（8；21）白血病预后的研究，国内外尚未见具体报道。本研究拟定量检测*AML1/ETO*融合基因阳性的成人AML-M2患者中*GATA-2*基因的表达情况，并分析不同表达水平患者临床表现、实验室检查以及疗效和预后的差异，进而探讨*GATA-2*基因定量检测在此类白血病预后分层和个体化治疗中的指导价值。

1　对象与方法

1.1　对象

选取来自中国人民解放军总医院血液科2009年2月至2011年6月共计33名*AML1/ETO*融合基因阳性的AML-M2患者，从中选取在中国人民解放军总医院初治、留有完整病例资料及骨髓标本的23例患者进行骨髓样本*GATA-2*定量检测及随访。其中男11例，女12例，中位年龄40（18～59）岁（表1）。所有患者诊断及疗效标准参照MICM标准和张之南主编的《血液病诊断及疗效标准》[10]。此23例患者均在初诊时进行了常规的基因筛查（包括*c-KIT*、*MLL*、*FLT3*、*NRAS*、*NPM1*、*AML1/ETO*等），除了*AML1/ETO*融合基因阳性外，均未发现其他融合基因或基因突变的存在。

表1　23例*AML1/ETO*融合基因阳性的AML-M2患者的临床信息

Table 1　Characteristics of 23 AML-M2 patients with *AML1/ETO* fusion genes

Patient No.	Sex	Age (yr.)	FAB	WBC (×10⁹/L)	Hb (g/L)	PLT (×10⁹/L)	BM blasts (%)	Induction chemotherapy (cycle)
1	F	43	M2b	12.7	52	4	92.0	DA (1)
2	M	27	M2b	18.6	81	18.6	36.0	DA (1)
3	F	45	M2b	3.6	57	30	56.0	DA (1)
4	F	58	M2b	15.7	39.5	11.4	45.0	IA (1)
5	F	46	M2b	8.0	30	7	86.0	IA (2)
6	M	24	M2b	8.0	30	7	44.0	HA (2)
7	M	39	M2b	14.3	87	46	50.5	DA (1)
8	M	59	M2b	16.5	93	49	82.0	DA (1)
9	M	18	M2a	24.6	112	47	64.0	MA (1)

Patient No.	Sex	Age (yr.)	FAB	WBC (×10⁹/L)	Hb (g/L)	PLT (×10⁹/L)	BM blasts (%)	Induction chemotherapy (cycle)
10	F	52	M2b	6.5	78	117	92.0	DA (1)
11	M	19	M2b	13.5	59	16	32.0	DA (1)
12	F	54	M2b	56.8	41	17	55.0	DA (1)
13	M	45	M2b	2.6	48	43	43.4	DA (1)
14	F	52	M2b	6.7	52	52	64.0	DA (1)
15	M	27	M2b	2.4	68	27	33.0	IA (1)
16	F	34	M2b	2.4	121	63	59.4	IA (1)
17	M	33	M2a	15.9	66	22	85.0	IA (1)
18	F	37	M2b	4.9	52	54	60.0	MA (2)
19	F	32	M2a	10.3	77	172	62.0	DA (1)
20	M	40	M2b	3.5	33	0	44.4	DA (1)
21	F	42	M2b	5.5	64	39	84.0	IA (2)
22	M	20	M2b	37.2	46.2	4.2	60.0	DA (1)
23	F	52	M2b	13.8	59	32	68.0	DA (1)

WBC: White blood cell; Hb: Hemoglobin; Plt: Platelets; BM: Bone marrow; FAB: The taxonomy of AML; F: Female; M: Male; IA: Idarubicin + cytarabine; MA: Mitoxantrone + cytarabine; HA: Homoharringtonine + cytarabine; DA: Daunorubicin + cytarabine

1.2 方法

1.2.1 实时荧光定量 PCR（RQ-PCR）检测

RNA 提取及反转录：利用 FICOLL（GE 公司）法从初治患者的新鲜骨髓标本中分离单个核细胞，用 Trizol（ROCHE 公司）试剂提取单个核细胞中的总 RNA，并运用反转录试剂盒（Promega 公司）将总 RNA 反转录为 cDNA。RQ-PCR 所需引物、探针由美国生物应用公司（Life Technology，Applied Biosystems）合成，无核酸酶水溶解探针为 1.25×10^{-6} mol/L，引物为 2.5×10^{-6} mol/L。

实时荧光定量 PCR 反应：应用 TaqMan-MGB 探针法对 AML1/ETO 融合基因、GATA-2 基因和 GAPDH 基因进行实时荧光定量 PCR 检测，反应体系为 20 μL，内含 10 μL 实时荧光定量 PCR 缓冲液，2 μL 特异引物及探针，6 μL 无核酸酶水，2 μL cDNA 样本；PCR 运行条件：95 ℃ 15 s，60 ℃ 1 min，40 个循环[11]。GATA-2（112 bp）上游引物为 5′-GCGTCTCCAGCCT CATCTTC-3′，下游引物为 5′-GACTGCCAC TTTCCATCTTCATG-3′，探针为 5′-AGCCCG AGGAGAGGACAA-3′。定量检测及数据分析采用双标准曲线法，以管家基因 GAPDH 为内参基因，以目的基因标准品和内参基因标准品分别绘制标准曲线，目的基因的相对表达量（%）＝目的基因拷贝数/内参基因拷贝数×100%。

1.2.2 染色体核型检测

初治患者的新鲜骨髓血在 37 ℃培养 48～72 h 后，加入 0.2 μg/mL 的秋水仙素使细胞分裂停止于分裂中期，经 0.075 mol/L 的氯化钾低渗处理、固定液（甲醇：冰乙酸＝3：1）清洗后将细胞固定于载玻片上，GIMSA 染色后在显微镜（Nikon E800）下观察染色体的结构和数量，参照《人类细胞遗传学国际命名体制（ISCN2009）》进行核型分析[12]。

1.3 治疗方案及治疗效果观察

23 例患者中，单纯化疗 11 例，接受造血干细胞移植 7 例（其中异体造血干细胞移植 5 例，自体造血干细胞移植 2 例）。诱导化疗方案采用标准 DA（柔红霉素、阿糖胞苷）、IA（去甲氧柔红霉素、阿糖胞苷）、MA（米托蒽醌、阿糖胞苷）或 HA（高三尖杉酯碱、阿糖胞苷）。

疗效评价：根据《血液病诊断及疗效标准》[10]，AML 第一阶段诱导缓解治疗后的完全缓解（CR）：指白血病的症状和体征消失，外周血中性粒细胞绝对值≥1.5×10^9/L，血小板计数≥100×10^9/L，白细胞分类中无白血病细胞；骨髓中原始粒细胞≤5%，无 Auer 小体，无髓外白血病等。CR1：第 1 次完全缓解。CR2：缓解后复发化疗以后再次缓解。

1.4 随访及预后指标

自患者确诊之日起进行随访，死亡病例随访至死亡日，随访时间截至 2013 年 10 月 20 日。中位随访时间 30（4～40）个月。计算患者的总体生存（OS）率和无病生存（DFS）率。OS 时间时间指确诊之日至死亡或随访截止日的生存时间。DFS 时间指初治缓解后到复发或因各种原因死亡的时间[13]。复发：指 CR 后在身体任何部位出现可检出的白血病细胞。复发率（%）=复发人数/组内总人数×100%，其中未缓解死亡者不纳入复发率的计算。死亡率（%）=死亡人数/组内总人数×100%。

1.5 统计学方法

两组间计量数据的比较采用 t 检验，计数资料的比较采用 Fisher 确切概率法。采用 Pearson 相关分析法进行相关性分析。预后分析采用生存分析法。$P < 0.05$ 为差异有统计学意义。

2 结果

2.1 RQ-PCR 检测结果

23 例 AML1/ETO 融合基因阳性 AML-M2 患者初治骨髓样本中均检测到 GATA-2 基因表达（2.17%~1 260.65%），见表 2。GATA-2 基因表达量的高低与 AML1/ETO 融合基因表达量的高低无相关性（图 1）。

2.2 实验室指标

23 例初诊患者中，我们发现当 GATA-2 基因表达水平≥82% 时，死亡率明显增高（10 例中有 7 例死亡），而其表达水平<82% 时，死亡率较低（13 例中仅有 1 例死亡），因此我们探索性地将 GATA-2 基因表达水平≥82% 者（10 例）归为高表达组，表达水平<82% 者（13 例）归为低表达组。23 例患者初诊外周血白细胞计数高于 10×10^9/L 患者的比例在高表达组为 60%（6/10），大于低表达组的 46%（6/13），但差异无统计学意义（$P > 0.05$）。初诊时 GATA-2 基因表达水平与患者年龄、性别、血红蛋白量及血小板计数均无相关性（$P > 0.05$）。23 例患者中，对其中的 11 例进行染色体核型检测，均测出 t（8；21）染色体易位，均无复杂核型。

表 2 23 例患者的 GATA-2 基因和 AML1/ETO 基因的表达状况及治疗信息

Table 2 Characteristics of 23 patients with GATA-2 expression and AML1/ETO fusion genes

Patient No.	AML1/ETO (%)	GATA2 (%)	HSCT	Hematological CR	Relapse (month)*
1	113.9	1260.7	No	Yes	Yes (5)
2	35.3	899.9	No	Yes	Yes (7)
3	185.3	613.4	No	No	—
4	127.0	169.1	No	No	—
5	90.4	92.5	No	Yes	No
6	1183.2	91.5	No	Yes	Yes (11)
7	79.6	91.3	Yes△	Yes	Yes (11)
8	45.4	89.1	No	No	—
9	99.3	85.0	Yes△	Yes	No
10	96.9	84.7	No	Yes	Yes (15)
11	75.0	81.7	Yes△	Yes	No
12	66.8	81.4	No	Yes	Yes (7)
13	39.9	81.1	No	Yes	No
14	61.0	79.9	No	Yes	No
15	97.1	76.9	Yes△	Yes	No
16	116.4	76.2	No	Yes	No
17	115.0	69.1	No	Yes	Yes (23)
18	30.5	61.7	No	Yes	No
19	69.5	61.7	Yes△	Yes	No
20	95.4	58.2	No	Yes	Yes (22)
21	156.1	16.9	Yes#	Yes	No
22	161.8	15.6	Yes#	Yes	No
23	65.3	2.2	No	Yes	No

CR：Complete remission；AML1/ETO：RQ-PCR results of AML1/ETO at initial diagnosis；GATA-2：RQ-PCR results of GATA-2 at initial diagnosis；—：Dead with no CR；△：Allo-HSCT；#：Auto-HSCT；*：Months after diagnosis

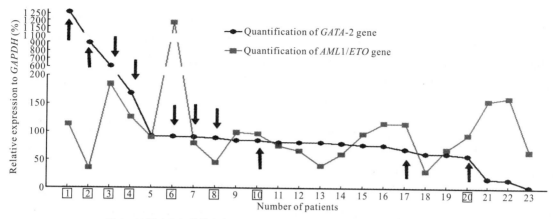

图 1　23 例患者初治样本中 **AML1/ETO** 融合基因和 **GATA-2** 基因的表达状况

Fig 1　**AML1/ETO** fusion gene and **GATA-2** gene transcript levels in the first test monitored by RQ-PCR

Square：Death；Arrow：Relapse or death without remission

2.3　临床治疗效果

低表达组患者化疗 2 个疗程 CR 率为 100%（13/13），高于高表达组的 70%（7/10），但差异没有统计学意义（$P=0.067\ 8$）。

2.4　预后分析

见表 3、图 1。10 例高表达组患者除了 3 例未缓解死亡的患者外，剩余 7 例患者 2 年内复发率为 71.43%（5/7），总死亡率为 70%（7/10）。具体如下：10 例患者中，2 例接受了 allo-HSCT，其中 1 例 CR 后移植，并且无复发存活，另 1 例为复发化疗 CR2 后移植，无再复发并存活。8 例单纯接受化疗，其中 3 例患者化疗 2 疗程后未缓解死亡，4 例复发，1 例无复发存活。

13 例低表达组患者两年内复发率为 15.38%（2/13），低于高表达组，差异有统计学意义（$P=0.022\ 3$）。13 名患者中，3 例 CR 后接受了 allo-HSCT，2 例 CR 后接受了 auto-HSCT，

表 3　23 例 AML-M2 患者的预后

Table 3　Prognosis of 23 AML-M2 patients with **GATA-2** expression

	Quantification of GATA-2 ≥82% (n=10)	Quantification of GATA-2 <82% (n=13)
Hematological CR rate	70.00% (7/10)	100.00% (13/13)
2-year relapse rate	71.43% (5/7)*	15.38% (2/13)
Mortality rate	70.00% (7/10)*	7.69% (1/13)
Allo-HSCT	20.00% (2/10)	23.08% (3/13)
Auto-HSCT	0.00% (0/10)	15.38% (2/13)
Chemotherapy only	80.00% (8/10)	61.54% (8/13)

* $P<0.05$, vs. quantification of GATA-2 <82% group

目前均无复发存活。其余 8 名患者均接受化疗，其中 6 人无复发存活，1 人复发后再次 CR，1 人复发死亡。该组患者死亡率为 7.69%（1/13），低于高表达组，差异有统计学意义（$P=0.005\ 9$）（表 3）。从生存曲线上可以看出低表达组患者 DFS 率及 OS 率都明显大于高表达组患者（DFS，$P=0.001$；OS，$P=0.000\ 2$），见图 2。

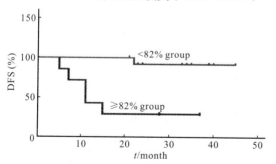

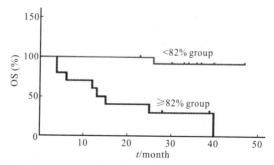

图 2　23 例患者的 **GATA-2** 基因表达水平与预后（左：DFS；右：OS）

Fig 2　DFS（left）/OS（right）of different **GATA-2** expression groups（≥82% group and <82% group）in 23 patients

3 讨论

AML 是成人急性白血病的主要类型，是一类起源于造血干细胞的恶性克隆性疾病，其发生发展是多因素、多步骤的复杂过程。白血病"二次打击"学说[14]提示在 AML 的分子致病机制中可能存在多种遗传学改变的协同作用。有研究显示，在白血病小鼠模型实验中，单纯引入 AML1/ETO 融合基因（全长型）并不足以引起白血病，但在此基础上再导入其他基因突变，则可导致白血病的发生[15]，这也高度提示其他遗传学改变可能在此类疾病的发生发展中起着重要的协同或促进作用，并且这些遗传学改变的存在有可能是导致疾病预后存在差异的重要影响因素。因此，探索 t（8；21）白血病的预后影响因子对指导此类疾病的个体化治疗具有重要意义。

既往曾有研究报道[8]，GATA-2 基因在正常人骨髓中的表达水平相对较低，而在各种不同亚型（不同遗传学背景）的 AML 患者中均有不同程度的表达增高，但其在不同遗传学背景下参与疾病发生发展的机制及其临床意义是不尽相同的。Luesink 研究组分析了 261 例儿童 AML 患者初治样本中 GATA-2 基因的表达状况，得出 GATA-2 高表达是儿童 AML 预后不良的影响因素之一[9]；Vicente 研究组将 112 例成人的各种类型的 AML 患者简单分为 GATA-2 高表达组和低表达组，并发现 GATA-2 高表达组的预后好于低表达组[8]。但目前为止，国内外尚无针对 t（8；21）白血病进行详细的 GATA-2 基因表达及预后相关性分析的报道。t（8；21）白血病是一类具有特殊遗传学背景（AML1/ETO 融合基因）的 AML 亚型，我们通过研究对比 23 例该类患者的 AML1/ETO 融合基因的定量表达水平，并未发现其与疾病预后之间存在明确的相关性，而对这些患者的 GATA-2 基因进行定量检测后发现，GATA-2 基因高表达组（病例 1~10）中疾病复发或进展的病例数较 GATA-2 低表达组（病例 11~23）明显增多，OS 和 DFS 分析也显示两组间存在较为明显的差异。这种在同一遗传学背景下对比两组患者预后差异的分析方法，有助于更加客观、合理地揭示导致该类疾病异质性的分子机制。虽然不能排除这些患者之间还存在其他各种各样分子异常的差异，但上述单因素分析已经能够把 AML1/ETO 阳性患者有效地分为预后不同的两组，并提示 GATA-2 基因高表达有可能是导致其预后不良的独立影响因素之一，上述研究结果为该类疾病的预后分层研究提供了新的思路和线索。

本研究发现在高表达组中，10 例患者中 2 例 CR1 后或复发后 CR2 行 allo-HSCT，2 例患者均无复发存活；低表达组中，13 例患者中 3 例行 allo-HSCT，这 2 例行 auto-HSCT，这 5 例患者均无复发存活。高表达组中单纯化疗的患者 7 例全部死于复发或未缓解死亡；低表达组中单纯化疗的 8 例患者中仅 1 例复发死亡，其他 7 例无复发存活。以上数据初步提示，若 t（8；21）白血病患者伴有 GATA-2 高表达，则应尽早采取常规化疗以外的其他有效治疗措施（如 allo-HSCT 或 auto-HSCT），以降低复发，提高生存可能性。因此，依据 GATA-2 基因表达进行预后分层有可能为此类疾病的个体化治疗带来新的启示。

由于后期收集的患者随访时间不够等因素影响，本研究提供的病例数较为有限，因而得出的预后数据的分析比较有待得到进一步的补充和证实。但现有数据中得到的结论与国外报道的对 AML 总群体的研究结果基本一致，且本研究中得出的预后差异趋势较 AML 群体的预后差异更为明显，提示 GATA-2 基因表达在 t（8；21）白血病的致病机制和预后分层中可能起着更加重要的作用，因此，我们正在继续扩大样本量，并同时展开了相关的分子机制研究。相信随着研究的不断推进，能够促进对 t（8；21）白血病更深入全面的认识。

综上所述，GATA-2 基因高表达在携带有 t（8；21）易位的 AML-M2 患者中显示出复发率较高且预后较差的明显趋势。对于该类患者进行 GATA-2 基因表达状况的检测和进一步深入的分子机制研究，有可能为指导临床预后分层和个体化治疗提供有新的理论依据，开发针对 GATA-2 基因的靶向治疗药物可能对改善此类 AML 患者的预后具有潜在价值。

参 考 文 献

1 REIKVAM H, HATFIELD K J, KITTANG A O, et al. Acute myeloid leukemia with the t (8; 21) translocation: clinical consequences and biological implications. J Biomed Biotechnol, 2011, 1155 (10): 104-631.

2 PASCHLA P, MARCUCCI G, RUPPERT A S, et al. Adverse prognostic significance of KIT mutations in adult acute myeloid leukemia with inv (16) and t (8; 21): a Cancer and Leukemia Group B Study. J Clin Oncol, 2006, 24 (24): 3904-3911.

3 SCHNITTGER S, KOHL T M, HAFERLACH T, et al. KIT-D816 mutations in AML1-ETO-positive AML are associated with impaired eventfree and overall survival. Blood, 2006, 107 (5): 1791-1799.

4 SHIMADA A, TAKI T, TABUCHI K, et al. KIT mutations, and not FLT3 internal tandem duplication, are strongly associated with a poor prognosis in pediatric acute myeloid leukemia with t (8; 21): a study of the Japanese Childhood AML Cooperative Study Group. Blood, 2006, 107 (5): 1806-1809.

5 吴秀丽, 李扬秋. 转录因子 GATA-2 的研究进展. 现代临床医学生物工程学杂志, 2003, 9 (5): 387-389.

6 PERSONS D A, ALLAY J A, ALLAY E, et al. Enforced expression of the GATA-2 transcription factor blocks normal hematopoiesis. Blood, 1999, 36 (93): 488-499.

7 TIPPING A J, PINA C, CASTOR A, et al. High GATA-2 expression inhibits human hematopoietic stem and progenitor cell function by effects on cell cycle. Blood, 2009, 113 (12): 2661-2672.

8 VICENTE C, VAZQUEZ I, CONCHILLO A, et al. Overexpression of GATA2 predicts an adverse prognosis for patients with acute myeloid leukemia and it is associated with distinct molecular abnormalities. Leukemia, 2012, 24 (26): 550-554.

9 LUESINK M, HOLLINK I H, VAN DER VELDEN V H, et al. High GATA2 expression is a poor prognostic marker in pediatric acute myeloid leukemia. Blood, 2012, 120 (10): 2064-2075.

10 张之南, 沈悌. 急性髓系白血病//张之南, 沈悌. 血液病诊断及疗效标准. 第 3 版. 北京: 科学出版社, 2008: 106-121.

11 黄赛, 杨华, 高丽, 等. 实时荧光定量 PCR 检测急性髓系白血病患者 MLL-AF9 融合基因表达的预后意义. 中国实验血液学杂志, 2013, 21 (6): 25-29.

12 FEUGIER P, VAN HOOF A, SEBBAN C, et al. Long-term results of the R-CHOP study in the treatment of elderly patients with diffuse large B-cell lymphoma: a study by the Groupe d'Etude des Lymphomes de l'Adulte. J Clin Oncol, 2005, 23 (7): 4117-4126.

13 FEUGIER P, VAN HOOF A, SEBBAN C, et al. Long-term results of the R-CHOP study in the treatment of elderly patients with diffuse large B-cell lymphoma: a study by the Groupe d'Etude des Lymphomes de l'Adulte. J Clin Oncol, 2005, 23 (7): 4117-4126.

14 KELLY L M, GILLILAND D G. Genetics of myeloid leukemias. Annu Rev Genomics Hum Genet, 2002, 3 (3): 179-198.

15 SCHESSL C, RAWAT V P, CUSAN M, et al. The AML1-ETO fusion gene and the FLT3 length mutation collaborate in inducing acute leukemia in mice. J Clin Invest, 2005, 115 (8): 2159-2168.

编辑 吕 熙

FLT3 基因突变与急性早幼粒细胞白血病髓外复发*

李 军，邹兴立#，刘婷婷，蒋 孟，牛 挺△

四川大学华西医院 血液科 血液学研究室（成都 610041）

【摘要】 **目的** 探讨 FLT3 基因突变在急性早幼粒细胞白血病（acute promyelocyticleukemia，APL）髓外复发中的意义。**方法** 回顾性检测 2 例典型 APL 髓外复发患者骨髓及血液标本可能存在的基因突变，分析 FLT3 突变与 APL 髓外复发的相关性。**结果** 1 例 APL 中枢神经系统复发的患者发生较罕见的 FLT3-酪氨酸激酶结构域（TKD）点突变 Asn841Gly（A841G）及一种新的 WT1 基因突变（c.1209_1210insT/p.K404X）；1 例 APL 睾丸复发的患者发生较罕见的 FLT3-TKD 点突变 Asp839Gly（D839G）和一种新的 WT1 基因突变 Arg458Pro（c.1373G＞C）。**结论** 本研究病例中发现的罕见 FLT3 突变与新的 WT1 基因突变可能与 APL 髓外复发相关，为后续相关研究奠定了基础。临床中需重视 APL 患者基因突变检测，以便更好分层治疗，改善预后。

【关键词】 FLT3 突变 急性早幼粒细胞白血病 髓外复发

FLT3 Mutation in Acute Promyelocytic Leukemia Patients with Extramedullary Relapse *LI Jun，ZOU Xing-li，LIU Ting-ting，JIANG Meng，NIU Ting△. Department of Hematology，Research Laboratory of Hematology，West China Hospital，Sichuan University，Chengdu 610041，China*

△ Corresponding author，E-mail：tingniu@sina.com

【Abstract】 **Objective** To evaluate the role of FLT3 gene mutation in acute promyelocytic leukemia (APL) patients with extramedullary relapse. **Methods** The blood and bone marrow samples were collected from 2 APL patients with extramedullary relapse and FLT3 gene mutation was detected with these samples. The correlation between FLT3 gene mutation and extramedullary relapse was analyzed. **Results** A rare point mutation Asn841Gly (A841G) of FLT3-TKD and a novel mutation (c.1209_1210insT/p.K404X) of WT1 were detected in a APL patient who suffered CNS relapse，while a rare point mutation Asp839Gly (D839G) of FLT3-TKD and a novel mutation Arg458Pro (c.1373G＞C) of WT1 were found in another APL patient who suffered testicular relapse. **Conclusion** The rare point mutation of FLT3 as well as the novel mutation of WT1 were found in APL with extramedullary relapse.

【Key words】 FLT3-TKD mutation Acute promyelocytic leukemia Extramedullary recurrences

急性早幼粒细胞白血病（APL）的临床表现、化疗方案、预后等明显有别于其他类型急性髓细胞白血病（AML），APL 的发生因 15 号与 17 号染色体之间易位形成 PML-RARα 融合基因，其表达的 PML-RARα 融合蛋白通过阻断细胞分化和诱导凋亡，从而导致发病。尽管采用分子靶向药物全反式维 A 酸（ATRA）及三氧化二砷（ATO）治疗 APL 明显提高了 APL 的完全缓解（CR）率、5 年无病生存（DFS）率[1]，

一部分 APL 患者在完成了巩固化疗或者维持化疗后仍然出现复发。如同其他类型 AML，APL 最常见骨髓复发，但是近年来有较多文献报道首次复发于髓外的情况，例如中枢神经系统（CNS）[2,3]、睾丸[4-6]、皮肤[7] 等。APL 发生 CNS 复发的危险因素为高龄、B 细胞受体（BCR）异构、初诊时高白细胞数、诱导化疗时发生颅内出血等[8]。FLT3 突变包括内部串联重复（ITD）或酪氨酸激酶结构域（TKD）点突变两种形式，FLT3-ITD 突变见于 35％左右的 APL 患者，其突变预示预后不良[9,10]。然而，FLT3 突变是否与 APL 髓外复发具有相关性暂且难以定论。本研究拟通过研究髓外复发的

* 卫生部公益项目（No.JH20120437）资助

现在川北医学院附属医院风湿血液科

△ 通信作者，E-mail：tingniu@sina.com

APL患者的FLT3突变情况，复习相关文献，以探讨两者的相关性。

1 病例资料

1.1 病例1

男性患者，34岁，2011年7月开始出现畏寒、发热。血常规示：白细胞计数（WBC）$55.61×10^9/L$，早幼粒细胞85%，血红蛋白（Hb）111 g/L，血小板计数（PLT）$62×10^9/L$；凝血功能检查提示发生弥散性血管内凝血（DIC）。骨髓穿刺检查发现早幼粒细胞明显增多，符合APL表现。骨髓流式细胞学检查发现CD13、CD33、CD117阳性，CD34、CD14、CD36、CD5、CD7、CD56、CD19阴性，HLA-DR、CD64弱阳性。染色体核型及基因分析发现t（15；17）及PML-RARα融合基因。诊断：APL。

给予患者柔红霉素（DNR）＋ATRA/ATO标准方案诱导化疗（DNR 60 mg/d连用3 d，ATRA 20 mg bid，ATO 10 mg/d），总疗程将近40 d。诱导化疗结束后复查骨髓提示形态学完全缓解，但复查PML-RARα融合基因阳性。巩固化疗阶段给予两周期标准IDA方案〔去甲氧柔红霉素（ID）20 mg d1，10 mg d2～3；Ara-C 150 mg d1～7〕和一周期DNR＋MD-Ara-c方案（DNR 40 mg d1～2，Ara-C 1 800 mg d1～4）。患者达到分子学CR。此后每3个月进行一次 ATO＋ATRA＋6-MP＋MTX方案〔ATO 10 mg/d，连用14 d；ATRA 10 mg bid，连用28 d；6-巯基嘌呤（6-MP）50 mg tid，连用28 d，甲氨蝶呤（MTX）15 mg每周1次，连用4周〕序贯维持治疗，并规律行腰穿脑脊液检查及鞘内注射地塞米松、MTX、Ara-C预防中枢神经系统白血病（CNSL）。此外，积极准备行异基因造血干细胞移植（allo-HSCT），但由于全相合无关供者拒绝提供骨髓，且患者不愿承担半相合移植风险，故未行骨髓移植，继续维持化疗。

然而，患者在距APL诊断20个月后，常规脑脊液（CSF）复查时发现压力（240 mm H_2O）、有核细胞数（$526×10^6/L$）、蛋白量（0.52 g/L）均升高，流式细胞学检查发现

CD117、CD33阳性，CD5阴性。患者当时无头痛等CNS受累的症状。头部MRI检查发现额叶线状白血病浸润灶（图1）、小脑扁桃体疝。此时患者血象、骨髓涂片及流式细胞术检查、骨髓PML-RARα融合基因检查均无异常。考虑APL单纯中枢神经系统复发，予以患者4疗程鞘内注射化疗（剂量同前）、14次全颅脑＋脊髓放疗以及一个疗程的ID＋MD-Ara-C化疗〔ID 10 mg d1～2，中剂量（MD）Ara-C 1 500 mg d1～4〕。复查脑脊液恢复正常，血液和骨髓检查提示完全血液学缓解。经过上述处理，距CNS复发3个月后，复查骨髓PML-RARα融合基因定量检查阴性，复查头部MRI提示额叶病灶恢复正常。

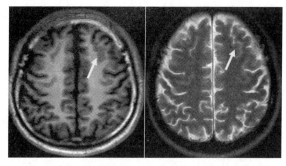

图1 病例1患者的头部MRI示额叶线状白血病浸润灶

Fig 1 Patient 1，MRI showed leukemic linear infiltrating at the frontal lobe（arrows）

Left：T1W1；Right：T2W1

随之，患者在距离第1次CNS复发5个月后出现了白细胞数增多（WBC $55.61×10^9/L$，早幼粒细胞75%）、DIC。骨髓检查提示复发。予以DNR＋ATRA＋ATO方案再次诱导化疗（DNR 20 mg/d，连用6 d；ATRA 20 mg bid；ATO 10 mg/d），复查血象、骨髓、PML-RARα融合基因提示达到分子学第2次完全缓解（CR2）。此后患者接受了4个疗程的含标准IDA方案的巩固化疗以及常规鞘注化疗。但是末次化疗仅间隔了2个月，患者再次出现了全面复发（骨髓中早幼粒细胞17.5%，PML-RARα融合基因定量16.39%）。予以ID＋ATRA＋ATO再诱导化疗（ID 10 mg d1～4，ATRA 20 mg bid，ATO 10 mg/d）将近40 d，复查PML-RARα融合基因定量12.81%，然而，CSF常规检查及流式细胞学检查提示CNS复发。

针对患者反复中枢及髓内复发，我们回顾

性检测了病程中保存的患者骨髓及血液标本中11 种预后相关基因（*CEBPA*、*DNAT*3A、*FLT*3-ITD/TKD、*IDH*1、*IDH*2、*KIT*、*K-RAS*、*NPM*1、*N-RAS*、*TET*2 和 *WT*1），结果发现存在较罕见的 *FLT*3-TKD 点突变（p. Asn841Gly，c.2523C>A）和一种新的 *WT*1 基因突变（c.1209 _ 1210insT/p. K404X）（图2）。因此，我们对该患者采用新药联合化疗、鞘内注射、*FLT*3 突变抑制剂等治疗方案争取再次缓解，并积极准备行挽救性异基因造血干细胞移植（allo-HSCT 治疗）。

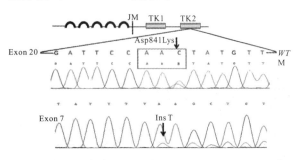

图 2 病例 1 患者的 *FLT*3-TKD（上图）和 *WT*1（下图）点突变（箭头处）（彩图见附录图 14）

Fig 2 Patient 1，*FLT*3 -TKD（upper part）and *WT*1（lower part）point mutation（arrows）

1.2 病例 2

男性患者，32 岁，因骨痛、牙龈出血就诊。实验室检查示：WBC 124.40×10⁹/L，早幼粒细胞 97％，Hb 109 g/L，PLT 50×10⁹/L；凝血酶原时间（PT）15.8 s，活化部分凝血酶原时间（APTT）49.7 s，纤维蛋白原（Fib）1.74 g/L。骨髓涂片及活检发现含有 Auer 小体的早幼粒细胞浸润，流式细胞学检查提示异常髓系表型。骨髓 *PML- RARα* 融合基因检测阳性。诊断：APL。予 DNR＋ATRA/ATO 标准方案诱导化疗（DNR 60 mg/d 连用 3 d，ATRA 20 mg bid，ATO 10 mg/d，连用 22 d），总疗程将近 40 d。复查骨髓提示形态学 CR，但 *PML-RARα* 融合基因定量检测仍阳性。此后予以 3 疗程蒽环类为基础的巩固化疗（DNR 60 mg/d，d1～3；ATRA 20 mg bid，d1～15）。复查 *PML- RARα* 融合基因定量阴性，患者达到分子学 CR。此后给予为期 24 个月共 8 个疗程的 ATO＋ATRA＋6-MP＋MTX 方案（ATO 10 mg/d，连用 14 d；ATRA 10 mg tid，连用 28 d；6-MP 50 mg bid，

连用 28 d，MTX 10 mg 每周一次，连用 4 周）序贯维持化疗，顺利完成。另外，规律行腰穿鞘内化疗。维持化疗阶段，每 3 个月复查均提示分子学 CR，定期监测 CSF 未发现中枢浸润证据。

停止最后一疗程维持化疗 28 个月时，患者发现右侧睾丸稍大于对侧，不伴其他不适。当时患者血象、骨髓象、脑脊液、分子学监测均未发现异常。在接下来 6 个月随访期内，患者右侧睾丸进一步肿胀，遂就诊于四川大学华西医院泌尿外科，行 CT 扫描发现右侧睾丸有一个 5.6 cm×4.0 cm 大小肿块（图 3），提示转移性或者化疗相关性肿瘤。当时患者血象、凝血功能检查完全正常，且头、胸、腹部增强 CT 扫描未发现肿瘤证据。外科予以手术切除右侧睾丸，发现肿块切面呈灰绿色，病理学检查提示睾丸及同侧精索被胞浆充满颗粒的小肿瘤细胞浸润，免疫组化染色示 MPO（＋）、CD34 或 CD117（－）（图 4），荧光原位杂交（FISH）证实为 APL 睾丸复发。但是，患者同期骨髓形态学检查、*PML-RARα* 融合基因定量检查均未见异常，因此未行全身化疗。术后约 1 个月，患者再次因牙龈出血入院，不伴发热、头痛、呕吐等不适，查体未发现淤斑。实验室检查：WBC 2.56×10⁹/L，3/50 早幼粒细胞；凝血功能检查提示 DIC。骨髓检查发现原始细胞 11％，早幼粒细胞 51％。*PML- RARα* 融合基因定量为 26.39％。

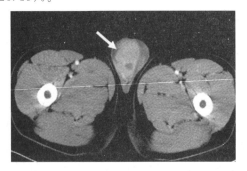

图 3 病例 2 患者的 CT 提示右侧睾丸肿块（彩图见附录图 15）

Fig 3 Patient 2，CT scan revealed a mass at the right testicle（arrow）

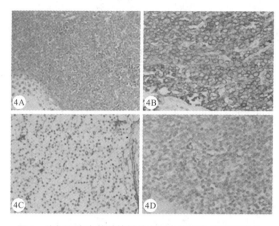

图 4　病例 2 患者的肿块切片 HE 染色和免疫组化染色。
（彩图见附录图 16）（×400）

Fig 4　Patient 2，HE and IHC staining of the specimens
from the mass（×400）

4A：HE staining；4B：MPO（＋）；4C：CD34（－）；
4D：CD117（－）

我们回顾性检测了该例患者病程中保存的骨髓及血液标本中 11 种预后相关基因（CEBPA、DNAT 3A、 FLT3-ITD/TKD、 IDH1、 IDH2、KIT、 K-RAS、 NPM1、 N-RAS、 TET2 和 WT1），结果发现存在较罕见的 FLT3-TKD 点突变 Asp839Gly（D839G）和一种新的 WT1 基因突变 Arg458Pro（c. 1373G＞C）（图 5）。我们认为上述基因突变可能与该 APL 患者髓外及髓内先后复发相关。确诊复发后，该患者入组治疗复发难治性 APL 的新药他米巴罗汀临床试验，被随机分在对照组（ATRA 20 mg bid，ATO 10 mg/d），相当于按传统方案进行再诱导化疗，第 40 日时复查骨髓提示达到血液学 CR2，下一步拟巩固化疗、行对侧睾丸放疗及 allo-HSCT。

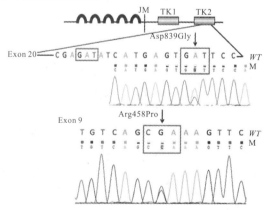

图 5　病例 2 患者的 FLT3-TKD（上图）和新的 WT1（下图）
点突变（箭头处）（彩图见附录图 17）

Fig 5　Patient 2 FLT3-TKD（upper part）and a noval WT1（lower
part）point mutation（arrows）

2　讨论

APL 睾丸复发罕见，首次复发大部分患者见于骨髓，髓外复发率约为 3%，主要在 CNS[2,3] 和皮肤[7]。文献中，Forrest 等[5] 报道了 1 例 34 岁睾丸复发的病例，采用睾丸切除＋放疗治疗，2 年后死亡；Milone 等[6] 报道了 1 例 4 岁患者，采用放疗＋供者淋巴细胞输注（预后不详）；Gopal 等[4] 报道了 1 例 27 岁患者，仅采用睾丸切除治疗，但 1 年后对侧睾丸复发；本研究报道了 1 例 32 岁患者，APL 正规诱导分化、巩固、维持治疗后出现单侧睾丸复发，行切除治疗及化疗，最终达到了 CR2。

APL 发生髓外复发与 FLT3 基因突变的联系报道少见[25]。有学者认为 ATRA 治疗 APL 及维 A 酸综合征的发生可能与髓外复发相关[11,12]，但是被其他研究否认[13]。另外，ATRA 剂量不足使药物在髓外组织中达不到有效浓度也可能是 APL 髓外复发的一个原因[14]。有研究认为 FLT3-ITD 突变以及 CD56 等黏附分子的高表达会促进白血病 CNS 浸润[8]。本文报道的 CNS 复发的 APL 患者，一方面存在高白细胞，另一方面基因检测发现了两个基因突变〔FLT3-TKD、新的 WT1 突变（c. 1209_1210insT/p. K404X）〕，二者有无联系，需要进一步研究验证。APL 睾丸复发实属罕见，此前研究报道的 3 例 APL 睾丸复发患者，1 例表现为单侧睾丸肿块[4]，另外 2 例分别在 allo-HSCT 125 个月[5]、69 个月[6] 后发生睾丸复发，但是这 3 例患者诊治过程中均未行基因突变分析。我们报道的这例 APL 患者未行 HSCT，在巩固、维持化疗结束后长期分子学 CR 情况下出现无痛性单侧睾丸肿大，病理学证实为 APL 复发，继而出现全身复发。回顾性分子检测发现 FLT3-TKD 点突变和一种新的 WT1 基因突变。

本研究 2 例 APL 髓外复发病例检测到的基因突变：Asn841Gly（A841G）、Asp839Gly（D839G）实属罕见，此前未见于 APL 患者。已有研究显示，FLT3-ITD 和 FLT3-TKD 突变在 APL 中发生率分别为 21%～38%、9%～20%[15-20]。Asp835Tyr（D835Y）是 FLT3-TKD 突变最常见的位点（见于 13.2% M5，

11.8% M3v)，其突变导致酪氨酸激酶磷酸化进而促进肿瘤细胞增生。该突变位于*FLT3*-TKD2的活化环，该活化环通常与邻近的氨基酸残基形成氢键网络，但此二者对活化环构象改变导致的*FLT3*-TKD磷酸酶活性变化的影响尚不明确。另外，本研究2例患者分别检测到新的*WT1*突变：（c.1209_1210insT/p. K404X）、Arg458Pro（c.1373G＞C）。该突变位点在*WT1*突变中的发生率以及对APL髓外复发的意义尚不明确。Gaur等[21]报道了103例APL患者中4例复发患者检测到了*WT1*突变，但未能证实其相关性。虽然*WT1*突变是目前公认的AML患者预后不良因素[22]，*FLT3*-TKD突变对于APL的预后意义仍有争议[23,24]。

APL髓外复发后的治疗尚未达成共识。临床上较一致的观点是对于高危APL患者，腰穿鞘内化疗应于首次缓解后进行。运用PCR、FISH等检查技术监测脑脊液变化可早期发现CNS复发并尽早干预[26]。文献报道的APL睾丸复发的治疗方案包括局部病灶切除、受累部位放疗、传统方案全身化疗联合骨髓移植。另外，新药方案（吉妥珠单抗奥唑米星、他米巴罗汀等）能有效诱导复发后再次缓解[27,28]。

综上所述，本研究报道了2例APL患者取得持续分子学缓解后，在随访中首先出现髓外复发（CNS、睾丸），继而全身复发。回顾性分子学检测，发现罕见的*FLT3*-TKD点突变和新的*WT1*基因突变，它们的检出提示可能与APL髓外复发存在某种联系，为进一步行相关研究奠定了基础。同时，上述病例研究提醒我们需重视APL患者髓外复发以及监测*FLT3*基因突变等，完善APL患者的分子学分层治疗，这对于改善患者预后具有重要意义。

参 考 文 献

1 WANG Z Y, CHEN Z. Acute promyelocytic leukemia: from highly fatal to highly curable. Blood, 2008, 111 (5): 2505-2515.

2 MONTESINOS P, DÍAZ-MEDIAVILLA J, DEBÉN G, et al. Central nervous system involvement at first relapse in patients with acute promyelocytic leukemia treated with all-trans retinoic acid and anthracycline monochemotherapy without intrathecal prophylaxis. Haematologica, 2009, 94

(9): 1242-1249.

3 AKOZ A G, DAGDAS S, OZET G, et al. Isolated central nervous system relapse during cytologic and molecular hematologic remission in two patientswith acute promyelocytic leukemia. Hematology, 2007, 12 (5): 419-422.

4 GOPAL S, MARCUSSEN S, DOBIN S M, et al. Primary myeloid sarcoma of the testicle with t (15; 17). Cancer Genet Cytogenet, 2005, 157 (2): 148-150.

5 FORREST D L, DALAL B I, NAIMAN S C, et al. Testicular relapse of acute promyelocytic leukemia after allogeneic BMT. Bone Marrow Transplant, 1997, 20 (8): 689-690.

6 MILONE G, INGHILTERRA G, LI GIOI F, et al. Testicular and cutaneous relapse after hematopoietic transplantation in a patient affected with APL. Bone Marrow Transplant, 1999, 23 (7): 751. http://www.biomedsearch. com/nih/Testicular-cutaneous-relapse-after-hematopoietic/10218858. html.

7 DEBOTTON S, SANZ M A, CHEVRET S, et al. Extramedullary relapse in acute promyelocytic leukemia treated with all-trans retinoic acid and chemotherapy. Leukemia, 2006, 20 (1): 35-41.

8 COLOVIC N, TOMIN D, VIDOVIC A, et al. Central nervous system relapse in CD56 +, FLT3/ITD + promyelocytic leukemia. Medical oncology, 2012, 29 (1): 260-262.

9 CALLENS C, CHEVRET S, CAYUELA J M, et al. Prognostic implication of FLT3 and Ras gene Mutations in patients with acute promyelocytic leukemia (APL): aretro-spective study from the European APL Group. Leukemia, 2005, 19 (7): 1153-1160.

10 BRECCIA M, LOGLISCI G, LOGLISCI M G, et al. FLT3-ITD confers poor prognosis in patients with acute promyelocytic leukemia treated with AIDA protocols: long-term follow-up analysis. Haematologica, 2013, 98 (12): 161-163.

11 WIERNIK P H, DE BELLIS R, MUXI P, et al. Extramedullary acute promyelocytic leukemia. Cancer, 1996, 78 (12): 2510-2514.

12 KO B S, TANG J L, CHEN Y C, et al. Extramedullary relapse after all-trans retinoic acid treatment in acute promyelocytic leukemia—the occurrence of retinoic acid syndrome is a risk factor. Leukemia, 1999, 13 (9): 1406-1408.

13 SPECCHIA G, LO COCO F, VIGNETTI M, et al. Extramedullary involvement at relapse in acute promyelocytic leukemia patients treated or not with all-trans retinoic acid: a report by the Gruppo Italiano Malattie

Ematologiche dell' Adulto. J ClinOncol，2001，19（20）：4023-4028.

14 OHNO R，ASOU N，OHNISHI K. Treatment of acute promyelocytic leukemia：strategy toward further increase of cure rate. Leukemia，2003，17（8）：1454-1463.

15 CALLENS C，CHEVRET S，CAYUELA J M，et al. Prognostic implication of *FLT*3 and *Ras* gene mutations in patients with acute promyelocytic leukemia（APL）：a retrospective study from the European APL Group. Leukemia，2005，19（7）：1153-1160.

16 KUCHENBAUER F，SCHOCH C，KERN W，et al. Impact of *FLT*3 mutations and promyelocytic leukemia—breakpoint on clinical characteristics and prognosis in acute promyelocytic leukemia. Br J haematol，2005，130（2）：196-202.

17 BARRAGáN E，MONTESINOS P，CAMOS M，et al. Prognostic value of *FLT*3-mutations in patients with acute promyelocytic leukemia treated with all-trans retinoic acid and anthracycline monochemotherapy. Haematologica，2011，96（10）：1470-1477.

18 CHILLÓN M C，SANTAMARÍA C，GARCÍA-SANZ R，et al. Long FLT3 internal tandem duplications and reduced PML-RAR alpha expression at diagnosis characterize a high-risk subgroup of acute promyelocytic leukemia patients. Haematolgica，2010，95（5）：745-751.

19 GALE R E，HILLS R，PIZZEY A R，et al. Relationship between *FLT*3 mutation status，biologic characteristics，and response to targeted therapy in acute promyelocytic leukemia. Blood，2005，106（12）：3768-3776.

20 SCHNITTGER S，BACHER U，HAFERLACH C，et al. Clinical impact of *FTL*3 mutation load in acute promyelocytic leukemia with t（15；17）/PML-RARA. Haematologica，2011，96（12）：1799-1807.

21 GAUR G C，RAMADAN S M，CICCONI L，et al. Analysis of mutational status，SNP rs16754，and expression levels of Wilms tumor 1（*WT*1）gene in acute promyelocytic leukemia. Ann Hematol，2012，91（12）：1855-1860.

22 HOU H A，HUANG T C，LIN L I，et al. *WT*1 mutation in 470 adult patients with acute myeloid leukemia：stability during disease evolution and implication of its incorporation into a survival scoring system. Blood，2010，115（25）：5222-5231.

23 SHIH L Y，KUO M C，LIANG D C，et al. Internal tandem duplication and Asp835 mutations of the FMS-like tyrosine kinase 3（*FLT*3）gene in acute promyelocytic leukemia. Cancer，2003，98（6）：1206-1216.

24 KUTNY M A，MOSER B K，LAUMANN K，et al. *FLT*3 mutation status is a predictor of early death in pediatric acute promyelocytic leukemia：a report from the Children's Oncology Group. Pediatr Blood Cancer，2012，59（4）：662-667.

25 TASHIRO H，SHIRASAKI R，OKA Y，et al. FLT3 internal tandem duplication is associated with a high relapse rate and central nervous system involvement in acute promyelocytic leukemia cases：single institutional analysis. Eur J Haematol，2011，86（3）：272-273.

26 NAGAI S，NANNYA Y，ARAI S，et al. Molecular and cytogenetic monitoring and preemptive therapy for central nervous system relapse of acute promyelocytic leukemia. Haematologica，2010，95（1）：169-171.

27 NAINA H V，LEVITT D，VUSIRIKALA M，et al. Successful treatment of relapsed and refractory extramedullary acute promyelocytic leukemia with tamibarotene. J ClinOncol，2011，29（18）：e534-e536.

28 TSIMBERIDOU A M，ESTEY E，WHITMAN G J，et al. Extramedullary relapse in a patient with acute promyelocytic leukemia：successful treatment with arsenic trioxide，all-trans retinoic acid and gemtuzumabozogamicin therapies. Leuk Res，2004，28（9）：991-994.

编辑 吕 熙

急性白血病异基因造血干细胞移植 BFA/BuCyA 两种预处理方案的比较*

唐　韫，李建军，陈心传，刘志刚，卢忠平，黄晓鸥，刘　霆△

四川大学华西医院 血液科（成都 610041）

【摘要】　目的　探讨氟达拉滨替换环磷酰胺整合到异基因造血干细胞移植治疗预处理方案中的疗效及安全性。方法　回顾性分析 83 例急性白血病患者行异基因造血干细胞移植时采用的白消安、氟达拉滨、阿糖胞苷（bulsufan，fludarabine，cytarabine，BFA）与白消安、环磷酰胺、阿糖胞苷（bulsufan，cyclophosphamide，cytarabine，BuCyA）两种预处理方案对预后的影响。BFA 组 53 例，移植时间 2009 年 4 月至 2012 年 8 月，中位随访时间截至 2012 年 8 月为 16.0 个月；BuCyA 组 30 例，移植时间 1999 年 4 月至 2009 年 4 月，中位随访时间截至 2012 年 8 月为 35.8 个月。预处理方案：BFA〔白消安 3.2 mg/（kg・d），4 d，氟达拉滨 30 mg/(m² ・ d)，5 d，阿糖胞苷 1 g/（m² ・ d），5 d〕；BuCyA〔白消安 3.2 mg/（kg・d），4 d，环磷酰胺 60 mg/（kg・d），2 d，阿糖胞苷 3 g/（m² ・ d），2 d〕。比较观察两种预处理方案对 3 年无病生存率、3 年复发率、急性移植物抗宿主病的发病与程度、治疗相关并发症（重症感染率、严重出血率）及死亡等的影响。结果　以 BFA 组随访时点为参照，与 BuCyA 组相应的时点比较，3 年无病生存率 BuCyA 组 40.0%，BFA 组 61.9%（P=0.039 9）。移植前疾病缓解者 3 年无病生存率在 BuCyA 组为 44.0%，BFA 组为 71.6%（P=0.031 0），而移植前疾病未缓解者预期 3 年无病生存率 BuCyA 组为 20.0%，BFA 组为 51.6%。急性移植物抗宿主病发生率 BuCyA 组为 46.7%，BFA 组为 50.9%，Ⅲ～Ⅳ度急性移植物抗宿主病的发生率 BuCyA 组为 23.3%，BFA 组为 9.4%。重症感染率 BuCyA 组为 23.3%，BFA 组为 22.9%；严重出血率 BuCyA 组为 26.7%，BFA 为 11.4%；出血性膀胱炎发生率 BuCyA 组为 16.7%，BFA 组为 5.7%。结论　BFA 预处理方案在急性白血病异基因造血干细胞移植中显示出明显优势，改善了患者无病生存率，降低了疾病复发率和重度急性移植物抗宿主病的发生，是一种安全有效的预处理方案。

【关键词】　急性白血病　异基因造血干细胞移植　氟达拉滨　预处理方案

Comparing BFA with BuCyA as a Myeloablative Conditioning Regimen for Allogeneic Stem Cell Transplantation in Acute Leukemias　*TANG Yun*，*LI Jian-jun*，*CHEN Xin-chuan*，*LIU Zhi-gang*，*LU Zhong-ping*，*HUANG Xiao-ou*，*LIU Ting*△.　*Department of Hematology*，*West China Hospital*，*Sichuan University*，Chengdu 610041，China

△ Corresponding author，E-mail：liuting@medmail.com.cn

【Abstract】　**Objective**　To compare BFA（busulfan，fludarabine plus cytarabine）with BuCyA（busulfan，cyclophoshpamide plus cytarabine）as the conditioning regimens in allogeneic stem cell transplantation for acute leukemias. **Methods**　83 patients with acute leukemia were allocated to BFA group〔busulfan 3.2 mg/（kg・d），-9 d-6 d；fludarabine 30 mg/ (m² ・ d)，-5 d--1 d；cytarabine，1 g/ (m² ・ d)，-5 d--1 d〕or BuCyA group〔busulfan，3.2 mg/（kg・d），-8 d--5 d；cyclophoshpamide 60 mg/（kg・d），-2 d--1 d；cytarabine，3 g/ (m² ・ d)，-4 d--3 d〕. Their three-year disease-free survival （DFS）rate，complete remission（CR）rate and incidences of acute graft versus host disease（aGVHD）and hemorrhagic cystitis were monitored. **Results**　BuCyA group had lower DFS（40.0% vs 61.9%，P=0.039 9）and lower CR（44.0% vs 71.6%，P=0.031 0）than BFA group. About 20% of patients treated with BuCyA were not in remission，compared with 51.6% of those treated with BFA. aGVHD occurred in 46.7%

---

* 卫生部公益行业科研专项经费项目（No. 201202017）资助

△ 通信作者，E-mail：liuting@medmail.com.cn

patients in the BuCyA group and 50.9% patients in the BFA group, which were 23.3% and 9.4%, respectively, for those graded Ⅲ-Ⅳ. Severe infection occurred in 23.3% patients in the BuCyA group and 22.9% patients in the BFA group. Severe bleeding occurred in 26.7% patients in the BuCyA group and 11.4% patients in the BFA group. The incidence of hemorrhagic cystitis in the BuCyA group and BFA group was 16.7% and 5.7%, respectively. **Conclusion** BFA is a safer and more effective conditioning regimen compared with BuCyA.

【Key words】 Acute leukemia Allogeneic stem cell transplantation Fludarabine Conditioning regimen

白消安以及环磷酰胺（bulsufan，cyclophosphamide，BuCy）是异基因造血干细胞移植（allogeneic stem cell transplantation，Allo-SCT）治疗白血病的预处理化疗中广泛使用的移植前标准预处理化疗方案，不同类型的白血病或不同类型的移植方式，多以此为基础联合其他化疗药物组成新的预处理化疗方案。在多药和大剂量药物联合的状况下，其较高的药物相关毒性及移植相关死亡率备受关注。近年来，治疗白血病的常用药物氟达拉滨（fludarabine）的免疫抑制作用以及在药代动力学上增加阿糖胞苷和烷化剂疗效的作用已得到肯定。国外研究提示，以该药替代预处理方案中的环磷酰胺能降低药物相关毒性，同时不影响甚至可提高移植疗效，并对移植物抗宿主病（graft versus host disease，GVHD）的防治也有作用[1]。因此，四川大学华西医院血液科从2009年4月以来在急性白血病 Allo-SCT 治疗中选择白消安、氟达拉滨、阿糖胞苷（bulsufan，fludarabine，cytarabine，BFA）为标准预处理方案，为进一步探讨氟达拉滨替换环磷酰胺的疗效及安全性，我们对既往四川大学华西医院采用的白消安、环磷酰胺、阿糖胞苷（bulsufan，cyclophosphamide，cytarabine，BuCyA）预处理方案与 BFA 方案进行 Allo-SCT 治疗的患者进行回顾性比较分析，现报道如下。

1 对象与方法

1.1 研究对象

1999年4月至2012年8月共83例急性白血病患者在四川大学华西医院进行了 Allo-SCT 治疗。根据预处理方案不同，分为 BuCyA 组及BFA 组。BuCyA 组移植时间为1999年4月至

2009年4月，BFA 组为2009年4月至2012年8月。患者具体临床资料见表1。

表1 患者一般资料和疗效的比较
Table 1 General data and comparison of therapeutic effects

Characteristic	BuCyA group ($n=30$)	BFA group ($n=53$)
Age [yr., median (range)]	35.8 (14-55)	36.8 (15-50)
Sex [case (%)]		
Male	20 (66.7)	26 (49.1)
Female	10 (33.3)	27 (50.9)
Leukemia type [case (%)]		
AML	25 (83.3)	34 (64.2)
ALL	5 (16.7)	19 (35.8)
Donor [case (%)]		
HLA identical	24 (80.0)	41 (77.4)
HLA haploidentical	6 (20.0)	12 (22.6)
Remission before SCT [case (%)]		
Complete remission	25 (83.3)	24 (45.3)*
Not remission	5 (16.7)	29 (54.7)*
Miss [case (%)]	0	0
Follow-up [month, median (range)]	35.8 (1-122)	16.0 (4-39)
DFS (%)	40.0	61.9*
RR (%)	49.6	27.0*

AML: Acute myelocytic leukemia; ALL: Acute lymphoblastic leukemia; HLA: Human leukocyte antigen; SCT: Stem cell transplantation; DFS: Disease-free survival; RR: Recurrence rate. *$P<0.05$, vs. BuCyA group

1.2 预处理方案

BuCyA 方案：白消安 3.2 mg/（kg·d），-8~-5 d，阿糖胞苷 3 g/（m²·d），-4~-3 d，环磷酰胺 60 mg/（kg·d），-2~-1 d。BFA 方案：白消安 3.2 mg/（kg·d），-9~-6 d，氟达拉滨 30 mg/（m²·d），-5~1 d 阿糖胞苷 1 g/（m²·d），-5~-1 d，在氟达拉滨使用后 4 h 开始持续静滴。

1.3 造血干细胞动员及采集

先供者给予重组粒细胞集落刺激因子 5 μg/（kg·d），皮下注射动员，共 5 d，于动员第5天、第6天进行外周血造血干细胞采集，采集样本行 CD34⁺ 细胞计数，患者 CD34⁺ 细胞输注量为（1.2×10⁶）～（6.6×10⁶）/kg。单倍型移植供者分别于动员第5天、第6天先后进行外周血及骨髓造血干细胞采集，移植前1 d输注与

人类白细胞抗原系统（HLA）配型3/6~5/6 相合的第三方脐血 1 份，诱导免疫耐受。

1.4 GVHD 的防治

联合使用环孢素 A 及短程甲氨蝶呤预防 GVHD。环孢素 A 5 mg/（kg·d），移植前 1 d 开始持续静脉泵入，移植期间患者可进食后改为 3~5 mg/（kg·d）口服，定期监测血药浓度，调整用药剂量；甲氨蝶呤 15 mg/m²，静脉推注，移植后第 1 天；10 mg/m²，移植后第 4 天、第 8 天、第 11 天；无关供者和单倍型供者移植在预处理方案中加用抗胸腺细胞球蛋白（ATG）2.5 mg/（kg·d），移植前 1~5 d。丙种球蛋白 0.2 g/（kg·d），静脉滴注，移植前 1 d，移植后 1 个月内每周 1 次，之后每个月 1 次，至术后 6 个月。免疫抑制剂一般在移植后 3 个月开始逐渐减量至 1 年停用。发生急性 GVHD（aGVHD）者，加用甲基泼尼松龙治疗，对激素治疗耐药者加用吗替麦考酚酯、西罗莫司，或抗 CD25 单抗等药物。

1.5 其他并发症的防治

口服制霉菌素及左氧氟沙星抑制肠道菌群，预处理后患者出现发热时，静脉使用抗生素和抗真菌药物。每周监测巨细胞病毒 DNA 定量（CMV-DNA 定量），一旦出现 CMV-DNA 拷贝数升高，给予膦甲酸钠或更昔洛韦抗病毒治疗。复方丹参注射液预防肝小静脉闭塞病（HVOD）。水化、利尿、美司钠输注预防出血性膀胱炎。移植后根据血常规结果给予成分输血支持治疗，维持血红蛋白>80 g/L，血小板计数>20×10⁹/L，所有血细胞制品输注前均经过辐照。

1.6 随访时间

截至 2012 年 8 月 20 日，全部病例平均随访 23.3 个月（1~122 个月），其中 BuCyA 组平均随访时间为 35.8 个月（1~122 个月），BFA 组平均随访时间为 16.0 个月（4~39 个月）。

1.7 监测指标

预处理方案的不良反应（包括消化道反应、肝肾毒性等），因 BFA 组至随访截止时间为 3 年，故观察统计两组 3 年无病生存（disease-free survival，DFS）率、3 年复发率（recurrence rate，RR）、aGVHD 的发病与程度、治疗相关并发症（重症感染率、严重出血率）、造血重建（中性粒细胞计数、血小板计数）及 3 年死亡率等。

1.8 统计学方法

计数资料用频数、百分率表示，采用卡方检验进行比较；非正态分布计量资料用中位数（最小值~最大值）表示，采用秩和检验；两组预后的生存分析采用 Kaplan-Meier 法，生存曲线比较采用 log-rank（Mantel-Cox）Test 进行分析。$P<0.05$ 为差异有统计学意义。

2 结果

2.1 两组患者一般资料和疗效的比较

两组患者临床资料比较结果显示，BuCyA 组与 BFA 组在中位年龄、性别比、白血病分型中急性髓系白血病（AML）与急性淋巴细胞白血病（ALL）比例、HLA 配型相合率等差异均无统计学意义，说明两组具有可比性，但 BFA 组移植前缓解率低于 BuCyA 组，差异有统计学意义，说明 BFA 组复发难治患者较多。以 BFA 组随访时点为参照，与 BuCyA 组相应的时点比较，BuCyA 组与 BFA 组均无失访，3 年 DFS 率：BuCyA 组 40.0%，BFA 组 61.9%，差异有统计学意义（$P=0.0399$）；3 年 RR：BuCyA 组 49.6%，BFA 组 27.0%，差异有统计学意义（$P=0.0066$）。提示 BFA 组可提高无病生存率以及降低复发率。见表 1、图 1。

根据移植前疾病状态的不同划分，移植前疾病状态为缓解者，3 年 DFS 率在 BuCyA 组为 44.0%，BFA 组为 71.6%（$P=0.0310$），3 年 RR 在 BuCyA 组为 42.5%，BFA 组为 21.9%（$P=0.0274$），生存分析结果提示两者差异均有统计学意义；而移植前疾病状态为未缓解者（not complete remission，NCR），BuCyA 组 DFS 率为 20.0%，RR 为 80.0%，BFA 组 DFS 率为 51.6%，RR 为 30.2%，两者 RR 差异有统计学意义（$P=0.0168$），因 BuCyA 组病例较少，DFS 率虽差异无统计学意义，但已显示出 BFA 组更优的趋势，见图 2。

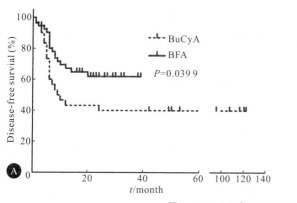

图1　BuCyA 组与 BFA 组 DFS（A）和 RR（B）比较

Fig 1　Comparison of DFS（A）and RR（B）in BuCyA and BFA groups

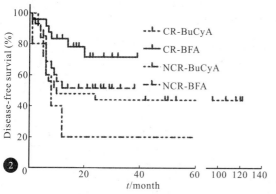

图2　移植前不同疾病状态 BuCyA 组及 BFA 组 DFS 比较

Fig 2　Comparison of DFS in CR and NCR before SCT

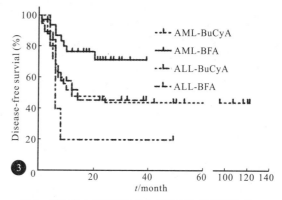

图3　不同白血病类型 BuCyA 组及 BFA 组 DFS 比较

Fig 3　Comparison of DFS in AML and ALL

按照急性白血病的不同类型划分，BuCyA 组和 BFA 组 AML 患者 3 年 DFS 率分别为 44.0%和 71.5%（$P=0.0290$），3 年 RR 分别为 45.6%和 11.6%（$P=0.0033$），差异均有统计学意义。而 BuCyA 组和 BFA 组 ALL 患者，其 DFS 率分别为 20.0%和 45.6%，RR 分别为 75.0%和 45.6%，同样，因 BuCyA 组病例数量受限，两者 DFS 率及 RR 虽差异无统计学意义，但显示出 BFA 组更优的趋势。见图3。

2.2　两组患者 GVHD 发生的比较

移植后 BuCyA 组发生 aGVHD 共 14 例，总发生率为 46.7%，BFA 组为 27 例，总发生率为 50.9%，两组比较差异无统计学意义；发生Ⅲ～Ⅳ度 aGVHD 的 BuCyA 组为 7 例，发生率为 23.3%，而 BFA 组为 5 例，发生率 9.4%，两组比较差异也无统计学意义。单倍型移植病例 BuCyA 组 6 例，BFA 组 12 例，aGVHD 发生率 BuCyA 组为 50.0%（3/6），BFA 组为 75.0%（9/12）；但Ⅲ～Ⅳ度 aGVHD BuCyA 组 3 例，发生率为 50.0%，BFA 组仅有 2 例，发

生率为 16.7%。

2.3　两组患者不良事件发生的比较

移植后 100 d 重症感染的发生率 BuCyA 组为 23.3%，BFA 组为 20.8%；严重出血的发生率 BuCyA 组为 26.7%，BFA 组为 11.3%；出血性膀胱炎发生率 BuCyA 组为 16.7%，BFA 组为 13.2%；化疗后转氨酶升高（超过正常值上限 2 倍）BuCyA 组为 40%，BFA 组为 35.8%，差异均无统计学意义。

2.4　两组患者造血重建的比较

移植后中性粒细胞计数恢复至>$0.5×10^9$/L 的中位时间，BuCyA 组为 16.4 d（6～35 d），BFA 组为 16.2 d（9～34 d），$P=0.565$。血小板计数恢复至>$20×10^9$/L 的中位时间，BuCyA 组为 21.2 d（8～43 d），BFA 组为 24.7 d（6～63 d），$P=0.614$。差异均无统计学意义。

3　讨论

在急性白血病 Allo-SCT 治疗中，BuCyA 已成为患者非放疗预处理的标准方案，但是大剂

量的两种烷化剂联合使用存在诸如心脏毒性、出血性膀胱炎、HVOD 等一系列副作用[2]。氟达拉滨作为一种具有免疫抑制功能的嘌呤类抗代谢药物，在调节免疫及抑制肿瘤细胞两方面均具有良好效果，因此，近年来以氟达拉滨代替环磷酰胺作为预处理方案在急性白血病 Allo-SCT 中的研究中越来越多[3-5]。

我们在急性白血病的 Allo-SCT 的基础预处理方案中，常规联合了大剂量阿糖胞苷，以增强对残余白血病细胞的清除作用。BFA 或 BuCyA 两组预处理方案分别采用氟达拉滨或环磷酰胺联合白消安和阿糖胞苷，两组患者在性别、年龄、急性白血病分类上无显著差别（且 BFA 组复发难治患者较多），但治疗结果显示 BFA 组在提高无病生存率以及降低复发率上明显优于 BuCyA 组。进一步分析发现：与 ALL 相比，AML 患者更能从 BFA 方案获益，不仅无病生存率得以提高，而且疾病复发率明显降低。移植前疾病已缓解的患者中，BFA 组在改善生存和减少疾病复发上优于 BuCyA 组，差异有统计学意义。在移植前未缓解的患者中虽然无病生存率未见有统计学差异，其原因可能与 BuCyA 组未缓解病例较少有关，但对减少疾病复发差异有统计学意义。因此，我们认为在急性白血病预处理方案中将环磷酰胺替换为氟达拉滨后，改善了 Allo-SCT 的预后，AML 患者和移植时疾病处于缓解期的患者获益更大。此外，BFA 组并未增加严重感染、出血、HVOD 等不良事件的风险，也未显示出不利于造血恢复的趋势，表明含氟达拉滨的预处理方案移植相关毒性较小。急性白血病 Allo-SCT 中采用氟达拉滨预处理具有双重作用，其抗肿瘤作用是通过在细胞内的代谢产物 2F-ara-ATP 抑制细胞 DNA 合成、复制和修复实现的；另一方面，氟达拉滨与阿糖胞苷及白消安联合使用均有协同作用。研究证实，氟达拉滨用药后 4 h 序贯给药阿糖胞苷可以增加白血病细胞内三磷酸阿糖胞苷（Ara-CTP）的浓度 5~8 倍，提高阿糖胞苷的杀伤白血病细胞效应[6]。环磷酰胺和白消安均是烷化剂药物，在体内依赖谷胱甘肽（GSH）和谷胱甘肽转移酶（GST）代谢，两药合用增加毒性，但核苷类似药物不影响 GSH 和 GST

酶，氟达拉滨替代环磷酰胺与白消安联用，通过阻碍细胞 DNA 修复，引起细胞凋亡，提高白消安的抗肿瘤作用，同时又能够降低烷化剂药物联合使用的毒性[7]。国外报道以氟达拉滨联合白消安进行预处理化疗，在 Allo-SCT 中，无论是清髓性还是非清髓性移植，无论近期还是远期疗效，以及在降低并发症等方面均取得良好结果，不失为一种高效低毒的预处理方案[1,8]。我们的结果也证实了这一结论。

我们的研究显示 BFA 组在减少总的 aGVHD 及重度 GVHD 发生率上，与 BuCyA 组比较差异无统计学意义，但在 HLA 配型不全相合病例的移植中，减少重度 aGVHD 发生率上 BFA 组显示出优于 BuCyA 组的趋势。国外文献已有报道以氟达拉滨代替环磷酰胺的预处理方案对减少移植后急性和慢性 GVHD 均有一定作用[4,7]，但其具体机制尚未明确。既往临床试验发现使用氟达拉滨后 T、B 淋巴细胞明显减少，提示该药具有广谱的免疫抑制作用。含氟达拉滨预处理方案 Allo-SCT 的患者中 aGVHD 发生率减少，也可能与预处理毒性减少，供者组织损伤减少有关[8]。氟达拉滨与供者淋巴细胞在体外混合培养 24 h 后，CD8+CD44+ 细胞比例明显下降[9]。CD44 与淋巴细胞归巢和趋化有关，主要介导淋巴细胞向相应炎性组织移行、结合。因此，氟达拉滨降低 CD8+CD44+ T 细胞比例，可能是抑制 aGVHD 发生的原因，今后应在临床病例中深入研究。

我们的研究提示：氟达拉滨替换环磷酰胺的 BFA 预处理方案在急性白血病异基因造血干细胞移植中显示出明显优势，改善了患者无病生存率，降低了疾病复发率和重度 aGVHD 的发生，同时不影响造血恢复，也未增加不良反应。BFA 方案用于急性白血病移植预处理化疗，经过我们 5 年来的使用和验证，是一种安全有效、值得推广的预处理方案。

参 考 文 献

1 DE LIMA M, COURIEL D, THALL P F, et al. Once-daily intravenous busulfan and fludarabine: clinical and pharmacokinetic results of a myeloablative, reduced-toxicity conditioning regimen for allogeneic stem cell transplantation

in AML and MDS. Blood，2004，104（3）：857-864.

2　CIUREA S O, ANDERSSON B S. Busulfan in hematopoietic stem cell transplantation. Biol Blood Marrow Tr，2009，15（5）：523-536.

3　ANDERSSON B S, DE LIMA M, THALL P F, *et al*. Once daily i. v. busulfan and fludarabine（i. v. Bu-Flu）compares favorably with i. v. busulfan and cyclophosphamide（i. v. BuCy2）as pretransplant conditioning therapy in AML/MDS. Biol Blood Marrow Tr，2008，14（6）：672-684.

4　CHAE Y S, SOHN S K, KIM J G, *et al*. New myeloablative conditioning regimen with fludarabine and busulfan for allogeneic stem cell transplantation：comparison with BuCy2. Bone Marrow Transplant，2007，40（6）：541-547.

5　LIU H, ZHAI X, SONG Z, *et al*. Busulfan plus fludarabine as a myeloablative conditioning regimen compared with busulfan plus cyclophosphamide for acute myeloid leukemia in first complete remission undergoing allogeneic hematopoietic stem cell transplantation：a prospective and multicenter study. J Hematol Oncol，2013，8（6）：15. doi：10. 1186/1756-8722-6-15.

6　AVRAMIS V I, WIERSMA S, KRAILO M D, *et al*. Pharmacokinetic and pharmacodynamic studies of fludarabine and cytosine arabinoside administered as loading boluses followed by continuous infusions after a phase Ⅰ/Ⅱ study in pediatric patients with relapsed leukemias. The Children's Cancer Group. Clin Cancer Res，1998，4（1）：45-52.

7　RUSSELL J A, TRAN H T, QUINLAN D, *et al*. Once-daily intravenous busulfan given with fludarabine as conditioning for allogeneic stem cell transplantation：study of pharmacokinetics and early clinical outcomes. Biol Blood Marrow Tr，2002，8（9）：468-476.

8　SLAVIN S, NAGLER A, NAPARSTEK E, *et al*. Nonmyeloablative stem cell transplantation and cell therapy as an alternative to conventional bone marrow transplantation with lethal cytoreduction for the treatment of malignant and nonmalignant hematologic diseases. Blood，1998，91：756-763.

9　汤丽，曹样山，邱国强. 淋巴细胞经氟达拉滨培养后免疫表型变化的体外实验. 中国组织工程研究与临床康复，2008，12（47）：9311-9313.

编辑　沈　进

HyperCVAD 方案和 CHOP 方案治疗淋巴母细胞淋巴瘤的效果分析*

胡 原[1]，赵 夏[2]，吴丽莉[3]，蔡昌枰[1]，赵维莅[2]，王 黎[2△]

1. 上海交通大学医学院附属瑞金医院 耳鼻喉科（上海 200025）；2. 上海交通大学医学院附属瑞金医院 血液科（上海 200025）；
3. 上海交通大学医学院附属瑞金医院 病理科（上海 200025）

【摘要】 目的 比较 HyperCVAD 方案和 CHOP 方案对淋巴母细胞淋巴瘤的治疗效果。方法 回顾性收集 2002 年 1 月至 2013 年 10 月上海交通大学医学院附属瑞金医院血液科收治的 75 例采用 HyperCVAD 方案（HyperCVAD 组，$n=44$）和 CHOP 方案（CHOP 组，$n=31$）治疗的淋巴母细胞淋巴瘤患者的临床资料，Logistic 回归分析影响完全缓解（CR）的因素。随访终点时间为 2013 年 12 月 31 日，进行生存分析，COX 回归分析总生存时间（OS）的影响因素。结果 8 个疗程之后，HyperCVAD 组 CR 率（73%）和治疗总有效率（91%）高于 CHOP 组的 23% 和 46%（$P<0.000\ 1$）。中位随访时间为 9.9 个月（1.3～41 个月）。HyperCVAD 组患者的中位 OS 时间为 31.5 个月，中位疾病无进展（PFS）时间为 16 个月，长于 CHOP 组的 11 个月和 5 个月（P 均小于 0.05）。Logistic 回归分析发现 HyperCVAD 组中，乳酸脱氢酶（lactate dehydrogenase，LDH）升高〔标准偏回归系数（β）$=-0.479$〕和国际预后指数（international prognostic index，IPI）$\geqslant 3$ 分（$\beta=-0.691$）是 CR 的负性影响因素。COX 回归分析发现患者经过治疗后获得 CR 是唯一与长期生存相关的预后因素（相对危险度$=0.146$，95% 可信区间 0.044～0.488）。两组方案治疗的不良反应主要为骨髓抑制、肺部感染和肝功能异常等。HyperCVAD 组中，100% 的患者出现Ⅲ～Ⅳ级的血液学毒性，并有 27% 的患者出现严重的肺部感染，明显高于 CHOP 治疗组的 84% 和 3%（P 均小于 0.05）。两组均无患者因不良反应而死亡。结论 HyperCVAD 方案与 CHOP 方案相比，疗效和预后均得到改善，肺部感染率较高但可耐受，是治疗淋巴母细胞淋巴瘤的有效方案。

【关键词】 HyperCVAD CHOP 淋巴母细胞淋巴瘤 疗效

Comparison of HyperCVAD Regimen and CHOP Regimen in Treating Patients with Lymphoblastic Lymphoma

HU Yuan[1], ZHAO Xia[2], WU Li-li[3], CAI Chang-ping[1], ZHAO Wei-li[2], WANG Li[2△]. 1. Department of Otorhinolaryngology, Shanghai Rui Jin Hospital, Shanghai Jiao Tong University School of Medicine, Shanghai 200025, China; 2. Department of Hematology, Shanghai Rui Jin Hospital, Shanghai Jiao Tong University School of Medicine, Shanghai 200025, China; 3. Department of Pathology, Shanghai Rui Jin Hospital, Shanghai Jiao Tong University School of Medicine, Shanghai 200025, China

△ Corresponding author, E-mail: wl_wangdong@126.com

【Abstract】 Objective To compare the efficacy and safety of HyperCVAD regimen and CHOP regimen in treating patients with lymphoblastic lymphoma (LBL). Methods Seventy-five LBL patients were enrolled from January 2002 to October 2013, with 44 being treated with HyperCVAD and 31 being treated with CHOP regimen. The patients were followed up until 31 December 2013. Factors associated with the prognosis of the patients were analyzed using Logistic and COX regression models. Results The complete remission rate (73% vs. 23%) and overall response rate (91% vs. 46%) were both significantly higher in the patients receiving HyperCVAD regimen compared with those receiving CHOP regimen ($P<0.000\ 1$). The follow-up lasted on average (median) 9.9 months (ranging from 1.3 to 41 months). The patients receiving HyperCVAD regimen had significantly longer overall survival (OS) (median 31.5 vs. 11 months, $P=0.012\ 7$) and progression-free survival (PFS) time (median 16 vs. 5 months, $P=0.000\ 4$) than those receiving CHOP

* 国家自然科学基金（No. 81101793，No. 81325003）资助

△ 通信作者，E-mail：wl_wangdong@126.com

regimen. Complete remission (CR) was negatively associated with increased lactate dehydrogenase 〔LDH，standard partial regression coefficient (β) $=-0.479$〕 and international prognostic index (IPI score≥3，$\beta=-0.691$) in the patients receiving HyperCVAD regimen. The only significant predictor for survival was CR 〔relative risk (RR) $=0.146$，95% confidence interval (CI)：0.044-0.488〕. Common adverse events of the two regimens were bone marrow suppression，pulmonary infection，liver dysfunction and hemorrhage. Patients receiving HyperCVAD regimen were more likely to suffer from bone marrow suppression (100% vs. 84%) and severe pulmonary infection (27% vs. 3%) than those receiving CHOP regimen ($P<0.05$). No patient died of those adverse events. **Conclusion**　Compared with CHOP regimen，HyperCVAD regimen can improve response rates and survival of LBL patients. Its higher level of pulmonary infection can be managed.

【Key words】　HyperCVAD　CHOP　Lymphoblastic lymphoma　Outcome

淋巴母细胞淋巴瘤是一类高度侵袭性的非霍奇金淋巴瘤（NHL），占所有 NHL 的 $2\%\sim4\%$。由于该疾病发病率较低，大规模的临床研究较少，目前尚未有标准的治疗方案[1]。淋巴母细胞淋巴瘤虽然属于 NHL，但是应用 NHL 常用的 CHOP 样方案治疗效果不佳，缓解率为 40% 左右[2]。淋巴母细胞为不成熟的淋巴细胞，当骨髓中浸润≥25% 时，与急性淋巴细胞白血病难以区分，因此在 WHO 2008 分类中，将两者列为一类疾病[1,2]。越来越多的研究显示，应用急性淋巴细胞白血病的强化疗来治疗淋巴母细胞淋巴瘤，能有效地改善治疗效果[1-3]。2000年 HyperCVAD 方案被报道治疗成人急性淋巴细胞白血病获得了很好的治疗效果[3]，2004 年应用于成人淋巴母细胞淋巴瘤，完全缓解率达 91%[2]，3 年生存率达到 $60\%\sim70\%$[2]，有效地改善了淋巴母细胞淋巴瘤患者的预后。在国内，还未有 HyperCVAD 方案对于淋巴母细胞淋巴瘤的大规模病例报道，因此本研究回顾性地分析和比较了 HyperCVAD 以及 CHOP 方案对淋巴母细胞淋巴瘤治疗效果及不良反应，为今后临床方案的选择提供依据。

1　对象与方法

1.1　对象

收集 2002 年 1 月至 2013 年 10 月上海交通大学医学院附属瑞金医院血液科收治的 75 例淋巴母细胞淋巴瘤（骨髓浸润<25%）患者临床资料。男性 50 例，女性 25 例，中位年龄 25 岁（14~71 岁），T 细胞来源为 69 例（92%），55 例（73%）患者有骨髓浸润，63 例（84%）为 Ⅲ/Ⅳ 期。23 例患者（31%）有 B 症状，30 例

（40%）有纵隔肿块。

1.2　治疗方案

1.2.1　化疗方案　患者按照接受的化疗方案进行分组。2006 年以前收治的患者接受 CHOP 方案治疗，2006 年本中心上海交通大学医学院附属瑞金医院根据国外的最新报道，对淋巴母细胞淋巴瘤的治疗方案进行了修改，因此 2006 年后收治的患者均接受 HyperCVAD 方案[2] 的治疗。

CHOP 样方案（CHOP 组）：按体表面积计算环磷酰胺（CTX）和阿霉素（ADM）给药剂量，CTX 750 mg/m²，d1，ADM 50 mg/m²，d1，长春新碱（VCR）2 mg/d，d1，泼尼松 1 mg/（kg・d），d1~5。每 3 周一个疗程，总共 8 个疗程。在 4 个疗程和 8 个疗程结束后都进行疾病的评估，4 个疗程未达部分缓解（PR）则更换二线方案，8 个疗程结束后的评估结果为最终治疗效果。

HyperCVAD 组，HyperCVAD-A 方案：CTX 300 mg/m²，q12h，d1~3，美司钠解毒；VCR 2 mg/d，d4、d11；ADM 50 mg/m²，d4；地塞米松（DX）40 mg/d，d1~4 和 d11~14。HyperCVAD-B 方案：甲氨蝶呤（MTX）1 g/m²，d1 维持 24 h，四氢叶酸钙解毒；阿糖胞苷（Ara-C）2 g/m²，q12h，d2、d3。每 4 周一个疗程，A、B 方案交替，共 8 个疗程，也是在 4 个疗程和 8 个疗程结束后进行评估，评价治疗效果的方法同 CHOP 方案组。

1.2.2　中枢性白血病（CNSL）的预防和治疗　CNSL 的预防以诱导缓解后定期鞘注为主。一般每位患者在治疗缓解后都至少接受 4 次预防性鞘注，应用的药物为 Ara-C 50 mg，DX

5 mg。对于出现 CNSL 症状并经腰穿证实的患者，在进行鞘注后，建议行颅脑放疗。

1.2.3 移植和维持治疗 对于 T 淋巴母细胞淋巴瘤患者建议尽早进行移植，两组各有 4 例患者接受了移植。未能进行移植的患者，8 个疗程化疗结束后，CHOP 方案组有 8 例患者，HyperCVAD 组有 21 例患者进入维持治疗阶段，应用 POMP 方案维持[2]。

1.3 治疗效果评判

按国际疗效判定标准，疗效分为完全缓解（CR）、（PR）和未缓解（NR）[4,5]。不良反应按国际通用的不良反应分级标准（3.0 版本）进行判定[6]。

1.4 随访

为了减少造血干细胞移植所带来的生存优势对研究结果的干扰，本研究的随访终点时间为患者死亡时间或者进行移植的时间，未移植也未死亡的患者随访终点时间为 2013 年 12 月 31 日。中位随访时间为 9.9 个月（1.3~41 个月）。总生存（OS）时间为患者疾病确诊至死亡或者随访终点的生存时间。无疾病进展生存（PFS）时间为患者疾病确诊至疾病进展的时间。

1.5 统计学方法

采用 Kaplan-Meier 法计算累计生存率，Log-rank 检验进行组间比较。采用 Fisher 确切检验法进行率的比较。应用 logistic 回归模型以及 Cox 回归模型进行预后相关因素的分析。$P < 0.05$ 为差异有统计学意义。

2 结果

2.1 两组患者基线资料比较

2002—2013 年，上海交通大学医学院附属瑞金医院共收治淋巴母细胞淋巴瘤患者 75 例。其中，31 例患者接受了 CHOP 方案的治疗，44 例患者接受了 HyperCVAD 方案的治疗，两组患者在年龄、性别、分期、骨髓累及、纵隔肿块等方面差异无统计学意义（$P > 0.05$），两组基线可比（表 1）。

2.2 两组患者治疗效果比较

HyperCVAD 组患者中有 32 例获得 CR（73%），8 例获得 PR（18%），总有效率（CR+PR）为 91%。CHOP 组患者中 7 例患者获得 CR（23%），7 例获得 PR（23%），总有效率为 45%。两组的 CR 率和总有效率，差异均具有统计学意义（$P < 0.05$）。

表 1 两组患者基线资料比较

Table 1 Clinical characteristics of participants

	CHOP (n=31)	HyperCVAD (n=44)	P
Age〔yr., median (range)〕	25 (14-71)	23 (15-49)	0.4575
Sex〔case (%)〕			0.5072
Male	22 (71)	28 (64)	
Female	9 (29)	16 (36)	
Ann Arbor stage〔case (%)〕			0.9796
Ⅰ/Ⅱ	5 (16)	7 (16)	
Ⅲ/Ⅳ	26 (84)	37 (84)	
Bone marrow infiltration〔case (%)〕	20 (65)	26 (59)	0.6347
Mediastinal involvement〔case (%)〕	11 (35)	19 (43)	0.5028
Increased LDH〔case (%)〕	20 (65)	25 (57)	0.5028

2.3 两组患者的预后分析

截至随访终点时间，共死亡 25 例，其中 CHOP 组 15 例，HyperCVAD 组 10 例。HyperCVAD 治疗的患者中位 OS 时间为 31.5 个月，而 CHOP 组中位 OS 时间仅 11 个月。两组的 OS 时间差异具有统计学意义（图 1，$P = 0.0127$）。

进一步对 PFS 进行分析发现，CHOP 组中位 PFS 时间为 5 个月，HyperCVAD 组中位 PFS 时间为 16 个月（图 2，$P = 0.0004$）。

2.4 相关因素分析

用 logistic 多因素回归模型对大包块（直径 ≥ 10 cm）、≥ 2 个结外累及、纵隔累及、美国东部肿瘤协作组织（ECOG）体力状况评分 ≥ 3 分、Ann Arbor 分期 Ⅲ/Ⅳ 期、IPI ≥ 3 分、骨髓累及、LDH 升高等因素与 CR 进行了相关性分析，结果发现 LDH 升高和国际预后指数（IPI）≥ 3 分与治疗后获得 CR 呈负相关，是治疗效果不佳的两个独立影响因素（表 2）。

进一步应用 COX 回归模型对可能影响患者生存时间的各因素进行分析，结果（表 3）发现只有治疗后获得 CR 是唯一与患者生存时间延长相关的预后因素（$P = 0.002$）。而 Ann Arbor 分期 Ⅲ/Ⅳ 期，LDH 升高，IPI ≥ 3 分，骨髓累及，大包块，≥ 2 个结外累及，纵隔累及均与患者生存时间的长短无相关性。

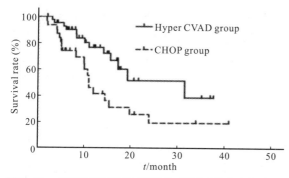

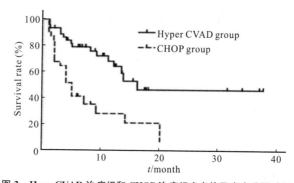

图 1　HyperCVAD 治疗组和 CHOP 治疗组患者的总生存时间

Fig 1　Overall survival of patients

图 2　HyperCVAD 治疗组和 CHOP 治疗组患者的无疾病进展时间

Fig 2　Progression-free survival of patients

表 2　HyperCVAD 方案治疗中 CR 相关的因素分析

Table 2　Factors associated with CR in HyperCVAD-treated patients

Item	*B*	*SE*	Wald	*P*	*β*	*OR*	95%*CI*
Increased LDH	−1.735	0.852	4.147	0.042	−0.479	0.176	0.033-0.937
IPI score≥3	−2.523	1.103	5.233	0.022	−0.691	0.080	0.009-0.697

B：Partial regression coefficient；*SE*：Standard error；*OR*：Odds ratio

表 3　HyperCVAD 方案治疗中 OS 相关的预后因素分析

Table 3　Factors associated with OS in HyperCVAD-treated patients

Factor	*B*	*SE*	Wald	*P*	*RR*	95%*CI*
CR	−1.924	0.615	9.773	0.002	0.146	0.044-0.488
Stage Ⅲ/Ⅳ	0.228	0.451	0.256	0.613	1.256	0.519-3.309
Increased LDH	1.180	0.779	2.296	0.130	3.255	0.707-14.979
IPI score≥3	1.316	0.776	2.872	0.090	3.728	0.814-17.073
Bone marrow infiltration	0.092	0.586	0.024	0.876	1.096	0.347-3.459
mass (≥10 cm)	0.543	0.590	0.849	0.357	1.722	0.542-5.469
Extra-nodal involvement≥2	0.132	0.619	0.045	0.832	1.141	0.339-3.840
Mediastinal involvement	0.949	0.593	2.565	0.109	2.583	0.809-8.253

B：Partial regression coefficient；*SE*：Standard error

2.5　不良反应

两组不良反应主要为骨髓抑制、肺部感染、肝功能异常和消化道出血。HyperCVAD 组的 44 例（100%）患者均出现Ⅲ～Ⅳ级的血液学毒性，比例高于 CHOP 组（26 例 84%，$P <$ 0.05）。HyperCVAD 组患者出现严重的肺部感染的比例高于 CHOP 组（$P=0.0067$）。两组肝功能损害以及消化道出血发生率的差异无统计学意义（表 4）。通过后续积极的抗感染和输血支持治疗，两组未出现因严重的不良反应而死亡的患者。

3　讨论

淋巴母细胞淋巴瘤是一类较为少见的高侵袭性的非霍奇金淋巴瘤（NHL），大规模的病例研究较少，尚缺乏标准的治疗方案。本研究拟对本中心的治疗方案进行回顾性分析，以全面评价 HyperCVAD 方案对淋巴母细胞淋巴瘤的治疗效果，并寻求该病的预后影响因素，为临床分层治疗提供依据。

表 4　HyperCVAD 治疗组和 CHOP 治疗组的主要不良反应〔例数（%）〕

Table 4　Adverse events in patients treated with the two regimens〔case（%）〕

Adverse events	HyperCVAD (*n*=44)	CHOP (*n*=31)	*P*
Bone marrow inhibition			
Neutropenia (Grade Ⅲ/Ⅳ)	44 (100)	26 (84)	0.0058
Anemia (Grade Ⅲ/Ⅳ)	44 (100)	20 (65)	0.0009
Thrombocytopenia (Grade Ⅲ/Ⅳ)	44 (100)	24 (77)	<0.0001
Gastrointestinal bleeding	0	1 (3)	0.2304
Severe pneumonia	12 (27)	1 (3)	0.0067
Liver Dysfunction	1 (2)	1 (3)	0.8008

HyperCVAD 方案组的 CR 率显著高于 CHOP 方案组。CHOP 方案虽然是 NHL 的常用治疗方案，但对于 LBL 的治疗效果不佳，总有效率仅 46%。这可能与 LBL 细胞存在 FAS 信号通路的异常，减弱了 FAS 介导的凋亡作用，

而导致细胞耐药有关[8]。因此，多药交叉的强化疗方案是克服肿瘤细胞耐药的一种选择。HyperCVAD方案通过大剂量分次给药，使血药浓度稳定在较高的水平，尽可能覆盖肿瘤细胞增殖周期，从而有效地杀灭肿瘤细胞。同时，应用MTX和Ara-C的B方案与A方案进行交替治疗尽量减少肿瘤耐药的发生。该方案在急性淋巴细胞性白血病的治疗中获得了很好的疗效，随后Thomas等[2]也报道了HyperCVAD方案治疗33例淋巴母细胞淋巴瘤，CR率为91%。我们的研究结果显示HyperCVAD方案总有效率达91%，显著高于CHOP方案，与国外的研究报道一致[2,3,7]。

在患者的生存时间上，HyperCVAD方案与CHOP方案相比，显著地延长了患者的OS时间和PFS时间，两组的中位OS时间分别为31.5个月和11个月，PFS时间分别为16个月和5个月，差异具有统计学意义。结果提示HyperCVAD方案有效地延长了患者的生存时间，改善了患者的治疗效果。虽然HyperCVAD方案取得了很好的临床效果，但是仍有患者出现复发、疾病进展而死亡。因此，对于这部分患者进行造血干细胞移植是否可以改善预后，还需要大规模的前瞻性临床试验来证实。另外，HyperCVAD方案延长了患者的PFS时间，这也为适合造血干细胞移植的患者赢得了时间[9]。

虽然HyperCVAD方案有效提高了CR率，但是仍然有27%的患者不能获得CR，那么哪些因素影响了患者的治疗效果呢？对于这个问题，我们应用logistic回归模型进行了分析，结果发现LDH升高和IPI≥3分都是治疗效果不佳的因素。进一步应用COX回归模型研究与患者生存时间相关的预后因素发现，仅治疗后获得CR是唯一的与生存时间延长相关的预后因素。目前对于LBL的预后因素分析，国际上尚未有统一的报道。虽然早在1993年欧洲-美国-加拿大的多中心研究指出IPI可作为成人LBL的预后因素之一[10]，但是该结果并未被其他研究所证实[11]。德国的多中心（GMALL）研究显示高WBC、高LDH、B症状、纵隔肿瘤的LBL患者生存期较短，但是均未达到统计学意义[12]。由于LBL的治疗尚未有统一的方案，因此预后因素的分析也有不同的结果[1]。统一LBL的治疗方案，研究LBL的分子标志结合患者的临床表现建立一个危险因素分层模型来选择高危患者进行分层治疗，将是LBL研究的一个重要方向[1]。

对治疗的不良反应进行分析，HyperCVAD方案在骨髓抑制和肺部感染的发生率上显著高于CHOP方案，但是在经过积极的抗感染和输血治疗后，并无患者因不良反应而死亡，说明毒性是可以耐受的。M. D. Anderson癌症中心将HyperCVAD应用于年龄≥60岁的老年患者，结果显示毒副作用仍然是可耐受的[13]。

综上所述，HyperCVAD方案治疗淋巴母细胞淋巴瘤与CHOP方案相比，显著地提高了治疗有效率，延长了患者的生存时间，而且毒性反应可耐受，是治疗淋巴母细胞淋巴瘤的一个有效手段。

参 考 文 献

1 CORTELAZZO S, PONZONI M, FERRERI A J, et al. Lymphoblastic lymphoma. Crit Rev Oncol Hematol, 2011, 79 (3): 330-343.

2 THOMAS D A, O'BRIEN S, CORTES J, et al. Outcome with the hyper-CVAD regimens in lymphoblastic lymphoma. Blood, 2004, 104 (6): 1624-1630.

3 KANTARJIAN H M, O'BRIEN S, SMITH T L, et al. Results of treatment with hyper-CVAD, a dose-intensive regimen, in adult acute lymphocytic leukemia. J Clin Oncol, 2000, 18 (3): 547-561.

4 王勇, 钱樱, 吴丽莉, 等. 老年T/NK细胞淋巴瘤预后相关因素的研究. 中华血液学杂志, 2013, 34 (1): 12-15.

5 CHESON B D, PFISTNER B, JUWEID M E, et al. Revised response criteria for malignant lymphoma. J Clin Oncol, 2007, 25 (5): 579-586.

6 KANTARJIAN H, THOMAS X G, DMOXZYNSKA A, et al. Multicenter, randomized, open-label, phase Ⅲ trial of decitabine versus patient choice, with physician advice, of either supportive care or low-dose cytarabine for the treatment of older patients with newly diagnosed acute myeloid leukemia. J Clin Oncol, 2012, 30 (21): 2670-2677.

7 秦燕, 石远凯, 何小慧, 等. 单纯CHOP样方案与CHOP样方案联合造血干细胞移植巩固治疗淋巴母细胞淋巴瘤的疗效分析. 中华肿瘤杂志, 2009, 31 (6): 469-473.

8 VILLA-MORALES M, COBOS M A, GONZALEZ-GUGEL E, et al. FAS system deregulation in T-cell

lymphoblastic lymphoma. Cell Death Dis，2014（5）：e1110. doi：10. 1038/cddis. 2014. 83.

9 黄靖，邹德慧，傅明伟，等. 伊马替尼联合改良的 Hyper-CVAD/MA 强化方案及异基因造血干细胞移植一线治疗成人 Ph 阳性急性淋巴细胞白血病的临床研究. 中华血液学杂志，2011，32（10）：673-678.

10 A predictive model for aggressive non-Hodgkin's lymphoma. The International Non-Hodgkin's Lymphoma Prognostic Factors Project. N Engl J Med，1993，329（14）：987-994.

11 REITER A，SCHRAPPE M，LUDWIG W D，et al. Intensive ALL-type therapy without local radiotherapy provides a 90% event-free survival for children with T-cell

lymphoblastic lymphoma：a BFM group report. Blood，2000，95（2）：416-421.

12 HOELZER D，GOKBUGET N，DIGEL W，et al. Outcome of adult patients with T-lymphoblastic lymphoma treated according to protocols for acute lymphoblastic leukemia. Blood，2002，99（12）：4379-4385.

13 O'BRIEN S，THOMAS D A，RAVANDI F，et al. Results of the hyperfractionated cyclophosphamide，vincristine，doxorubicin，and dexamethasone regimen in elderly patients with acute lymphocytic leukemia. Cancer，2008，113（8）：2097-2101.

编辑 吕 熙

· 消化道肿瘤的内镜诊治 ·

消化道肿瘤的早期诊断与内镜下微创治疗[*]

王一平，吴俊超

四川大学华西医院 消化内科（成都 610041）

【摘要】 消化道肿瘤是我国常见的严重威胁患者生命健康的疾病，随着医疗技术的发展，越来越多的消化道肿瘤被早期发现。消化道内镜在其早期诊断与治疗中占据着举足轻重的地位。近年来，一些新型辅助内镜，如超声内镜、放大内镜、电子染色内镜、共聚焦激光显微内镜等已用于早期食管、胃肠肿瘤的辅助诊断，这使得我们对早期消化道肿瘤的内镜下表现有了一个全新的认识。此外，多种内镜下微创治疗新技术，如内镜黏膜下剥离术（ESD）、经内镜黏膜下隧道剥离术（ESTD）、经内镜黏膜下隧道切除术（STER）等也逐渐应用于临床。这些新技术在减少组织损伤的同时取得了十分显著的临床疗效，但在早期消化道肿瘤的诊治方面仍面临一些新问题，如怎样准确判断病变深度、如何评估淋巴结转移风险、如何避免或减少术后并发症的发生、术后病理学分型及标本切缘处理的规范等。要解决这些问题，需消化科医师、内镜临床医师及病理科医师等的共同努力。随着基础医学的发展，一些新型的小分子物质（Micro-RNA）已被证实与肿瘤的发生发展密切相关，其表达水平与肿瘤分期、临床疗效及预后相关，或许在未来能协助我们早期诊断消化道肿瘤。总之，只有结合内镜、影像学及病理学等多种检查措施，积极开展消化内镜新技术，才能使消化道肿瘤更早期地获得诊断和治疗，从而改善患者的生存和预后。

【关键词】 消化道肿瘤 内镜 早期诊治

Early Diagnosis And Endoscopic Minimally Invasive Treatment of Gastrointestinal Tumor *WANG Yi-ping*，*WU Jun-chao*. *Department of Gastroenterology*，*West China Hospital*，*Sichuan University*，Chengdu 610041，China

【Abstract】 Gastrointestinal tumor could be aggressive and life threaten if it was not be diagnosed and treated at early stage. Digestive endoscopy plays a very important role in the early diagnosis and treatment of gastrointestinal tumor，and shows rapid evolution with novel technologies in the past years，such as endoscopic ultrasonography，magnifying endoscopy，electronic staining endoscopy，endoscopic confocal laser microscopy. Nowaday it becomes feasible to learn more about the endoscopic manifestation in early stage GI tumor. Besides，several new endoscopic surgical techniques，such as endoscopic submucosal dissection （ESD），endoscopicsubmucosal tunnel dissection （ESTD），submucosal tunneling endoscopic resection （STER），has been applied in clinical treatment of early stage GI tumor with curative effect. However，there are some new problems emerged，such as how to determine the depth of the lesion，how to avoid or reduce the incidence of postoperative complications，and how to standardize the pathological classification and the treatment of positive margin，which need multidisciplinary solution with the efforts from endoscopist，clinician and pathologist. With the deep insight on，molecular pathogenesis of GI tumor，new technologies combinding endoscopy，imaging and pathological measures，will promote more GI tumor early diagnosed and effectively treated，thus improve the survival and prognosis of GI tumor patients.

【Key words】 Gastrointestinal tumor Endoscopic Early diagnosis and treatment

消化道肿瘤多数为来源于上皮的恶性肿瘤，病理学类型多为鳞癌或腺癌，少数为黏膜下肿瘤，如平滑肌瘤、间质瘤等，具有恶变潜能，严重威胁患者生命健康。在全世界范围内，消化道肿瘤的发病率与死亡率均居高不下[1]。在我国，消化道肿瘤的发病形势也不容乐观。据相关报道[2]，我国胃癌、食管癌、结直肠癌发病率分别位居全国恶性肿瘤发病率的第 3、5、6 位，

* 四川省科技厅科技支撑计划项目（No. 2015SZ0123，No. 2014SZ0002-2，No. 2013SZ0081）资助

死亡率位居全国恶性肿瘤死亡率的第 3、4、5 位。随着消化内镜技术的不断发展，消化道肿瘤的早期诊治率不断提高，内镜微创治疗亦取得了明显的进展。本专题对消化道肿瘤的早期诊断及黏膜下肿瘤的内镜下表现、新型内镜手术的疗效及并发症等进行探讨，并对内镜下切除的浅表型食管癌及食管上皮内肿瘤的病理学特征、表浅食管癌淋巴转移规律进行了分析，以便选择恰当的手术方式进行早期治疗，改善患者的生存和预后。

1 消化道肿瘤的筛查及早期诊断现状

2014 年以来，中华医学会消化内镜学分会相继发布了早期胃癌、早期食管癌及早期结直肠癌的筛查及内镜诊治共识意见[3-5]，明确规定了我国消化道早癌筛查的高危目标人群，包括：①年龄 40 岁以上（结直肠癌为 50 岁以上）；②有消化道癌前病变者；③有便血、黑便、不明原因贫血、消瘦、无规律性上腹痛等"报警症状"者；④位于消化道恶性肿瘤高发地区；⑤有消化道肿瘤家族史者；⑥有其他高危因素者（吸烟、重度饮酒、高盐及腌制饮食、肥胖、高脂饮食）。对于以上目标人群，推荐尽早行内镜检查及病理活检确定诊断，但结合我国人口众多的基本国情，内镜检查的全面普及目前尚有困难。为此，以上共识提出了部分替代筛查方法，如早期胃癌如无法行内镜检查，可先行血清胃蛋白酶原、促胃液素-17、幽门螺杆菌（Hp）检测判断有无胃黏膜萎缩及 Hp 感染，进一步确定内镜筛查的间隔时间。对于早期食管癌，则强调食管黏膜碘染的重要诊断价值，根据碘染着色程度及范围进行指示性活检，可提高早期癌及癌前病变的检出率[6,7]。此外，其他染色方法还有甲苯胺蓝染色，碘液-甲苯胺蓝联合染色等。在结肠癌筛查中，50 岁为筛查的起始年龄，初筛方法有基于危险因素的问卷调查、粪便潜血试验、血清肿瘤标志物检测、直肠指检等，但针对高危人群，应早期行规范的全结肠镜检查。结肠镜检查应特别强调肠道准备的清洁度及缓慢退镜的重要性，检查前 1 d 行低纤维饮食、检查时口服及局部喷洒祛泡剂等都可提高肠道清洁度[8,9]。相关报道显示，延长退镜时间可提高结肠息肉检出率，推荐退镜时间应不少于 6 min。

除常规内镜及化学色素染色外，随着声光学技术的发展，一些新型内镜及内镜技术应运而生，如超声内镜（EUS）、放大内镜、共聚焦激光显微内镜（CLE）、自体荧光内镜、窄带成像技术（NBI）、智能电子分光比色技术（FICE）、I-Scan 技术等。EUS 是一种将内镜与超声波结合的检查技术，可清晰地显示消化道管壁的各层结构，协助判断病变部位、范围及浸润深度。Thosqni 等[10]报道 EUS 对黏膜内癌及黏膜下癌的诊断率较高，诊断的灵敏度及特异度均达 0.85 以上。放大内镜采用先进的高像素图像后处理系统，观察食管及胃肠黏膜的细微结构改变，在消化道肿瘤的诊断方面有其独特的优势。其可将内镜图像放大 10~100 倍而观察到食管黏膜上皮内乳头状毛细血管襻（IPCL）、胃小凹、结肠黏膜腺管开口及局部微血管形态，有利于对局部细微结构进行观察和分类，其结合新型的电子染色技术（如 NBI、FICE）可进一步提高早期癌的检出率。NBI、FICE、I-Scan 技术均为特殊光学处理成像技术，其通过"特殊光学处理"，实现对消化道黏膜的"电子染色"，突显消化道黏膜表层的毛细血管和腺管开口等微细形态，从而发现传统内镜下无法显示的病灶及组织特征，为内镜下精确的诊断和活检提供可靠的依据，可提高异型增生和癌的检出率。对于食管早期癌及癌前病变，浅表血管形态主要表现为 IPCL 的扩张、延长、大小不一、排列不规则甚至破坏消失，以及出现异常增生的边沿不整、粗大、直径不一、分布不均的肿瘤新生血管[11]。对于胃黏膜病变，出现不规则微血管结构伴有分界线或不规则表面黏膜结构伴有分界线时均视为早期胃癌[12]。对于结直肠黏膜，光学电子染色内镜主要依据毛细血管网结构以及腺管开口的表现来鉴别结直肠息肉良恶性质，诊断病变的能力与染色内镜相仿[13]。目前临床上主要将 NBI 与放大内镜联合，用于诊断消化道早期癌。有研究[14]称放大内镜结合 NBI 相比于普通白光内镜可提高早期胃癌的检出率，总体诊断灵敏度为 0.86，特异度为 0.96。而 FICE 及 I-Scan 技术在我国尚未普及，其对消化道早癌的诊断价值仍需进行更多的大规模随机对照实验证实。CLE是将共聚焦激光探头整合于内镜头端，通过激发特殊的荧光剂获得人体局部组织的图像，这种图像大致可代表组织标本的光学切面，从而获得消化道上皮及上皮下的横断面图像，清晰地显示细胞形态，与传统的细胞病理学图片相媲美，可迅速获得组织病理学诊断，与传统内镜活检的诊断率有较高的一致性[15]，但由于其观察视野窄，操作及诊断技术要求高，尚不推荐完全替代内镜活检。自体荧光内镜是利用自体荧光成像系统将胃肠道内某些自体荧光物质（如胶原、弹性蛋白、色氨酸等）激发，使之发出荧光，再用相应的荧光检测器及记录仪分析得到各自的荧光光谱。通常癌组织显示为粉色图像，而正常组织则为绿色图像。自体荧光内镜已广泛应用于多种肿瘤的诊断与研究中[16]。综上，在新型内镜检查技术的应用中，良好的消化道准备、一定时间的练习以及经验的积累，对内镜工作者获得优于传统检查的诊断准确率是必不可少的。

虽然对消化道早期癌的筛查已有共识，但消化道早期癌相对隐匿，缺乏经验的内镜医生往往不能及时准确发现。在我国，早期胃癌在白光下的检出率为0.2%～0.3%，甚至更低[17]；而在日本和韩国，最新报道的借助了辅助内镜的早期胃癌诊断率高达70%～80%[17,18]。我国检出率低可能与以下因素相关：内镜医师对早期癌及癌前病变的内镜下表现认识不充分；检查前未完全消泡和祛除黏液；内镜下活检操作不规范、取材位置不准确；对黏膜皱襞集中的胃体及弯曲度较大的结肠观察不仔细导致漏诊；新型内镜技术普及率低等。为提高消化道早期癌的检出率，每一位内镜医师应有筛查早期癌的意识，明确早期癌的内镜下表现及特殊染色时的表现，尽量减少对病变认识不清造成的漏诊。有条件的医疗单位还应积极开展NBI、FICE、放大内镜等内镜新技术，对可疑病变仔细观察，适当取活检应用病理学方法或光学显微镜技术进行证实。

2　消化道肿瘤的内镜治疗效果及并发症

近年来，消化道肿瘤的内镜微创治疗方法日新月异，先后出现的内镜治疗的主要技术有内镜下黏膜切除术（endoscopic mucosal resection，EMR）、内镜黏膜下剥离术（endoscopic submucosaldissection，ESD）、经内镜黏膜下隧道剥离术（endoscopic submucosal tunnel dissection，ESTD）、经内镜黏膜下隧道切除术（submucosal tunneling endoscopic resection，STER）等。EMR因不能整块切除较大病变，且局部复发率高，现已被ESD取代[19]。ESD是目前应用最广泛的一种内镜治疗方法，其对早期浅表食管癌的整块切除率达90%以上，并发症发生率低，术后恢复快[20]。ESTD及STER是在ESD基础上发展而来的，这两种新方法都是通过建立黏膜下隧道，再进行黏膜剥离或隧道内病变切除。相比于ESD，ESTD可用于大面积早癌及癌前病变的剥离，具有较高的整块切除率及治愈性切除率，尤其在食管大面积病变的剥离中独具优势[21]。王瑾等[22]对50例食管大面积病变行ESD与ESTD的资料进行分析，也得出了类似的结论，并对如何有效预防术后食管狭窄、切缘残留等并发症提出了可行的建议。STER是消化道黏膜下肿瘤切除的主要方式，其在隧道内操作，保持黏膜面的完整性，可避免完整切除黏膜下深部肿瘤时造成的固有肌层主动损伤后消化道壁的全层穿孔，有效降低了出血和穿孔的发生率，可完整切除来源于固有肌层的黏膜下肿瘤[23,24]。本专题中秦金玉等[25]对STER手术术中、术后的影响因素进行了深入探讨，进一步优化了切除上消化道黏膜下肿瘤的STER技术。胃食管连接部的黏膜下肿瘤用常规ESD进行治疗时，常需反转内镜，操作难度高，而应用STER后不需反转内镜则可轻松切除，术后损伤小，恢复快[26]。

内镜治疗的常见并发症有出血、穿孔、术后管腔狭窄、切缘残留及局部病变复发等，出血及穿孔发生率较低[27,28]。出血一般可在术中通过电凝、止血钳、氩等离子体凝固器等有效止血。穿孔也可使用钛夹夹闭以及术后禁食旷置补液等内科方法治愈。术后管腔狭窄是较严重的并发症，多见于食管大面积黏膜剥离术后的患者[29,30]，通常需内镜下干预，如可应用内镜下球囊扩张术、食管支架植入术及局部激素注射等进行治疗。切缘残留及局部复发是内镜手术后的另一主要并发症。文献报道，ESD术后切缘阳性率为3%～17%[31-33]，发现切缘阳性时，需根据手术情况、术后病理分型及患者意愿等选择进一步治疗或随访。在有侧切缘残留的患者中，局部复发率较低。Sekiguchi等[34]随访了76例早期胃癌ESD术后侧切缘残留的患者，发现只有10例（13.1%）患者在平均随访期（59.8个月）内发生肿瘤局部复发，这与本专题中王瑾等[22]的相关报道一致。

3 内镜微创治疗的困惑

目前，虽然内镜技术在消化道早期肿瘤的诊治中应用日趋广泛，但内镜治疗仍然存在些困惑，例如如何在术前准确判断浸润深度、如何评估淋巴结转移风险、如何处理术后的阳性切缘、如何降低局部复发率等。虽然EUS、放大内镜、NBI、FICE技术等可在一定程度上辅助判断病变深度，但其仍有一定局限。为此，日本学者指出，为明确浸润深度，针对浸润至黏膜下层（T1b）的肿瘤，可应用EMR或ESD等行诊断性内镜下切除，取得病理学浸润深度依据，若发现术后病理切缘阳性，再追加外科手术或放化疗[35]。但T1b期肿瘤能否行内镜下切除至今仍有争议。最新的日本食管癌诊治指南[36]提出，肿瘤局限于黏膜层（T1a）时几乎无淋巴结转移风险，内镜切除是安全的；但T1b期肿瘤则有淋巴结转移风险，此时若黏膜下浸润深度<200 μm，可考虑内镜下切除，但术后需严密关注病理学结果并严格随访。Sgourakis等[37]则通过分析内镜及外科手术切除的T1a/T1b期肿瘤的病理资料，提出T1b期肿瘤需行外科手术治疗。在本专题中，针对以上问题，我们也做了相关研究。首先，我们课题组[38]通过回顾表浅食管癌外科根治术后的病例资料预测了T1期食管鳞癌淋巴结转移的危险因素及内镜下治疗的可行性，结果显示肿瘤大小、浸润深度、分化程度和淋巴管肿瘤浸润为淋巴结转移的独立危险因素，这与Jung等[39]的研究结果相一致。我们认为，直径<3 cm的高/中分化黏膜内鳞癌患者有行内镜切除术的绝对适应证；肿瘤直径>3 cm的高/中分化或肿瘤直径<3 cm的低分化鳞黏膜内鳞癌有行内镜切除术的相对适应证，但需关注术后病理及密切随访。

其次，我们课题组[40]也对ESD术后病理资料进行了详细分析，结果显示浸润性癌更容易出现切缘阳性及肿瘤局部复发，日本学者也报道称超过黏膜下层中1/3（SM2）的黏膜下癌发生淋巴结转移及血管侵犯的比例更高，预后更差[41]，提示了病变浸润深度与淋巴结转移风险的直接相关性。因此，在术前无法精确判断浸润深度时，对术后标本认真行病理学分析不失为一种有效的补救方法，可以协助获得更多的预测淋巴结转移及病变残留的线索。

4 特殊部位早期癌的内镜下新认识

胃食管交界处腺癌（adenocarcinoma of esophagogastric junction，AEG）是指发生在胃食管交界（esophagogastric junction，EGJ）处的腺癌，包括远端食管腺癌和贲门癌。其发生率日趋升高，因而逐渐引起了人们的重视。AEG具有特殊的生物学行为，学术界倾向将其列为一类独立类型的肿瘤。近二十年来，胃食管交界处肿瘤已成为多数西方国家发病人数增长速度最快的肿瘤，鉴于其位置的特殊性，以及对化疗敏感性欠佳，预后差，早期诊断和治疗对改善预后具有重要意义[42,43]。

目前国际公认的Siewert分型[44]将AEG分为3型：Ⅰ型为食管远端腺癌，Ⅱ型为贲门癌，Ⅲ型为贲门下胃癌。通常来说，对于Siewert Ⅰ型AEG，选用经胸或经膈食管切除术；对于Siewert Ⅱ、Ⅲ型AEG，选择经腹行近端胃大部切除或全胃切除联合远端食管切除[45]。但有研究[46]表明，对于Ⅱ、Ⅲ型AEG的患者，采用经典的经腹手术，无论是选择近端胃切除或全胃切除，术后都有不同程度的并发症及不良症状，包括烧心、反酸等反流性食管炎症状、胃排空障碍、胃轻瘫等，严重影响患者术后生活。因此，内镜下治疗逐渐引起人们的重视，EMR、ESD均可用于表浅AEG的治疗，手术创伤小、并发症少、费用低，与外科手术有相同的疗效，可明显提高患者术后的生活质量。

然而，内镜下治疗AEG的适应证是没有明显黏膜下浸润的病例。使用内镜下治疗时，准确判断表浅 AEG 的浸润深度，对于治疗方式的选择十分重要。有研究发现，不同的病理分型与肿瘤浸润深度有一定的关系，术前采用内镜下分型，有助于对手术方式作出准确的判断。内镜分型标准参考表浅上皮肿瘤的巴黎共识[47]分为 Type 0-Ⅰ型（隆起型）、Type 0-Ⅱ型（平坦型）、Type 0-Ⅲ型（凹陷型）。我们的研究[48]显示，对于内镜分型以凹陷为主型的表浅 AEG，特别是 Type 0-Ⅲ型，多有黏膜下层的浸润，其发生淋巴结转移的风险较高，不建议行内镜下治疗。这对治疗方案的选择提出了新的思路。

虽然内镜下治疗表浅 AEG 已经日趋成为一种主要治疗手段，但表浅 AEG 无特殊的内镜下改变，一般仅表现为浅表黏膜病变，加之缺乏特异性症状及体征，检出率较低，不利于内镜技术的开展。总的来说，对 AEG 的临床病理分型、早期诊断以及治疗方法选择等仍存在争议，尚需寻找更多的手段来统一 AEG 的诊断以及准确判断治疗方案的选择。

5 消化道肿瘤的分子标记物

癌症研究是分子生物学及医学领域中一项具有潜力的研究，其应用大量先进的基因组学及蛋白组学工具促进癌症的诊断及治疗研究进展。生物标志物是在一定程度上与肿瘤相关的一组特异性分子，这些分子用于诊断肿瘤性疾病，鉴别肿瘤的良恶性及判断肿瘤的分期、预后等。蛋白质标记物可帮助研究者在分子水平评估恶性肿瘤。相关技术如高通量技术还可在癌症的蛋白组学研究领域，对确定分子标记物、分子通路、原发肿瘤及其与转移灶的关系、肿瘤异质性、疾病进展及治疗预后评估等方面作出有关蛋白质相互作用、表达及功能的复杂分析，在消化道肿瘤的研究及应用日趋广泛[49]。

MicroRNAs（miRNAs）是通过抑制特异性靶基因表达从而调控癌发生发展的非编码内源性小 RNA。相较于传统的生物标志物，miRNAs 从基因水平更易于筛选并进行精确地定量分析，从而成为新一代癌症早期诊断和预后评估的生物标志物。长链非编码 RNA（lncRNA）是一类新发现的调节性非编码 RNA。最新研究发现，lncRNA 与肿瘤的发生关系密切。如胃癌组织中高表达的 AK054978 及低表达的 FER1L4，均与肿瘤大小、组织分级、浸润深度、淋巴结转移、TNM 分期、脉管神经浸润等临床病理因素显著相关[50]。目前，miRNA 在消化道肿瘤的研究日趋广泛。如 miR-21 和 miR-375 的含量变化可用于食管癌的诊断，食管癌的预后与血清 miR-25、miR-223 和 miR-375 的异常变化有关，血清 miR-21 含量与肿瘤组织大小相关。胃癌组织低表达 mir-124-3p 与淋巴结和淋巴管侵袭转移、mir-146-5p 与静脉血管侵犯侵袭转移、mir-155-5p 与 Borrmann 分型、mir-335-5p 与分化程度及淋巴管侵袭转移等有关。

蛋白质标记物如丝裂原活化蛋白（MAP）中的 MAP3K3 蛋白可上调核因子 kappa B（NF-κB），用于食管鳞癌及腺癌的早期检测。蛋白激酶超家族中的自噬相关蛋白 1（ATG1）可上调自噬体形成，用于食管鳞癌的诊断。来源于胃特异蛋白家族的胃窦黏膜蛋白（AMP），其下调可抑制细胞生长；来源于 H2B 组蛋白家族的 IPO-38 抗原，其上调可作为细胞增殖标记物，均可用于胃癌早期诊断[49]。但上述生物标记物因各自的局限性目前尚未应用于临床，如上述 miRNAs 在其他类型肿瘤（除消化系统肿瘤外）中也可出现类似含量变化。因此，怎样提高分子标记物对某种特定肿瘤的诊断，以及分子标记物结合内镜检查如何提高消化道肿瘤早期诊治率、预后评估的特异性，未来还需进一步研究。

随着内镜技术的不断发展，消化道早期肿瘤的诊疗水平大大提高，但与国外相比，国内早期诊断率仍然较低。为进一步提高早期肿瘤的检出率，内镜医生需熟练掌握各种技术，并了解其优势。消化道肿瘤的内镜微创治疗方法日新月异，但如何准确评估内镜治疗的适应证、术后并发症出现风险、术后并发症的处理，仍需进一步累积经验。内镜医生必须学会联合使用各种内镜检查技术，掌握内镜治疗指征，处理好内镜治疗围手术期并发症，才能真正实现消化道肿瘤的早诊早治。

参 考 文 献

1　FERLAY J, SOERJOMATARAM I, DIKSHIT R, *et al*. Cancer incidence and mortality worldwide: sources, methods and major patterns in GLOBOCAN 2012. Int J Cancer, 2015, 136 (5): E359-E386.

2　陈万青, 张思维, 曾红梅, 等. 中国 2010 年恶性肿瘤发病与死亡. 中国肿瘤, 2014, 23 (1): 1-10.

3　中华医学会消化内镜学分会, 中国抗癌协会肿瘤内镜专业委员会. 中国早期胃癌筛查及内镜诊治共识意见 (2014年, 长沙). 中华消化内镜杂志, 2014, 31 (7): 361-377.

4　马丹, 杨帆, 廖专, 等. 中国早期食管癌筛查及内镜诊治专家共识意见 (2014 年, 北京). 中国实用内科杂志, 2015, 35 (4): 320-337.

5　李鹏, 王拥军, 陈光勇, 等. 中国早期结直肠癌及癌前病变筛查与诊治共识. 中国实用内科杂志, 2015, 35 (3): 211-227.

6　CARVALHO R, AREIA M, BRITO D, *et al*. Diagnosticaccuracy of lugolchromoendoscopy in the oesophagusin patients with head and neck cancer. Rev Esp Enferm Dig, 2013, 105 (2): 79-83.

7　DAWSEY S M, FLEISCHER D E, WANG G Q, *et al*. Mucosal iodine staining improves endoscopic visualization of squamous dysplasia and squamous cell carcinoma of the esophagus in Linxian, China. Cancer, 1998, 83 (2): 220-231.

8　SOWEID A M, KOBEISSY A A, JAMALI F R, *et al*. A randomized single-blind trial of standard diet versus fiber-free diet with polyethylene glycol electrolyte solution for colonoscopy preparation. Endoscopy, 2010, 42 (8): 633-638.

9　WU L, CAO Y, LIAO C, *et al*. Systematic review and meta-analysis of randomized controlled trials of Simethicone for gastrointestinal endoscopic visibility. Scand J Gastroenterol, 2011, 46 (2): 227-235.

10　THOSANI N, SINGH H, KAPADIA A, *et al*. Diagnostic accuracy of EUS in differentiating mucosal versus submucosal invasion of superficial esophageal cancers: a systematic review and meta-analysis. Gastrointest Endosc, 2012, 75 (2): 242-253.

11　INOUE H. Endoscopic diagnosis of tissue atypism (EA) in the pharyngeal and esophageal squamous epithelium: IPCL pattern classification and ECA classification. Kyobu Geka, 2007, 60 (8 Suppl): 768-775.

12　姚方. 窄带成像联合放大内镜诊断早期胃癌的 VS 分类标准. 中华消化内镜杂志, 2012, 29 (7): 361-363.

13　WANDERS L K, EAST J E, UITENTUIS S E, *et al*. Diagnostic performance of narrowed spectrum endoscopy, autofluorescence imaging, and confocal laser endomicroscopy for optical diagnosis of colonic polyps: a meta-analysis. Lancet Oncol, 2013, 14 (13): 1337-1347.

14　HU Y Y, LIAN Q W, ZHONG J, *et al*. Diagnostic performance of magnifying narrow-band imaging for early gastric cancer: a meta-analysis. World J Gastroenterol, 2015, 21 (25): 7884-7894.

15　GUO Y T, LI Y Q, YU T, *et al*. Diagnosis of gastric intestinal metaplasia with confocal laserendomicroscopy *in vivo*: a prospective study. Endoscopy, 2008, 40 (7): 547-553.

16　戈之铮, 龚帅, 萧树东, 等. 自体荧光内镜诊断消化道恶性肿瘤和癌前病变的临床初探. 胃肠病学, 2013, 18 (10): 586-590.

17　张澍田, 李鹏. 如何提高上消化道早期癌的内镜诊断率. 中华内科杂志, 2014, 53 (7): 511-512.

18　MOON H S. Improving the endoscopic detection rate in patients with early gastric cancer. Clin Endosc, 2015, 48 (4): 291-296.

19　ISHIHARA R, IISHI H, UEDO N, *et al*. Comparison of EMR and endoscopic submucosal dissection for en bloc resection of early esophageal cancers in Japan. Gastrointest Endosc, 2008, 68 (6): 1066-1072.

20　SUN F, YUAN P, CHEN T, *et al*. Efficacy and complication of endoscopic submucosal dissection for superficial esophageal carcinoma: a systematic review and meta-analysis. J Cardiothorac Surg, 2014, 9: 78. doi: 10.1186/1749-8090-9-78.

21　翟亚奇, 令狐恩强, 李惠凯, 等. 内镜下隧道式与常规黏膜剥离术治疗食管大面积浅表性肿瘤的对比研究. 南方医科大学学报, 2014, 34 (1): 36-40.

22　王瑾, 秦金玉, 郭天娇, 等. 常规内镜黏膜下剥离术与经内镜黏膜下隧道剥离术治疗食管大面积黏膜病变的疗效及并发症分析. 四川大学学报 (医学版), 2015, 46 (6): 896-900.

23　LIU B R, SONG J T, KONG L J, *et al*. Tunneling endoscopic muscularis dissection for subepithelial tumors originating from the muscularispropria of the esophagus and gastric cardia. Surg Endosc, 2013, 27 (11): 4354-4359.

24　YE L P, ZHANG Y, MAO X L, *et al*. Submucosal tunneling endoscopic resection for small upper gastrointestinal subepithelial tumors originating from the muscularispropria layer. Surg Endosc, 2014, 28 (2): 524-530.

25　秦金玉, 罗斌阳, 郭天娇, 等. 内镜经黏膜下隧道切除术治疗上消化道黏膜下肿瘤的研究. 四川大学学报 (医学版), 2015, 46 (6): 901-905.

26　ZHOU D J, DAI Z B, WELLS M M, *et al*. Submucosal tunneling and endoscopic resection of submucosal tumors at the esophagogastric junction. World J Gastroenterol,

2015，21（2）：578-583.

27 LIAN J，CHEN S，ZHANG Y，*et al*. A meta-analysis of endoscopic submucosal dissection and EMR for early gastric cancer. Gastrointest Endosc，2012，76（4）：763-770.

28 SAITO Y，FUKUZAWA M，MATSUDA T，*et al*. Clinical outcome of endoscopic submucosal dissection versus endoscopic mucosal resection of large colorectal tumors as determined by curative resection. Surg Endosc，2010，24（2）：343-352.

29 ONO S，FUJISHIRO M，NIIMI K，*et al*. Predictors of postoperativestricture after esophageal endoscopic submucosal dissection forsuperficial squamous cell neoplasms. Endoscopy，2009，41（8）：661-665.

30 KATADA C，MUTO M，MANABE T，*et al*. Esophageal stenosis afterendoscopic mucosal resection of superficial esophageal lesions. Gastrointest Endosc，2003，57（2）：165-169.

31 JOO D C，KIM G H，PARK DO Y，*et al*. Long-term outcome after endoscopicsubmucosal dissection in patients with superficial esophageal squamous cellcarcinoma：a single-center study. Gut Liver，2014，8（6）：612-618.

32 ONO S，FUJISHIRO M，KOIKE K. Endoscopic submucosal dissection for superficial esophageal neoplasms. World J Gastrointest Endosc，2012，4（5）：162-166.

33 REPICI A，HASSAN C，CARLINO A，*et al*. Endoscopic submucosal dissection in patients with early esophageal squamous cell carcinoma：results from a prospective Western series. Gastrointest Endosc，2010，71（4）：715-721.

34 SEKIGUCHI M，SUZUKI H，ODA I，*et al*. Risk of recurrent gastric cancer after endoscopic resection with a positive lateral margin. Endoscopy，2014，46（4）：273-278.

35 KUROKAWA Y，MUTO M，MINASHI K，*et al*. A phase Ⅱ trial of combined treatment of endoscopic mucosal resection and chemoradiotherapy for clinical stage Ⅰ esophageal carcinoma：Japan Clinical Oncology Group Study JCOG0508. Jpn J Clin Oncol，2009，39（10）：686-689.

36 KUWANO H，NISHIMURA Y，OYAMA T，*et al*. Guidelines for Diagnosis and Treatment of Carcinoma of the Esophagus April 2012 edited by the Japan Esophageal Society. Esophagus，2015，12：1-30.

37 SGOURAKIS G，GOCKEL I，LANG H. Endoscopic and surgical resection of T1a/T1b esophageal neoplasms：a systematic review. World J Gastroenterol，2013，19（9）：

1424-1437.

38 苏畅，朱林林，冯丽，等. 表浅食管鳞癌淋巴结转移规律探讨. 四川大学学报（医学版），2015，46（6）：906-910.

39 MOON J Y，KIM G H，KIM J H，*et al*. Clinicopathologic factors predicting lymph node metastasis in superficial esophageal squamous cell carcinoma. Scand J Gastroenterol，2014，49（5）：589-594.

40 何度，吴霞，江丹，等. 130例内镜下黏膜切除浅表型食管癌及食管上皮内肿瘤的病理学分析. 四川大学学报（医学版），2015，46（6）：911-915.

41 TAKUBO K，AIDA J，SAWABE M，*et al*. Early squamous cell carcinoma of the esophagus：the Japanese viewpoint. Histopathology，2007，51（6）：733-742.

42 KHANNA L G，GRESS F G. Preoperative evaluation of oesophageal adenocarcinoma. Best Pract Res Clin Gastroenterol，2015，29（1）：179-191.

43 RUOL A，CASTORO C，PORTALE G，*et al*. Trends in management and prognosis for esophageal cancer surgery：twenty-five years of experience at a single institution. Arch Surg，2009，144（3）：247-254.

44 SIEWET J R，STEIN H J. Classification of adenocarcinoma of the oesophagogastric junction. Br J Surg，1998，85（11）：1457-1459.

45 陈秀峰，陈海宁，张波，等. Ⅱ、Ⅲ型食管胃结合部腺癌的临床分析. 四川大学学报（医学版），2012，43（2）：289-292.

46 WHITSON B A，GROTH S S，LI Z. Survival of patients with distal esophageal and gastric cardia tumors：a population-based analysis of gastroesophageal junction carcinomas. J Thorac Cardiovasc Surg，2010，139（1）：43-48.

47 Endoscopic Classification Review，Group. Update on the paris classification of superficial neoplastic lesions in the digestive tract. Endoscopy，2005，37（6）：570-578.

48 郭天娇，马一菡，秦金玉，等. 表浅胃食管交界腺癌内镜分型与浸润深度相关性分析. 四川大学学报（医学版），2015，46（6）：916-920.

49 ZAMANIAN-AZODI M，REZAEI-TAVIRANI M，HASANZADEH H，*et al*. Introducing biomarker panel in esophageal，gastric，and coloncancers：a proteomic approach. Gastroenterol Hepatol Bed Bench，2015，8（1）：6-18.

50 史华俊. 长链非编码RNA在胃癌中的表达及临床病理意义. 宁波：宁波大学，2013.

编辑 沈 进

常规内镜黏膜下剥离术与经内镜黏膜下隧道剥离术治疗食管大面积黏膜病变的疗效及并发症分析[*]

王　瑾，秦金玉，郭天娇，甘　涛，王一平，吴俊超[△]

四川大学华西医院 消化内科（成都 610041）

【摘要】　**目的**　研究常规内镜黏膜下剥离术（ESD）与经内镜黏膜下隧道剥离术（ESTD）治疗食管大面积黏膜病变的疗效及术后并发症的发生情况，初步分析并发症发生的危险因素。**方法**　分析 2014 年 1 月 1 日至 2015 年 7 月 15 日在四川大学华西医院消化内镜中心行 ESD 或 ESTD 的早期食管病变患者的临床资料，分析其整块切除率、治愈性切除率、术后并发症发生率，并通过单因素分析及多因素分析初步预测并发症发生的危险因素。**结果**　共 50 例患者纳入研究，成功实施 53 次手术，其中 ESD 组 6 例，ESTD 组 47 例，男 30 例，女 20 例，平均年龄（61.9±6.8）岁，平均手术时间（83.57±32.33）min，平均剥离面积（14.82±3.18）cm^2，平均剥离速度（17.67+3.12）mm^2/min。整块切除率为 94.34%，治愈性切除率为 84.90%。术中出血 1 例，穿孔 1 例。术后有 45 例（84.90%）患者出现不同程度发热，13 例（24.53%）患者发生食管狭窄，手术时间〔比值比（OR）为 1.040，95% 可信区间（CI）为 1.007～1.075〕及病变环周程度（OR 为 9.972，95%CI 为 1.221～81.416）与其发生相关。8 例（15.09%）患者有术后切缘残留，病变面积（OR 为 1.145，95%CI 为 1.013～1.294）是影响其发生的唯一危险因素。**结论**　ESD 及 ESTD 治疗早期食管病变安全、有效，整块切除率高，出血、穿孔等发生率低，但其治疗大面积食管病变时，易发生食管狭窄、切缘残留等严重并发症，需积极防治。

【关键词】　食管病变　内镜黏膜下剥离术　经内镜黏膜下隧道剥离术

The Efficiency and Complications of ESD and ESTD in the Treatment of Large Esophageal Mucosal Lesions
WANG Jin，QIN Jin-yu，GUO Tian-jiao，GAN Tao，WANG Yi-ping，WU Jun-chao[△]. *Department of Gastroenterology，West China Hospital，Sichuan University*，Chengdu 610041，China
△ Corresponding author，E-mail：wujunchao615@qq.com

【**Abstract**】　**Objective**　To study the efficiency and complications of endoscopic submucosal dissection（ESD）and endoscopic submucosal tunnel dissection（ESTD）in the treatment of large esophageal mucosal lesions. **Methods**　The clinical data were collected from the patients who received ESD or ESTD for the treatment of early esophageal lesions in our hospital during January 1，2014 to July 15，2015，including the en bloc resection rate，curative resection rate，postoperative complication rate，the risk factors of complications were explored by univariate and multivariate analysis. **Results**　A total of 50 patients were involved in the study，ESD or ESTD were performed successfully in 53 times，including 6 cases of ESD，47 cases of ESTD，The average age was（61.9±6.8）yr.，the average operating time was（83.57±32.33）min，the average dissected lesion was（14.82±3.18）cm^2，En bloc resection rate was 94.34%，the curative rate was 84.90%. There were 1 case of bleeding，1 case of perforation，45（84.90%）cases of fever，13 cases（24.53%）of esophageal stricture. The severity of stricture was associated with the operation time〔odds ratio（OR）= 1.040，95% confidence interal（CI）：1.007-1.075〕and esophageal circumference（OR = 9.972，95%CI：1.221-81.416）. The residual resection margin appeared in 8 patients，and the lesion area（OR=1.145，95% CI：1.013-1.294）was the only risk factor. **Conclusion**　ESD and ESTD are safe and effective in the treatment of early esophageal lesions，but seems have relatively high incidence of esopgageal stricture and residual resection margin in the treatment of large esophageal lesions.

＊ 四川省科技厅科技支撑计划项目（No. 2015SZ0123，No. 2014SZ0002-2）资助

△ 通信作者，E-mail：wujunchao615@qq.com

【Key words】 Esopgageal disease　Endoscopic submucosal disection　Endoscopic submucosal tunnel dissection

食管癌是我国常见的消化道恶性肿瘤之一[1]，对食管癌行早期筛查及诊治对改善患者预后至关重要。随着消化内镜技术的发展，内镜黏膜下剥离术（endoscopic submucosal dissection，ESD）及经内镜黏膜下隧道剥离术（endoscopic submucosal tunnel dissection，ESTD）已成为早期食管癌及癌前病变的主要治疗方式之一。与外科手术相比，其手术创伤小、术后恢复快，使得患者生活质量明显改善[2]。本文通过分析四川大学华西医院行 ESD 或 ESTD 患者的临床资料，研究 ESD 及 ESTD 治疗食管大面积黏膜病变的疗效，分析其并发症发生情况及其相关危险因素，现报道如下。

1　资料和方法

1.1　纳入对象和手术器械

纳入 2014 年 1 月 1 日至 2015 年 7 月 15 日在四川大学华西医院消化内科行 ESD 及 ESTD 的食管癌早期病变患者总计 50 例，共行 53 次手术（2 例患者因病变为多处行多次手术，其中 1 例行 2 次 ESTD，1 例行 3 次 ESTD），行 ESD 者 6 例，行 ESTD 者 47 例。纳入标准：①食管病变在内镜下取活检，活组织病理学检测结果显示为低级别上皮内瘤变或高级别上皮内瘤变（包括原位癌）；②碘染示病变环周程度≥1/2。排除标准：①凝血功能障碍者；②心血管术后使用抗凝剂者；③严重心肺功能障碍者；④合并严重基础疾病者；⑤休克及全身衰竭者；⑥不能耐受麻醉者。

本研究已获四川大学华西医院伦理委员会批准〔伦理号：2015 年审（81）号，2015 年审（63）号〕。

手术器械：GIF-Q260J 胃镜，主机（OLYMPUS CLV-260SL），超声内镜（Pantax EG-3830UT 和 Pantax EG-3630UR 系统），超声探头采用 UM-DP12-R25 和 UM-DP20-R25（频率分别为 12 MHz 和 20 MHz），息肉圈套器（SAS-1-S），金属钛夹持放器（HX-110UR），金属钛夹（HX-610-135），透明帽（D-201-

11804，Olympus），内镜下注射针（NM-200U-0423），IT 刀（KD-611L），Hook 刀（KD-620LR），高频止血钳（FD-410LR），APC 氩等离子体凝固器（ERBE 公司），AGSCR4500 型内镜用 CO_2 送气装置。

1.2　方法

1.2.1　术前准备　术前完善血常规、凝血常规、肝肾功、血清电解质等检查，并行食道超声内镜（EUS）检查明确病变范围及深度，行胸腹部增强 CT 检查排除浸润性癌及已有淋巴结转移和/或远处转移的浅表食管癌患者。常规禁食 6～8 h，术前半小时预防性滴注抗生素，签署手术知情同意书及麻醉知情同意书，气管插管并全身麻醉。

1.2.2　手术　所有手术均由一名固定的资深内镜专家完成。ESD 手术过程：电子治疗胃镜先端安装透明帽后经口进入食管，普通白光内镜及窄带成像内镜（NBI）确定病变所在部位后用 NBI 结合放大内镜（ME-NBI）观察上皮乳头内毛细血管祥（IPCL）的变化，并行碘染确定病变范围，在其外侧 4～5 mm 用针状切开刀电凝标记一圈，术中根据需要行黏膜下注射 1∶10 000 肾上腺素 1 mL ＋玻璃酸钠 15 mL ＋甘油果糖 250 mL ＋靛胭脂 2.5 mL 混合液适量，使黏膜充分隆起，先用针状切开刀于肛侧标记外侧开窗后采用 IT 刀切开病灶周围黏膜并剥离病变，必要时选用 Hook 刀、Dual 刀，剥离病变后观察创面有无固有肌层损伤、出血及血管残端裸露，必要时采用 IT 刀、氩离子血浆凝固术（APC）凝固或止血钳充分止血。剥离的病变取出体外用大头针固定于泡沫板上，标记好口侧与肛侧后放入 5％～10％甲醛（福尔马林）溶液中并送检。

ESTD 手术过程：进镜、标记、黏膜下注射、创面处理等均与 ESD 相同。不同之处在于 ESTD 增加了建立隧道的过程，即黏膜下注射后，先用针状切开刀于肛侧标记外侧开窗后采用 IT 刀切开病灶周围黏膜，并在口侧黏膜与固有肌层间建立隧道，边建立隧道边剥离病变，待与肛侧会合后切除病变。①

1.2.3 术后处理及随访 患者术后常规禁食12~48 h，留置胃肠减压管，监测生命体征。观察有无发热、咳嗽、咳痰、胸痛、呼吸困难、呕血、黑便等症状。检查有无腹膜刺激征表现，有无皮下气肿，观察胃肠减压管中的液体量及性状。常规予抑酸、补液、营养支持、抗感染等治疗，术后第3天试进流质饮食。建立随访计划，术后1、3、6、12月复查胃镜，必要时取活检，无残留及复发者此后每年1次连续随访；有残留及复发者根据具体情况决定是否行内镜下治疗或追加外科手术。

1.2.4 观察指标 ①一般资料、症状、病程、病变环周程度、病变位置等。②手术时间（t）、整块切除率、治愈性切除率、病变面积（S）、剥离速度（v）。其中，手术时间指从找到病变至撤出内镜的时间；整块切除是指剥除标本为完整一块；治愈性切除是指整块切除且病理检查示侧切缘及基底均无异型细胞残留，无脉管浸润；剥除病变面积 $S = [(a+b)/2] \times [(c+d)/2]$（$a$、$b$ 分别为病变长径的最大值与最小值，c、d 分别为短径的最大值与最小值）；剥除速度 $v = s/t$。③主要并发症：出血、穿孔、边缘残留、局部残留与复发、术后狭窄。局部残留指术后6个月以内原切除部位以及周围1 cm内发现肿瘤病灶[3]；局部复发指术后6个月以上原切除部位以及周围1 cm内发现肿瘤病灶[3]；狭窄是指患者有吞咽困难症状。根据 Stooler 法[4]狭窄分为5级：0级，吞咽正常（0分）；Ⅰ级，能进软食（1分）；Ⅱ级，能进半流质饮食（2分）；Ⅲ级，仅能进流质饮食（3分）；Ⅳ级，饮水困难（4分），内镜下表现为食管管腔狭小致胃镜无法通过[5]。

1.2.5 统计学方法 定性资料以率表示，定量资料以 $\bar{x} \pm s$ 或中位数（极差）表示正态分布的数据。影响食管狭窄的单因素分析采用卡方检验，多因素分析（包括术后切缘残留的危险因素分析）采用 logistic 回归模型。$P < 0.05$ 为差异有统计学意义。

2 结果

2.1 术前资料及手术资料

术前，50例患者平均年龄61.9岁（48~74

岁），主要症状为上腹部不适及胸骨后不适（73.58%），平均病程为16.75个月（1~120个月）；病变部位最常见于食管中段（69.81%），其次为食管下段（28.30%）；病变环周<3/4者占多数（62.26%），见表1。

表1 术前患者相关资料（$n = 50$）

Table 1 Preoperative information of the patients ($n = 50$)

Preoperative information	Result
Age/yr.*	61.9 (48-74)
Sex (case)	
Male	30
Female	20
Symptoms (case)	
Discomfort in upper abdominal	27
Discomfort after the sternum	12
Choking feeling	6
Others	8
Course of the disease/month*	16.75 (1-120)
The lesion location (case)	
Upper esophagus	1
Middle esophagus	37
Lower esophagus	15
Circumferential degree (case)	
<3/4	33
≥3/4	17
4/4	3
The primary disease△ (case)	
Yes	22
No	31
Preoperative pathology (case)	
Low grade intraepithelial neoplasia	14
High grade intraepithelial neoplasia	39

* Median (range); △ Including essential hypertension, diabetes, chronic liver disease, chronic kidney disease, chronic lung disease

50例患者共成功实施53次手术，整块切除率为94.34%，治愈性切除率为84.90%，术后病理以原位癌及黏膜内癌居多，见表2。

2.2 并发症发生情况

术中出血1例，穿孔1例，发热45例，其中低热（体温<38.1 ℃）30例，占发热总数的66.67%。术后食管狭窄13例（24.53%），切缘残留8例（15.09%），1例患者因切缘癌累及追加了外科手术。

2.3 主要并发症及其危险因素分析

2.3.1 大面积黏膜剥离后影响食管狭窄的单因素分析 13例术后发生食管狭窄的患者，按Stooler分级法，Ⅱ级吞咽困难4例，Ⅲ级7例，Ⅳ级2例，平均评分（2.85±0.68）分。单因素分析结果示病变长度≥4 cm、剥离面积≥

10 cm²、手术时间≥70 min、环周程度≥3/4 是术后食管狭窄发生的危险因素($P<0.05$)，而术后发热与否与食管狭窄无明显关系，见表3。

表2　手术资料

Table 2　Operative information

Operative information	ESD ($n=6$)	ESTD ($n=47$)	Total ($n=53$)
Operation time/min	85.33±17.82	83.34±31.21	83.57±32.33
Lesion area/cm²	13.16±4.50	15.46±3.42	14.82±3.18
Dissection speed/ (v, mm²/min)	14.84±2.18	18.75±3.40	17.67±3.12
En bloc resection rate	66.67%	97.87%	94.34%
Curative rate	83.33%	85.11%	84.90%
Postoperative pathology (case)			
Low grade intraepithelial neoplasia	1	5	6
High grade intraepithelial neoplasia	4	28	32
Mucosal carcinoma	1	14	15

表3　影响食管狭窄的单因素分析（例数）

Table 3　Single factor analysis of esophageal stricture (case)

Risk factor	Stricture ($n=13$)	Non-stricture ($n=40$)	P
Lesion length			<0.05
≥4 cm	12	23	
<4 cm	1	17	
Lesion area			<0.05
≥10 cm²	13	20	
<10 cm²	0	20	
Operation time			<0.05
≥70 min	12	20	
<70 min	1	20	
Circumferential degree			<0.05
≥3/4	11	9	
<3/4	2	31	
Postoperative fever			>0.05
≥38.1 ℃	2	13	
<38.1 ℃	10	20	

2.3.2 大面积黏膜剥离后影响食管狭窄的多因素分析　多因素分析结果显示，手术时间〔比值比（OR）为 1.040，95% 可信区间（CI）为 1.007~1.075〕及病变环周程度（OR 为 9.972，95%CI 为 1.221~81.416）是影响食管狭窄的相关危险因素，病变长径及术后病理类型与术后食管狭窄无明显相关（$P>0.05$），见表4。

表4　影响食管狭窄的多因素分析

Table 4　Multiple factor analysis of esophageal stricture

Risk factor	Regression coefficient	Standard error	Wald	P	OR
Lesion length	−0.446	0.485	0.921	0.337	0.628
Operation time	0.039	0.017	5.507	0.019	1.040
Circumferential degree	2.300	1.071	4.608	0.032	9.972
Postoperative pathology	0.187	0.614	0.093	0.760	1.206

2.3.3 术后切缘残留及其危险因素分析　术后有 8 例（15.1%）患者发现有切缘残留，其中 7 例为侧切缘残留，病理表现为高级别上皮内瘤变，在随访期内未见肿瘤复发；1 例为侧切缘及垂直切缘均有残留，病理为中分化鳞癌，追加了外科手术，术后病理示中分化鳞癌侵及肌层。通过多因素分析，我们发现病变面积（OR 为 1.145，95%CI 为 1.013~1.294）是影响术后切缘残留的唯一危险因素，见表5。

表5　影响切缘残留的多因素分析

Table 5　Multiple factors analysis of residual resection margin

Risk factor	Regression coefficient	Standard error	Wald	P	OR
Sex	0.520	1.173	0.197	0.658	1.682
Age	0.048	0.080	0.365	0.546	1.049
Lesion area	0.135	0.063	4.691	0.030	1.145
Dissection speed	−0.025	0.064	0.154	0.695	0.975
Preoperative pathology	1.134	1.065	1.134	0.287	3.108

3　讨论

随着内镜诊疗技术的发展，ESD 及 ESTD 已成为早期食管癌及癌前病变的主要治疗方式。据报道，ESD 可治疗直径>2 cm、深度达 m3（黏膜肌层）或 sm1（黏膜下层上 1/3）的早期癌，完整切除率达 90% 以上[6]。ESTD 是在 ESD 基础上发展而来的利用黏膜下隧道进行食管病变剥离的新技术，翟亚奇和令狐恩强等[7,8] 报道了其在动物实验及临床应用的可行性，称其可切除直径>2.5 cm 的食管黏膜病变。那么，ESD 及 ESTD 治疗食管大面积病变的疗效及安全性又如何呢？

为研究内镜下黏膜剥离治疗食管大面积病变的疗效及安全性，我们纳入了 50 例食管病变环周≥1/2 的患者，成功实施了 53 次手术，整块切除率为 94.34%，治愈性切除率为 84.90%。术中有 1 例患者发生出血（出血量>50 mL），经止血钳止血后出血停止，术后预防性安置三腔两囊管，未见活动性出血；1例患者术中出现气腹，予腹腔穿刺抽气及禁食、抑酸、补液等治疗后穿孔愈合。所有患者在随访期内未见肿瘤复发。由此可见，ESD及ESTD剥除食管大面积黏膜病变安全、有效，具有出血及穿孔等并发症发生率低、完整切除率高、复发率低的优势。在ESD治疗过程中，我们发现已经剥离的食管黏膜不仅不能保持周围黏膜的牵拉张力，而且会塌陷阻挡部分管腔，影响黏膜下注射效果，使得手术视野阻挡、手术难度增加、手术时间延长，并发症发生风险增加。因此为保证更安全有效地完整切除病变，我们多采用ESTD术式。ESTD利用黏膜层与固有肌层间的生理间隙建立黏膜下隧道，胃镜进入隧道后可充分暴露手术视野，清晰地显示黏膜下层血管及组织层次，有利于操作者更好地掌握切开深度，减少血管及肌层损伤，从而降低术中出血及穿孔发生率[9]。其次，镜身前段进入隧道后注入的CO_2可协助钝性分离黏膜层，减少黏膜下注射的次数，提高手术效率。本研究中ESD组剥离速度为(14.84 ± 2.18) mm²/min，ESTD组剥离速度为(18.75 ± 3.40) mm²/min，再一次证实了ESTD治疗大面积食管病变的高效性。

本研究中有45例（84.90%）患者出现了术后发热，其中低热（体温<38.1 ℃）占大多数（66.67%），43例在术后2 d内体温降至正常，术后血象未见明显异常；2例患者因合并肺部感染体温持续较高，经抗感染治疗后逐渐降至正常。我们推测这种术后短期内体温升高可能与术中烧灼的坏死组织及血液成分吸收有关，无需特殊处理，但合并感染时需尽早抗感染治疗。

食管狭窄是食管黏膜剥离后的严重并发症，本研究中食管狭窄发生率为24.53%（13/53）。通过单因素分析，发现病变长度≥4 cm、剥离面积≥10 cm²、手术时间≥70 min、环周程度≥3/4是食管狭窄发生的危险因素，这一结果与相关文献报道的结论相一致[10,11]。多因素分析显示，病变环周程度与手术时间是食管狭窄的相关危险因素。食管狭窄的常见内镜下治疗方法有内镜下球囊扩张术、临时支架植入术及局部激素注射等。本研究中13例术后食管狭窄患者因吞咽困难均于术后1～2个月接受了内镜下干预，其中，9例（69.23%）患者在进行了≤3次的内镜下球囊扩张术后吞咽困难明显缓解，4例患者进行了≥4次的内镜下球囊扩张术并同时接受了1或2次的食管支架置入术，1例患者行扩张12次及支架置入2次后吞咽困难仍无有效缓解，需接受更多治疗。

切缘残留是ESD及ESTD术后的另一主要并发症，文献报道的ESD术后切缘阳性率为3.0%～17%[5,12,13]，本研究中切缘残留率为15.1%（8/53），切缘癌累及率为1.88%（1/53）。发现仅侧切缘病变残留时，我们均详细了解术后标本的完整病理情况，明确标本主体已癌变还是仅为高级别上皮内瘤变；重新核对阅读内镜手术图片，确认术前标记的病变及其周围的微型病灶是否完整切除，根据每例患者的不同情况决定下一步治疗方案。本研究中7例侧切缘残留者经确认术前病变均完整切除，遂行严密随访。术后切除病变基底切缘残留时，需综合患者一般情况、病理分型及患者意愿等选择追加外科手术和/或放化疗，本研究中1例基底癌累及者追加了外科手术。通过多因素分析，我们发现，术后切缘残留与病变面积相关（OR为1.145，95%CI为1.013～1.294），这与Wen等[14]的报道相一致，其认为病变面积越大，浸润层次越深，切缘阳性率越高。关于切缘阳性的处理，目前尚无统一指南。Sekiguchi等[15]随访了76例早期胃癌ESD术后侧切缘残留的患者，发现侧切缘残留长度≥6 mm是局部复发的独立危险因素，对于侧切缘残留≥6 mm的患者，其主张术后早期行二次ESD。

综上，ESD及ESTD是治疗早期食管癌及癌前病变的一种有效、安全的手术方式，出血、穿孔发生率低，手术创伤小，术后恢复快。但其在治疗大面积食管病变时，易发生食管狭窄及切缘残留等并发症，需积极预防及治疗。

参 考 文 献

1 陈万青，郑荣寿，曾红梅，等. 2011年中国恶性肿瘤发病和死亡分析. 中国肿瘤，2015，24（1）：1-10.

2 CHOI J H, KIM E S, LEE Y J, et al. Comparison of quality of life and worry of cancer recurrence between

endoscopic and surgical treatment for early gastric cancer. Gastrointest Endosc, 2015, 3582 (2): 299-307.

3 马丹, 杨帆, 廖专, 等. 中国早期食管癌筛查及内镜诊治专家共识意见 (2014 年, 北京). 中国实用内科杂志, 2015, 35 (4): 320-337.

4 MAIER A, TOMASELLI F, GEBHARD F, et al. Palliation of advanced esophageal carcinoma by photodynamic therapy and irradiation. Ann Thorac Surg, 2000, 69 (4): 1006-1009.

5 JOO D C, KIM G H, PARK DO Y, et al. Long-term outcome after endoscopic submucosal dissection in patients with superficial esophageal squamous cellcarcinoma: a single-center study. Gut Liver, 2014, 8 (6): 612-618.

6 PIMENTEL-NUNES P, DINIS-RIBEIRO M, PONCHON T, et al. Endoscopic submucosal dissection: European Society of Gastrointestinal Endoscopy (ESGE) Guideline. Endoscopy, 2015, 47 (9): 829-854.

7 翟亚奇, 令狐恩强, 李惠凯, 等. 内镜下隧道式与常规黏膜剥离术治疗食管大面积浅表性肿瘤的对比研究. 南方医科大学学报, 2014, 34 (1): 36-40.

8 令狐恩强, 杨杰, 张永潮, 等. 利用经口隧道技术切除 2.5 cm以上病变的可行性研究. 中华腔镜外科杂志 (电子版), 2011, (5): 394-396.

9 WANG L, REN W, ZHANG Z, et al. Retrospective study of endoscopic submucosal tunnel dissection (ESTD) for surgical resection of esophageal leiomyoma. Surg Endosc, 2013, 27 (11): 4259-4266.

10 ONO S, FUJISHIRO M, NIIMI K, et al. Predictors of postoperative stricture after esophageal endoscopic submucosal dissection for superficial squamous cell neoplasms. Endoscopy, 2009, 41 (8): 661-665.

11 KATADA C, MUTO M, MANABE T, et al. Esophageal stenosis after endoscopic mucosal resection of superficial esophageal lesions. Gastrointest Endosc, 2003, 57 (2): 165-169.

12 ONO S, FUJISHIRO M, KOIKE K. Endoscopic submucosal dissection for superficial esophageal neoplasms. World J Gastrointest Endosc, 2012, 4 (5): 162-166.

13 REPICI A, HASSAN C, CARLINO A, et al. Endoscopic submucosal dissection in patients with early esophageal squamous cell carcinoma: results from a prospective Western series. Gastrointest Endosc, 2010, 71 (4): 715-721.

14 WEN J, LINGHU E, YANG Y, et al. Relevant risk factors and prognostic impact of positive resection margins after endoscopic submucosal dissection of superficial esophageal squamous cell neoplasia. Surg Endosc, 2014, 28 (5): 1653-1659.

15 SEKIGUCHI M, SUZUKI H, ODA I, et al. Risk of recurrent gastric cancer after endoscopic resection with a positive lateral margin. Endoscopy, 2014, 46 (4): 273-278.

编辑 汤 洁

内镜经黏膜下隧道切除术治疗上消化道黏膜下肿瘤的研究[*]

秦金玉[1,2]，罗斌阳[1]，郭天娇[1]，王一平[1]，吴俊超[1]，王显坤[2]，甘　涛[1△]

1. 四川大学华西医院 消化内科（成都 610041）；2. 西藏琼结县人民医院 消化内科（山南 856800）

【摘要】　目的　探讨上消化道黏膜下肿瘤（SMTs）的病变部位、来源层次、肿瘤大小在内镜经黏膜下隧道切除术（STER）的各个环节如何影响 STER 的成功率及并发症发生率。方法　收集 2014 年 1 月 1 日至 2015 年 6 月 30 日在四川大学华西医院内镜中心行 STER 治疗的 31 例上消化道 SMTs 患者的临床资料并进行分析。结果　31 例上消化道 SMTs 中，29 例（93.5%）完成肿瘤切除，失败的 2 例均为胃部肿瘤。完成切除的 29 例患者食管与胃黏膜下肿瘤隧道建立时间分别为（13.76±9.70）min、（32.00±27.35）min，$P=0.045$；黏膜层与固有肌层 SMTs 的肿瘤切除时间分别为（17.50±9.06）min、（36.24±15.68）min，$P=0.004$；肿瘤最大径<2.0 cm 与≥2.0 cm 的 SMTs 切除时间分别为（25.78±12.13）min、（39.73±19.23）min，$P=0.023$。31 例 STER 患者在术中或术后出现并发症共 6 例（19.4%），均为胃部肿瘤，肿瘤均来源于固有肌层。结论　上消化道 SMTs 的部位、来源层次及肿瘤大小可影响 STER 的不同手术阶段耗用时间，亦是影响手术成功率及并发症发生率的重要因素。

【关键词】　内镜经黏膜下隧道切除术　黏膜下肿瘤　上消化道

Factors Associated with Successful Submucosal Tunneling Endoscopic Resection Treatment for Upper Gastrointestinal Submucosal Tumors　*QIN Jin-yu*[1,2]，*LUO Bin-yang*[1]，*GUO Tian-jiao*[1]，*WANG Yi-ping*[1]，*WU Jun-chao*[1]，*WANG Xian-kun*[2]，*GAN Tao*[1△]．　*1. Department of Gastroenterology，West China Hospital，Sichuan University*，Chengdu 610041，China；2. *Department of Gastroenterology，Qiongjie People's Hospital of Tibet*，Shannan 856800，China

△ Corresponding author，E-mail：gantao111@aliyun.com

【Abstract】　Objective　To determine the influence of location，depth and size of upper gastrointestinal (GI) submucosal tumors (SMTs) on the success of submucosal tunneling endoscopic resection (STER). Methods　Patient records of 31 cases with upper GI SMTs who had STER between Jan. 1，2014 and June 30，2015 in West China Hospital of Sichuan University were retrieved. The success of STER was determined by its efficiency，complete resection rate，and incidence of complications. Results　Of the 31 cases，29 were treated successfully，with an average of (13.76±9.70) min and (32.00±27.35) min for tunnel formation of esophageal and stomach mucosal tumors respectively ($P=0.045$). The 2 unsuccessful cases were gastric tumors. SMTs resection for mucous layer and muscularis propria took (17.50±9.06) min and (36.24±15.68) min，respectively ($P=0.004$). SMTs resection for tumors diameter <2.0 cm and ≥2.0 cm took (25.78±12.13) min and (39.73±19.23) min，respectively ($P=0.023$). Six cases of gastric tumors from muscularis propria had complications (19.4%) during or after surgery. Conclusion　Location，depth and size of upper GI SMTs has implications on duration of different STER stages，which may determine complete resection rate and incidence of complications.

【Key words】　Submucosal tunneling endoscopic resection　Submucosal tumors　Upper gastrointestinal

　　上消化道黏膜下肿瘤（submucosal tumors，SMTs）是指主要来源于黏膜肌层、黏膜下层及固有肌层的一类非上皮性间叶组织肿瘤，包括平滑肌瘤、间质瘤、神经内分泌肿瘤、脂肪瘤、纤维瘤等。近年来，随着内镜技术的提高及超声内镜的普及，消化道 SMTs 的诊断率逐年上升，内镜用于切除上消化道 SMTs 的技术也得

　　* 四川省科技厅科技支撑计划项目（No. 2014SZ0002-2，No. 2015SZ0123）资助

　　△ 通信作者，E-mail：gantao111@aliyun.com

到了快速发展。内镜下切除上消化道 SMTs 的方式较多，如内镜黏膜下剥离术（endoscopic submucosal dissection，ESD）[1]、内镜黏膜下挖除术（endoscopic submucosal excavation，ESE）[2]、内镜下全层切除术（endoscopic full-thickness resection，EFR）[3]及内镜经黏膜下隧道切除术（submucosal tunneling endoscopic resection，STER）[4]等。其中，STER 因其完整切除率高及术后切口愈合快，视野清楚，可有效预防术中出血、降低穿孔及减少继发性纵隔感染等优点，得到了消化界较一致的认可。为了进一步优化 STER 技术切除上消化道 SMTs、探索手术过程中及术后的影响因素，本研究从上消化道 SMTs 的病变部位、来源层次、肿瘤大小三个方面进行了分析。

1 对象及方法

1.1 病例来源及临床资料

纳入 2014 年 1 月 1 日至 2015 年 6 月 30 日在四川大学华西医院消化内镜中心行 STER 治疗的 31 例上消化道 SMTs 患者，其中男性 8 例，女性 23 例，年龄 29～67 岁，平均年龄（50.5±10.1）岁。31 例患者中 29 例表现为不同程度的吞咽困难、返酸、烧心、呕血、呃逆、腹胀及腹痛等症状中的一个或多个，12 例合并高血压、2 型糖尿病、胆管多发结石、肝血管瘤、肝功能损伤、低蛋白血症、腔隙性脑梗塞等疾病中的一个或多个疾病。

1.2 纳入与排除标准

纳入标准：①肿瘤大小：1.0 cm≤肿瘤最大径≤5.0 cm；②超声内镜及 CT 提示肿瘤边界清楚，未侵犯到食管和胃以外的器官组织；③CT 提示无胸腹腔及淋巴结转移征象；④无不能耐受内镜手术合并症及麻醉禁忌证；⑤所有纳入病例均为同一手术团队的病例；⑥患者同意手术并签署手术同意书。

排除标准：①肿瘤最大径＞5.0 cm 或＜1.0 cm；②超声内镜及 CT 提示肿瘤包膜不完整；③来源于固有肌深层或浆膜层、向腔外或大部向腔外生长；④CT 提示有胸腹腔及淋巴结转移征象；⑤不能耐受内镜手术及麻醉禁忌证。

本研究已获四川大学华西医院伦理委员会批准〔伦理号：2015 年审（63）号；2015 年审（81）号〕。

1.3 主要仪器及型号

电子胃镜（GIF-Q260J，Olympus）、主机（OLYMPUS CLV-260SL）、透明黏膜吸套（D-201-11804，Olympus）、Hook 刀（KD-620LR，Olympus）、IT 刀（KD-611L，Olympus）、高频止血钳（FD-410LR，Olympus）、息肉勒除器（SAS-1-S，Wilson-Cook Medical Incorporated）、金属钛夹持放器（HX-110UR，Olympus）、金属钛夹（HX-610-135，Olympus）、内镜下注射针（NM-200U-0423，Olympus）、VIO200D 高频发生器（ERBE）、APC2 氩等离子体凝固器（ERBE）、CO_2 气泵（UCR，Olympus）。

1.4 手术方式及步骤

入院后完善血常规、凝血常规、肝肾功、输血前全套、心电图、超声内镜和胸部/上腹部增强 CT 等检查，以明确能否内镜下切除及评估手术难度。术前 24 h 进食少渣易消化食物及禁食、禁饮 8 h，全麻及气管插管下取左侧卧位，行 STER。手术全程给予低流量面罩氧气吸入、监测血氧饱和度及心电监护，充气为 CO_2。

电子治疗胃镜先端安装透明帽后经口进入食管或胃，确定肿瘤所在部位，在距肿瘤直线距离 4.0～5.0 cm 处口侧注射 2～3 mL 混合溶液（1∶10 000 肾上腺素 1 mL＋玻璃酸钠 15 mL＋甘油果糖250 mL＋靛胭脂 2.5 mL），使黏膜充分隆起；先用针状切开刀纵向开窗，开窗长 1.5～2.0 cm，充分暴露黏膜下层；将胃镜先端从所开窗口置入黏膜下层，通常选用 IT 刀于黏膜层与固有肌层间向肿瘤部位建立隧道，必要时选用 Hook 刀、Dual 刀剥离，边建立隧道边行黏膜下注射，直至到达肿瘤处，完整剥离瘤体取出体外送病理及免疫组织化学检查，仔细观察隧道内是否出血、穿孔及隧道黏膜面是否破损，最后采用金属钛夹封闭隧道口。

1.5 统计学方法

计数资料用例数（%）表示，计量资料用 $\bar{x}\pm s$ 表示。采用 t 检验进行统计分析，$P＜0.05$ 为差异有统计学意义。

2 结果

2.1 内镜手术情况

31 例 SMTs 患者接受 STER 治疗，术中建立隧道至病变处，29 例见白色瘤体（4 例表面血管丰富），1 例未见瘤体包膜（瘤体来源于固有肌深层，向腔外生长），1 例术中未找到瘤体。所见 30 例瘤体来源于固有肌层 22 例，黏膜肌层 6 例，黏膜下层 2 例，最大径 1.0~6.0 cm。

29 例顺利完成病灶切除，手术成功率为 93.5%（29/31），其中 28 例瘤体均一次性完整切除，一次性完整切除率为 96.6%（28/29）。切除瘤体形态各异，其中球形 13 例，棒状 7 例，短棒状 6 例，虾、J 字、镰刀形各 1 例。整块瘤体的标本 27 例，其余 2 例为多块（1 例瘤体约 6.0 cm，用圈套器分块切除，另 1 例瘤体 4.0 cm×3.5 cm×3.5 cm，病变位于胃体，切除瘤体不能通过贲门，用圈套器机械切割为 3 块取出）。手术失败 2 例（2/31，6.5%），1 例因肿瘤来源于固有肌层深部，最大径约 3.5 cm，若切除病变必会导致较大固有肌层穿孔，增加腹腔感染率及瘤体取出困难，故放弃内镜手术转外科治疗，外科术中见一约 3.5 cm×3.5 cm×3.5 cm 球形隆起，来源于固有肌层，大部向腔外生长；失败的另 1 例来源于固有肌层，术中见黏膜下血管丰富，建立隧道过程中反复出血，量为 80~120 mL，严重影响视野，无法寻找到病变，被迫终止内镜手术。因该例肿瘤最大径约 1.0 cm，给予出院随访观察。

成功切除 SMTs 29 例的总手术时间为 11~156 min，平均（63.13±33.88）min。我们将手术过程分为 4 个阶段：①隧道建立（从开窗到隧道建立至瘤体处的操作过程）29 例，5~84 min，平均（21.3±20.8）min；②肿瘤切除（开始剥离瘤体到完整切除瘤体的操作过程）29 例，5~81 min，平均（31.1±16.4）min；③隧道内处理（切除瘤体后观察隧道是否出血、穿孔及止血和处理暴露血管到开始封闭隧道口的过程）25 例（4 例因隧道黏膜面破损，未保留隧道），1~18 min，平均（6.56±4.62）min；④封闭隧道口（从夹第一枚钛夹到最后一枚钛夹夹闭隧道口完成的操作过程）25 例，2~12 min，平均（5.12±2.63）min。

31 例 STER 患者在术中或术后出现并发症共 6 例，均为胃部肿瘤，其中术中穿孔 2 例、术后穿孔 2 例、出血及贲门撕裂各 1 例。总并发症发生率为 19.4%（6/31）。各部位并发症的分布见表 1。

表 1 并发症与部位的关系

Table 1 Incidence of complications and location of tumors

Location	Case	Complication			
		Perforate	Hemorrhage	Laceration of cardia	Overlapped
Esophagus	17	0	0	0	0
Cardia	1	0	0	0	0
Fundus of stomach	8	3	0	0	1*
Gastric body	4	0	1	0	0
Gastric antrum	1	0	0	1	0
Total	31	3	1	1	1

* Hemorrhage and perforate of fundus of stomach

2.2 影响 STER 过程的因素

2.2.1 肿瘤部位对 STER 过程的影响 成功切除的 29 例上消化道 SMTs 位于食管 17 例，胃 12 例。由表 2 可见，病变部位与隧道建立时间有关（$P=0.045$），病变部位位于胃的隧道建立时间明显长于病变部位位于食管的病例；但不影响 SMTs 切除所用时间（$P=0.837$）、隧道处理时间（$P=0.682$）、封闭隧道口的时间（$P=0.976$）。

表 2 STER 治疗不同部位 SMTs 过程耗用时间（min）的比较

Table 2 Duration of STER stages (min) experienced by patients with different locations of SMTs

STER stage	Esophagus	Stomach	P
Tunnel formation	13.76±9.70	32.00±27.35	0.045*
SMTs resection	30.53±19.71	31.83±10.86	0.837*
Tunnel processing	6.21±4.48	7.00±4.98	0.682#
Tunnel portal closing	5.21±3.07	5.18±2.09	0.976#

* 17 cases of esophageal and 12 cases of stomach were involved in the analysis；# 14 cases of esophageal and 11 cases of stomach were involved in the analysis

2.2.2 肿瘤来源层次对 STER 过程的影响 成功切除的 29 例 SMTs 8 例来源于黏膜肌层和黏膜下层（3 例术后未保留隧道），来源于固有肌层 21 例（1 例术后未保留隧道）。由表 3 可见，病变来源层次与 SMTs 切除时间有关（$P = 0.004$），来源于固有肌层病变的切除时间明显长于来源于黏膜肌层和黏膜下层的病变；但不影响隧道建立时间（$P = 0.139$）、隧道处理时间（$P = 0.087$）、封闭隧道口的时间（$P = 0.353$）。

表 3 STER 治疗不同来源层次 SMTs 过程耗用时间（min）的比较
Table 3 Duration of STER（min）stages experiences by patients with different depth of SMTs

STER stage	Muscularis mucosa and submucosa	Muscularis propria	P
Tunnel formation	12.00±8.99	24.86±22.97	0.139*
SMT resection	17.50±9.06	36.24±15.68	0.004*
Tunnel processing	3.40±1.95	7.35±4.78	0.087#
Tunnel portal closing	4.20±1.79	5.45±2.78	0.353#

* 8 cases of muscularis mucosa and submucosa and 21 cases of muscularis propria were involved in the analysis; # 5 cases of muscularis mucosa and submucosa and 20 cases of muscularis propria were involved in the analysis

2.2.3 肿瘤大小对 STER 过程的影响 将成功切除的 29 例 SMTs 分为 <2.0 cm 与 ≥2.0 cm 两组：SMTs <2.0 cm 18 例，平均最大径（1.41±0.45）cm（3 例未保留隧道）；≥2.0 cm 11 例，平均最大径（3.40±1.29）cm（1 例未保留隧道）。由表 4 可见，肿瘤大小与 SMTs 切除时间（$P = 0.023$）及封闭隧道口的时间（$P = 0.010$）有关，最大径 ≥2.0 cm 的病变明显长于最大径 <2.0 cm 的病变；但不影响隧道建立时间（$P = 0.130$）及隧道处理时间（$P = 0.643$）。

表 4 STER 治疗不同肿瘤直径 SMTs 过程耗用时间（min）的比较
Table 4 Duration of STER stages（min）experienced by patients with different diameter of SMTs

STER stage	Tumor diameter		P
	<2.0 cm	≥2.0 cm	
Tunnel formation	16.72±12.77	28.82±28.81	0.130*
SMT resection	25.78±12.13	39.73±19.23	0.023*
Tunnel processing	6.20±4.99	7.10±4.20	0.643#
Tunnel portal closing	4.13±2.03	6.80±2.70	0.010#

* 18 cases of SMTs <2.0 cm and 11 cases of SMTs ≥2.0 cm were involved in the analysis; # 15 cases of SMTs <2.0 cm and 10 cases of SMTs ≥2.0 cm were involved in the analysis

2.3 STER 术后病理

29 例 STER 完成 SMTs 切除及 1 例转外科手术切除，其中平滑肌瘤 21 例（来源于黏膜肌层 6 例、黏膜下层 1 例、固有肌层 14 例），占 SMTs 的 70.0%（21/30），脂肪瘤（来源于黏膜下层）、钙化性纤维性假瘤（来源于固有肌层）及病理类型不明确梭形细胞瘤（来源于固有肌层）各 1 例，均占 3.3%（1/30），间质瘤 6 例（来源于固有肌层），占 20%（6/30）。

2.4 随访情况

术后第 1 月、3 月、6 月、12 月、18 月门诊及内镜随访，随访时间为 2～17 个月，平均 9.8 个月，均未见复发。

3 讨论

近年来随着内镜技术的不断提高，先后出现了如 ESD、ESE、EFR 及 STER 等内镜治疗 SMTs 的手术方式。ESD 切除固有肌层来源肿瘤的完整切除率为 65%～74%[5]；ESE[6] 与 EFR[3] 对 SMTs 有较高的完整切除率，分别为 95.6% 和 100%，然而其并发症如穿孔、出血及继发纵隔感染等发生率高且严重[7]。ESD 的穿孔率为 20%[8]，ESE 的穿孔率为 10.3%[6]，EFR 是全层切除，从而限制了其临床应用。2010 年 Inoue 等[9] 应用经口内镜下肌切开术（peroral endoscopic myotomy，POEM）治疗贲门失弛缓症获得成功。受 POEM 的启发，2010 年 Xu 等[4] 率先应用 STER 切除食管固有肌层来源肿瘤的手术获得成功。至今，STER 已成为一种治疗上消化道 SMTs 的新技术[4,10]。该技术将隧道建立在黏膜层与固有肌层间，边建立隧道边注射，视野清晰，能有效提高完整切除率、降低出血及穿孔率等。近期文献[11-14] 报道，STER 的完整切除率为 83.3%～100%，本研究手术成功率为 93.5%，与杨弘鑫等[15] 外科手术成功率（335/349，96.0%）相似，明显高于 ESD 治疗上消化道 SMTs 的 65%～74%[5]。由于 STER 治疗 SMTs 优点突出，得到了国内外内镜专家的广泛认可。目前，STER 作为内镜下治疗 SMTs 的主要方法之一应用于临床。

本研究采用操作时间的长短、手术的成功率、并发症的发生率等指标来衡量 STER 在切除上消化道 SMTs 每个阶段的难易程度。结果发现，对于不同部位的上消化道 SMTs，胃 SMTs 隧道建立时间较食管延长（$P = 0.045$）。手术失败的 2 例均为胃部肿瘤，分别在胃底及胃体小弯，建立隧道分别用时 47 min、59 min，均大于成功切除的病例耗时。其余手术时段差异无统计学意义。术中及术后共发生并发症 6 例，亦均为胃部肿瘤，其中胃底 SMTs 4 例、胃体及胃窦各 1 例。由此我们意识到，STER 切除胃部 SMTs 较食管部位的手术难度更大。首先，STER 治疗胃 SMTs 时往往需要大幅度调节角度钮，尤其在进行胃底及胃体小弯侧肿瘤治疗时，因而明显增加了手术操作难度，进而增加了手术时间及并发症的发生率。其次，食管腔呈柱状，较胃腔狭小，不易迷失方向，且手术过程中不断注气使胃腔更大，在建立隧道时，常需反复确认隧道方向，判断是否偏离病变方向，这也增加了胃 SMTs 行 STER 的治疗难度。

肿瘤的来源层次是影响 STER 肿瘤切除难度的关键因素之一。本组 31 例患者中肿瘤来源于黏膜肌层和黏膜下层共 8 例，固有肌层 23 例。8 例黏膜肌层和黏膜下层来源肿瘤均成功切除，手术成功率为 100%；固有肌层来源的肿瘤成功切除 21 例，成功切除率为 91.3%（21/23）。在 STER 手术过程中，切除固有肌层来源肿瘤的时间长于切除黏膜肌层和黏膜下层肿瘤的时间（$P=0.004$）。23 例固有肌层来源肿瘤切除共发生并发症 6 例，并发症发生率为 26.1%。分析原因为肿瘤来源于固有肌层，剥离瘤体更容易损伤固有肌层并造成穿孔；其次，瘤体与固有肌层间组织致密，组织间注射无法将其分离，因此在剥离瘤体过程中手术视野受影响，即使手术医师更加仔细，但穿孔与出血的风险仍增加。因此认为，STER 切除固有肌层 SMTs 难于黏膜层 SMTs。

另一个影响 STER 治疗 SMTs 的客观因素是病变的大小。本研究表明，SMTs 切除时间与肿瘤的大小有关，SMTs 最大径越大，病变切除时间和封闭隧道口的时间越长（$P=0.023$，$P=0.010$）。这多由于 SMTs 的最大径越大，病变需要切除的表面积越大以及操作空间相对越小越有限、手术视野越差的缘故，STER 切除难度、手术时间以及出血及穿孔的风险均明显增加；其次，STER 切除 SMTs 时瘤体越大，隧道口的开口需要越大，导致封口的时间也明显延长。

近年文献[4,12,14,16,17]报道 STER 治疗 SMTs 的并发症在 9.4%～21.0%。本组病例的并发症发生率为 19.4%。本研究认为，SMTs 的部位、来源层次与并发症发生率密切相关；SMTs 大小、手术医师对 STER 的掌握熟练程度与并发症发生率也有一定的关系。

STER 是近年来在 ESD、ESE 及 POEM 等基础上发展起来的内镜新技术，其治疗 SMTs 保留了完整黏膜面，切口距肿瘤 4～5 cm，可有效预防穿孔所致的气体及液体渗漏。此外，STER 术中视野清晰，可以对黏膜下血管进行预处理，有效地降低了术中出血。刘莹[16]的研究认为 STER 术中出血为 7.1%，ESD 为 17.6%；Jeon 等[18]报道 ESD 术中出血高达 12%；本研究 STER 术中出血为 6.5%。据此，我们认为 STER 与 ESD 相比，可有效降低术中出血率。

STER 治疗上消化道 SMTs 较 ESD 完整切除率高、术中出血率低，而且还可有效避免 ESE 及 EFR 所致的严重并发症，得到了内镜学专家的广泛认可，有取代 ESD、ESE 及 EFR 治疗上消化道 SMTs 的趋势。目前 STER 尚缺乏长期随访资料，其远期疗效与安全性需进一步跟踪评估。

参 考 文 献

1　GOTODA T, KONDO H, ONO H, et al. A new endoscopic mucosal resection procedure using an insulation-tipped electrosurgical knife for rectal flat lesions: report of two cases. Gastrointest Endosc, 1999, 50 (4): 560-563.

2　周平红，姚礼庆，秦新裕，等. 内镜黏膜下剥离术治疗 20 例胃肠道间质瘤. 中华胃肠外科杂志，2008，11 (3): 219-222.

3　ZHOU P H, YAO L Q, QIN X Y, et al. Endoscopic full-thickness resection without laparoscopic assistance for gastric submucosal tumors originated from the muscularis propria. Surg Endosc, 2011, 25 (9): 2926-2931.

4　XU M D, CAI M Y, ZHOU P H, et al. Submucosal tunneling endoscopic resection: a new technique for treating upper GI submucosal tumors originating from the muscularis propria layer (with videos). Gastrointest Endosc, 2012, 75 (1): 195-199.

5　ABE N, TAKEUCHI H, OOKI A, et al. Recent developments in gastric endoscopic submucosal dissection: towards the era of endoscopic resection of layers deeper than the submucosa. Dig Endosc, 2013, 25 (Suppl 1):

64-70.

6　ZHANG Y, YE L P, ZHU L H, *et al*. Endoscopic muscularis excavation for subepithelial tumors of the esophagogastric junction originating from the muscularis propria layer. Dig Dis Sci, 2013, 58 (5)：1335-1340.

7　WANG H, TAN Y, ZHOU Y, *et al*. Submucosal tunneling endoscopic resection for upper gastrointestinal submucosaltumors originating from the muscularis propria layer. Eur J Gastroenterol Hepatol, 2015, 27 (7)：776-780.

8　PROBST A, GOLGER D, ARNHOLDT H, *et al*. Endoscopic submucosal dissection of early cancers, flat adenomas, and submucosal tumors in the gastrointestinal tract. Clin Gastroenterol Hepatol, 2009, 7 (2)：149-155.

9　INOUE H, MINAMI H, KOBAYASHI Y, *et al*. Peroral endoscopic myotomy (POEM) for esophageal achalasia. Endoscopy, 2010, 42 (2)：265-271.

10　INOUE H, IKEDA H, HOSOYA T, *et al*. Submucosal endoscopic tumor resection for subepithelial tumors in the esophagus and cardia. Endoscopy, 2012, 44 (3)：225-230.

11　The ESMO/European Sarcoma Network Wording Group. Gastrointestinal stromal tumors：ESMO Clinical Practice Guidelines for diagnosis, treatment and follow-up. Ann Oncol, 2012, 23 (Suppl 7)：vii49-vii55.

12　GONG W, XIONG Y, ZHI F, *et al*. Preliminary experience of endoscopic submucosal tunnel dissection for upper gastrointestinal submucosal tumors. Endoscopy, 2012, 44 (3)：231-235.

13　LIU B R, SONG J T, KONG L J, *et al*. Tunneling endoscopic muscularis dissection for subepithelial tumors originating from the muscularis propria of the esophagus and gastric cardia. Surg Endosc, 2013, 27 (11)：4354-4359.

14　YE L P, ZHANG Y, MAO X L, *et al*. Submucosal tunneling endoscopic resection for small upper gastrointestinal subepithelial tumors originating from the muscularis propria layer. Surg Endosc, 2013, 28 (2)：524-530.

15　杨弘鑫，陈海宁，张波，等. 349 例胃肠道间质瘤的预后影响因素分析. 四川大学学报（医学版），2013，44（1）：155-158.

16　刘莹. 内镜经黏膜下隧道肿瘤切除术治疗上消化道黏膜下肿瘤的探讨. 济南：山东大学医学院，2014.

17　WANG X Y, XU M D, YAO L Q, *et al*. Submucosal tunneling endoscopic resection for submucosal tumors of the esophagogastric junction originating from the muscularis propria layer：a feasibility study (with videos). Surg Endosc, 2014, 28 (6)：1971-1977.

18　JEON S W, JUNG M K, CHO C M, *et al*. Predictors of immediate bleeding during endoscopic submucosal dissection in gastric lesions. Surg Endosc, 2009, 23 (9)：1974-1799.

编辑　余　琳

表浅食管鳞癌淋巴结转移规律探讨*

苏　畅[1,2]，朱林林[1]，冯　丽[1]，郭天骄[1]，甘　涛[1△]，杨锦林[1]，吴俊超[1]，王一平[1]

1. 四川大学华西医院 消化内科（成都 610041）；2. 武警四川总队成都医院 消化内科（成都 610041）

【摘要】　目的　根据外科食管癌根治术后病理结果，分析表浅食管鳞癌淋巴结转移情况，预测 T_1 期食管鳞癌淋巴结转移的可能性及内镜下治疗的可行性。方法　回顾性分析 344 例行食管鳞癌根治术并经病理确诊的早期食管鳞癌患者的临床资料，比较有/无淋巴结转移早期食管鳞癌患者的临床病理特征，对其与淋巴结转移的相关性进行单因素、多因素分析，估计淋巴结转移的风险。结果　单因素分析显示，肿瘤大小（$P=0.004$）、浸润深度（$P=0.009$）、分化程度（$P=0.030$）和淋巴管肿瘤浸润（$P=0.002$）与淋巴结转移有关；多因素分析结果显示肿瘤直径（$P=0.007$）、浸润深度（$P=0.003$）、分化程度（$P<0.050$）和淋巴管肿瘤侵润（$P<0.001$）为淋巴结转移的独立危险因素。结论　肿瘤直径＜3 cm 的高/中分化黏膜内鳞癌患者淋巴结转移风险小，有行内镜切除术的绝对适应证；肿瘤直径≥3 cm 的高、中、低分化黏膜内鳞癌患者淋巴结转移风险大，如行内镜切除术，需关注术后病理及随访。

【关键词】　表浅食管癌　淋巴结转移　临床病理特征

Risk Factors of Lymph Node Metastasis in Superficial Esophageal Squamous Cell Carcinoma　*SU Chang*[1,2]，*ZHU Lin-lin*[1]，*FENG Li*[1]，*GUO Tian-jiao*[1]，*GAN Tao*[1△]，*YANG Jin-lin*[1]，*WU Jun-chao*[1]，*WANG Yi-ping*[1]．　1. *Department of Gastroenterology*，*West China Hospital*，*Sichuan University*，Chengdu 610041，China；2. *Department of Gastroenterology*，*the General Unit of Armeal Dolice Hospital of Chengdu*，Chengdu 610041，China

△ Corresponding author，E-mail：gantao111@aliyun.com

【Abstract】　**Objective**　To analysis the risk factors of lymph node metastasis（LNM）in superficial esophageal squamous cell carcinoma（SESCC）. **Methods**　The clinical data and pathological results of 344 SESCC patients，who underwent surgical treatments between January 2009 and December 2013 in West China Hospital，Sichuan University，were analyzed retrospectively. Clinicopathologic characteristics were compared between different histological types，and their possible relationships with LNM were explored by univariate and multivariate analysis. **Results**　There were no LNM found in the patients with tumor limited to the mucous，tumor diameter ＜3 cm，highly and moderate differentiated SESCC. Univariate analysis showed that tumor diameter（$P=0.004$），depth of tumor invasion（$P=0.009$），histological type（$P=0.030$）and lymphatic involvement（$P=0.002$）were correlated with LNM. Multivariate analysis revealed that tumor diameter（$P=0.007$），depth of tumor invasion（$P=0.003$），histological type（$P=0.010$）and lymphatic involvement（$P<0.001$）were independent risk factors of LNM. **Conclusion**　To the patients with low risk of LNM，such as tumor limited to the mucous，tumor diameter ＜3 cm，and highly and moderate differentiation，endoscopic excision may be considered as an absolute indications.

【Key words】　Superficial esophageal squamous cell carcinoma　Lymph node metastasis　Clinical pathological features

　　食管癌是发病率、死亡率较高的恶性肿瘤，近年来在欧美国家呈不断上升趋势[1]，在我国恶性肿瘤的发病率、死亡率分别排在第 5、第 4 位，以鳞状细胞癌为主，占 90% 以上[2]，故而食管鳞癌的早期诊断、治疗对于提高患者生存率尤为重要。近年来，随着染色内镜、放大内镜、超声内镜等内镜新技术的不断开展及内镜

* 四川省科技厅科技支撑计划项目（No. 2015SZ0123）资助

△ 通信作者，E-mail：gantao111@aliyun.com

医师诊断水平的提高，越来越多的表浅食管癌被发现，并得到准确的诊断。与此同时，随着微创技术的发展，尤其是内镜下黏膜切除术（endoscopic mucosal resection，EMR）和黏膜下剥离术（endoscopic submucosal dissection，ESD）的出现，使得内镜下治疗表浅食管癌与传统的外科手术相比，除具有相同的疗效，还具有创伤小、并发症少、术后恢复快等优势，使内镜下治疗食管癌成为可能。然而，即使是表浅食管癌，其淋巴结转移仍然有可能存在[3-10]。而 EMR 和 ESD 无法进行淋巴结清扫，因此判断表浅食管癌患者有无淋巴结转移对患者治疗方式的选择显得尤为重要。本研究回顾性分析四川大学华西医院近 9 年行食管癌根治术的表浅食管癌患者的临床资料，分析表浅食管鳞癌的病理特点及其与淋巴结转移之间的关系，为制订合理治疗方案提供依据。

1 对象与方法

1.1 研究对象

收集 2005 年 1 月至 2013 年 12 月在四川大学华西医院行食管癌手术治疗的 11 078 例患者的病理资料，筛选出其中行食管癌根治术并经病理证实为表浅鳞癌的患者作为研究对象。术前接受放、化疗等其他辅助治疗或没有对淋巴结进行病理分析的病例排除在研究范围以外。

1.2 研究方法

观察指标包括患者性别、年龄、肿瘤直径、分化程度、浸润深度、是否有淋巴管浸润及淋巴结转移。浅表食管鳞癌分期根据 AJCC 第 7 版 TNM 食管鳞癌分期标准，T_{1a} 为病变局限于黏膜固有层或黏膜肌层，但未侵及黏膜下层；T_{1b} 为病变局限在黏膜下层。肿瘤大小按肉眼最大直径计算。大体类型的分型参考巴黎标准：0-Ⅰ型（隆起型）、0-Ⅱa 型（浅表隆起型）、0-Ⅱb 型（浅表平坦型）、0-Ⅱc 型（浅表凹陷型）、0-Ⅲ型（凹陷型）。我们进一步将大体类型分为 3 个亚型：隆起型（Ⅰ型和Ⅱa型）、平坦型（Ⅱb型）、凹陷型（Ⅱc型和Ⅲ型）。组织学类型根据 2000 年世界卫生组织肿瘤分期标准分为高分化鳞癌、中分化鳞癌及低分化鳞癌。

1.3 统计学方法

本研究采用卡方检验对表浅食管癌的各项临床病理特征进行比较。淋巴结转移的危险因素的单因素分析采用卡方检验和 Fisher 确切概率法。淋巴结转移的独立危险因素的多因素分析采用 logistic 回归模型。$P < 0.05$ 为差异有统计学意义。

2 结果

2.1 临床病理特征比较结果

11 078 例食管鳞癌患者中表浅食管鳞癌 344 例，占 3.1%。表浅食管鳞癌总淋巴结转移率为 12.8%（44/344），其中 T1a 转移率为 4.7%（6/126），T1b 转移率为 17.4%（38/218）。表浅食管鳞癌高分化 31 例，中分化 188 例，低分化 125 例。表 1 比较了不同组织学类型表浅食管鳞癌的临床病理特征，不同分化类型鳞癌在性别、年龄、大体类型上差异无统计学意义。其中，高分化鳞癌与低分化鳞癌相比，在肿瘤直径（$P = 0.002$）、浸润深度（$P = 0.001$）、淋巴管肿瘤浸润（$P < 0.001$）和淋巴结转移（$P = 0.020$）方面，差异有统计学意义；高分化鳞癌与中分化鳞癌相比，在肿瘤直径（$P = 0.029$）、浸润深度（$P = 0.005$）和淋巴管肿瘤浸润（$P < 0.001$）方面，差异有统计学意义，中分化鳞癌淋巴结转移率与高分化鳞癌差异无统计学意义（$P = 0.274$）；中分化鳞癌与低分化鳞癌相比在肿瘤直径（$P < 0.001$）、浸润深度（$P < 0.001$）、淋巴管肿瘤浸润（$P < 0.001$）和淋巴结转移（$P = 0.003$）方面，差异有统计学意义。

2.2 淋巴结转移的单因素分析和多因素分析结果

单因素分析显示肿瘤直径（$P = 0.007$）、浸润深度（$P < 0.001$）、分化程度（$P = 0.032$）和淋巴管肿瘤浸润（$P < 0.001$）与淋巴结转移有关。进一步采用 logistic 回归模型进行多因素分析（表 3）显示肿瘤直径（$P = 0.013$）、浸润深度（$P = 0.007$）、分化程度（$P < 0.050$）和淋巴管肿瘤浸润（$P < 0.001$）为淋巴结转移的独立危险因素。见表 2。

表1　表浅食管鳞癌患者临床特征比较〔例数（%）〕

Table 1　Demographic characteristics of the participants〔case（%）〕

Characteristic	Total	Well differentiated	Moderately differentiated	Poorly differentiated
Sex				
Male	286（83.1）	25（80.7）	149（79.2）	112（89.6）
Female	58（16.9）	6（19.3）	39（20.8）	13（10.4）
Age				
<55 yr.	92（26.7）	6（19.3）	43（22.3）	44（35.2）
≥55 yr.	252（73.3）	25（80.7）	145（77.7）	134（64.8）
Tumor diameter				
<3 cm	239（69.5）	28（85.8）	134（71.3）*	77（61.6）*
≥3 cm	105（30.5）	3（14.2）	54（28.7）	48（38.4）△
Gross type				
Promontory	84（25.3）	11（45.5）	54（28.7）	37（29.6）
Flat	79（23.0）	14（45.1）	62（32.9）	40（32.0）
Depression	181（51.7）	6（9.4）	72（35.4）	48（38.4）
Depth of tumor invasion				
Mucosa（T_{1a}）	126（36.6）	21（67.7）	77（40.9）*	28（22.4）*
Submucosa（T_{1b}）	218（63.4）	10（32.3）	111（59.1）	97（77.6）△
Lymphovascular invasion				
Yes	12（3.4）	0（0.0）	2（1.0）*	10（8.0）*
No	332（96.6）	31（100.0）	186（99.0）	115（92.0）△
Lymph node metastasis				
Yes	44（12.5）	1（3.2）	17（9.0）	26（20.8）*
No	300（87.5）	30（96.8）	171（91.0）	99（78.2）△

* $P<0.05$, vs. well differentiated; △ $P<0.05$, vs. moderately differentiated

表2　表浅食管鳞癌患者淋巴结转移的单因素分析

Table 2　Univariate analysis of lymph node metasiasis〔case（%）〕

Variable	Lymph node metasiasis No（n=300）	Yes（n=44）	P
Sex			0.802
Male	250（87.5）	36（12.5）	
Female	50（16.0）	8（14.0）	
Age			0.702
<55 yr.	78（84.8）	14（15.2）	
≥55 yr.	222（88.1）	30（11.9）	
Tumor diameter			0.007
<3 cm	229（95.7）	10（4.3）	
≥3 cm	71（70.7）	34（29.3）	
Gross type			0.302
Promontory	76（89.7）	9（10.3）	
Flat	69（86.1）	11（13.9）	
Depression	155（86.6）	24（13.4）	
Depth of tumor invasion			<0.001
Mucosa（T1a）	120（95.2）	6（4.8）	
Submucosa（T1b）	180（82.5）	38（17.5）	
Differentiation			0.032
Well differentiated	30（96.8）	1（3.2）	
Moderately differentiated	171（91.0）	17（9.0）	
Poorly differentiated	99（79.2）	26（20.8）	
Lymphovascular invasion			<0.001
Yes	8（66.7）	4（33.3）	
No	292（80.0）	40（12.0）	

2.3　联合4个独立危险因素分析 T_{1a} 淋巴结转移情况

根据表3筛选出的肿瘤直径、分化程度和淋巴管肿瘤浸润等独立危险因素对浸润深度为 T_{1a} 的患者进行分析（表4），可以看出：① T_{1a} 肿瘤均未见淋巴管肿瘤浸润。② T_{1a} 中，肿瘤直径<3 cm的高分化、中分化鳞癌均未见淋巴结转移，21例低分化鳞癌中出现1例淋巴结转移；而肿瘤直径≥3 cm的高、中、低分化鳞癌均出现淋巴结转移。

表3　表浅食管鳞癌患者淋巴结转移的多因素分析结果

Table 3　Multivariate analysis of lymph node metastasis in patients with SESCC

Variable	Odds ratio	95%confidence interval	P
Depth of tumor invasion	2.410	1.230-4.615	0.007
Tumor diameter	1.541	1.552-3.274	0.013
Differentiation			
Well differentiated	1	（ref）	
Moderately differentiated	1.542	1.230-2.615	0.026
Poorly differentiated	1.839	1.430-4.615	0.008
Lymphovascular invasion	22.312	19.204-30.145	<0.001

表4　黏膜内表浅食管鳞癌患者根据肿瘤直径、分化程度和淋巴管肿瘤浸润分析T1a淋巴结转移结果

Table 4　Analysis of lymph node metastasis in T1a according to tumor diameter, differentiation and lymphovascular invasion

Tumor diameter	Lymphovascular invasion	Differentiation	Lymph node metasiasis	
			No (n=122)	Yes (n=6)
<3 cm	No	Well differentiated	20	0
		Moderately differentiated	63	0
		Poorly differentiated	20	1
	Yes	Well differentiated	0	0
		Moderately differentiated	0	0
		Poorly differentiated	0	0
≥3 cm	No	Well differentiated	1	1
		Moderately differentiated	12	3
		Poorly differentiated	6	1
	Yes	Well differentiated	0	0
		Moderately differentiated	0	0
		Poorly differentiated	0	0

3　讨论

表浅食管癌（T1期）是指癌浸润局限于黏膜层和黏膜下层有或无淋巴结转移的食管癌[11]。近年来，随着色素内镜、窄带成像内镜、放大内镜及共聚焦显微内镜的出现和影像技术的提高，越来越多的表浅食管癌被发现。与此同时，内镜下治疗技术的提高，各种辅助器械的发明、应用，尤其是近年来ESD的深入开展，使得内镜下微创治疗表浅食管癌成为热点。内镜下微创技术治疗表浅食管癌，不仅能取得与外科手术相同的治疗效果，而且手术创伤更小、安全性相对高、住院时间缩短、费用降低，并且能明显提高患者术后生活质量，代表了早期食管癌的治疗方向，在日本已成为消化道早期黏膜肿瘤的标准治疗模式[12]。根据日本内镜诊断和治疗的指南，内镜治疗主要针对淋巴结转移（lymph node metastasis, LNM）可能性小的患者[13]。由于内镜治疗术前超声内镜及多螺旋CT对于表浅食管癌的浸润和淋巴结转移情况均存在一定的误诊率，目前术后临床病理特征仍是预测术后表浅食管癌淋巴结转移最有效的方法[14]。本研究对手术切除的标本得到的病理结果进行分析；内镜治疗术前常规检查时的病理活检多为小块样本活检，具有很大局限性，不能代表病变全貌；而行EMR或ESD治疗获得的切除标本为大块完整病变标本，和外科手术相比，除不能了解淋巴结情况，其余基本相同。内镜治疗后是否会发生淋巴结转移或是否需要尽快追加外科手术进行淋巴结清扫是我们进行该回顾性研究的目的。

本研究显示鳞状细胞癌多见于男性（83.1%），但其在病理分型、淋巴结转移率方面与女性相比无明显差异；相对于中分化和低分化鳞癌，高分化鳞癌更常见于肿瘤直径<3 cm和浸润程度限于黏膜层的患者。另外，高分化鳞癌的淋巴结转移率低于中分化和低分化鳞癌，差异有统计学意义；而中分化鳞癌的淋巴结转移率低于低分化鳞癌，差异亦有统计学意义。因此，我们认为浅表食管癌分化程度与淋巴结转移率呈负相关，即分化程度越高，出现淋巴结转移的概率就越低。Gertler和Eguchi等[15,16-18]研究显示分化程度越低的鳞癌发生淋巴结转移的概率越高也证明了这一观点。但另外一些研究显示分化程度与淋巴结转移之间无明确的关系[17,18]。此外，尽管以往一些研究指出非平坦型（尤其是凹陷型）食管鳞癌是预测淋巴结转移的独立危险因素[19]，但是本研究经单因素及多因素分析显示大体类型与淋巴结转移之间无确切的关系，与Choi和Kim等[14,20]的研究结论一致。由此我们认为，目前各地区研究浅表食管鳞癌的临床病理特征与淋巴结转移关系存在差异，尚未达成共识，可能与以上均为单中心研究、样本量有限、纳入或排除标准不同有关，需要进一步多中心、大规模的研究来证实。

本研究发现，浸润深度、肿瘤直径、组织学分型和淋巴管肿瘤浸润是淋巴结转移的独立

危险因素，其中浸润深度、淋巴管肿瘤浸润为最有力的影响因素，这与既往研究[15-18,21,22]的结果一致。不仅如此，我们发现，即使肿瘤局限于黏膜层，直径>3 cm的鳞癌出现淋巴结转移的风险也会增加，这进一步证实了Ono等[13]的观点。此外，本研究发现存在淋巴管肿瘤浸润12例，其中4例手术清扫的淋巴结中发现转移，淋巴结转移率33.3%。不仅如此，我们对另8例患者进行随访，其中4例分别于术后3~6个月复发，提示淋巴管肿瘤浸润是淋巴结转移的高危因素。Jung和Shimade等[22,23]也认为浸润深度、淋巴管肿瘤浸润是淋巴结转移的独立影响因素。

本研究中，我们根据独立危险因素进一步分析发现，肿瘤直径<3 cm的高分化、中分化鳞状细胞黏膜内癌未见淋巴结转移，并且发现肿瘤直径<3 cm的黏膜内癌淋巴管肿瘤浸润亦为阴性，由此我们认为肿瘤直径<3 cm，局限于黏膜内的鳞癌可行内镜下切除术治疗，Choi等[14,16-18]的研究也支持这一说法，并且最近文献表明，只要病变没有突破黏膜固有层，都可以进行内镜下切除术治疗[16]。

虽然本研究证实肿瘤直径<3 cm的高分化、中分化鳞状细胞食管黏膜内癌适用于内镜切除治疗，但仍存在一定的局限和不足。首先，本研究是回顾性分析，所有标本及病理结果均来自四川大学华西医院不同的手术医生和病理学专家，手术标准及病理判断标准缺乏一致性。其次，由于所有的数据均来自回顾性病理报告，未能对肿瘤浸润不同深度的黏膜下层进行分层分析其淋巴结转移情况，会导致最终的结论出现一定程度的偏差。因此，我们仍需要多中心、大样本随机对照研究进一步分析内镜切除和外科手术对浅表食管癌的长期预后的影响。

综上，本研究分析表明浅表食管鳞癌的淋巴结转移与浸润深度、肿瘤直径、组织学分型和淋巴管肿瘤浸润密切相关，其中浸润深度、淋巴管肿瘤浸润为最有力的影响因素；肿瘤直径<3 cm的高分化、中分化鳞状细胞黏膜内癌行内镜切除治疗可望达到与外科手术相同的治疗效果；对于直径<3 cm的低分化鳞状细胞黏膜内癌和淋巴管肿瘤浸润阴性的黏膜下癌可行

内镜治疗，但术后需长期随访；如在内镜下行切除术切除病灶中发现淋巴管肿瘤浸润或有癌组织残留，则需及时追加手术治疗或放化疗。

参 考 文 献

1　STEVEN R, DEMEESTER M D. Adenocarcinoma of the esophagus and cardia: a review of the disease and Its treatment. Ann Surg Oncol, 2006, 13 (1): 12-30.

2　郝捷，赵平，陈万青. 2012中国肿瘤登记年报. 北京：军事医学科学出版社，2012: 100-101.

3　PENNATHUR A, FARKAS A, KRASINSKAS A M, et al. Esophagectomy for T1 esophageal cancer: outcomes in 100 patients and implications for endoscopic therapy. Ann Thorac Surg, 2009, 87 (4): 1048-1054.

4　BOLLSCHWEILER E, BALDUS S E, SCHRODER W, et al. High rate of lymph-node metastasis in submucosal esophageal squamous-cell carcinomas and adenocarcinomas. Endoscopy, 2006, 38 (2): 149-156.

5　ANCONA E, RAMPADO S, CASSARO M, et al. Prediction of lymph node status in superficial esophageal carcinoma. Ann Surg Oncol, 2008, 15 (11): 3278-3288.

6　ALTORKI N K, LEE P C, LISS Y, et al. Multifocal neoplasia and nodal metastases in T1 esophageal carcinoma: implications for endoscopic treatment. Ann Surg, 2008, 247 (3): 434-439.

7　BENASCO C, COMBALIA N, POU J M, et al. Superficial esophageal carcinoma: a report of 12 cases. Gastrointest Endosc, 1985, 31 (2): 64-67.

8　GOCKEL I, DOMEYER M, SGOURAKIS G G, et al. Prediction model of lymph node metastasis in superficial esophageal adenocarcinoma and squamous cell cancer including D2-40 immunostaining. J Surg Oncol, 2009, 100 (3): 191-198.

9　EGUCHI T, NAKANISHI Y, SHIMODA T, et al. Histopathological criteria for additional treatment after endoscopic mucosal resection for esophageal cancer: analysis of 464 surgically resected cases. Mod Pathol, 2006, 19 (3): 475-480.

10　Japanese Society for Esophageal Diseases. Guide lines for the clinical and pathologic studies on carcinoma of the esophagus. 9th ed. Tokyo: Kaneharu Co. Ltd, 1999.

11　王贵齐，金振东，周纯武，等. 消化道肿瘤内镜诊断学. 北京：人民卫生出版社，2011: 1-3.

12　SHIMIZU M, ZANINOTTO G, NAGATA K, et al. Esophageal squamous cell carcinoma with special reference to its early stage. Best Pract Res Clin Gastroenterol, 2013, 27 (2): 171-186.

13　ONO S, FUJISHIRO M, NIIMI K, et al. Long-term

outcomes of endoscopic submucosal dissection for superficial esophageal squamous cell neoplasms. Gastrointest Endosc, 2009, 70 (5): 860-866.

14 CHOI J Y, PARK Y S, JUNG H Y, *et al*. Feasibility of endoscopic resection in superficial esophageal squamous carcinoma. Gastrointest Endosc, 2011, 73 (5): 881-889.

15 GERTLER R, STEIN H J, SCHUSTER T, *et al*. Prevalence and topography of lymph node metastases in early esophageal and gastric cancer. Ann Surg, 2014, 259 (1): 96-101.

16 EGUCHI T, NAKANISHI Y, SHIMODA T, *et al*. Histopathological criteria for additional treatment after endoscopic mucosal resection for esophageal cancer: analysis of 464 surgically resected cases. Mod Pathol, 2006, 19 (3): 475-480.

17 TAKUBO K, MAKUUCHI H, ARIMA M, *et al*. Lymph node metastasis in superficial squamous carcinoma of the esophagus. Pathologe, 2013, 34 (2): 148-154.

18 Endoscopic Classification Review Group. Update on the paris classification of superficial neoplastic lesions in the digestive tract. Endoscopy, 2005, 37 (6): 570-578.

19 KIM D U, LEE J H, MIN B H, *et al*. Risk factors of lymph node metastasis in T1 esophageal squamous cell carcinoma. J Gastroenterol Hepatol, 2008, 23 (4): 619-625.

20 PECH O, MAY A, RABENSTEIN T, *et al*. Endoscopic resection of early oesophageal cancer. Gut, 2007, 56 (11): 1625-1634.

21 EGUCHI T, NAKANISHI Y, SHIMODA T, et al. Histopathological criteria for additional treatment after endoscopic mucosal resection for esophageal cancer: analysis of 464 surgically resected cases. Mod Pathol, 2006, 19 (3): 475-480.

22 JUNG Y M, GWANG H K, JI H K, *et al*. Clinicopathologic factors predicting lymph node metastasis in superficial esophageal squamous cell carcinoma. Scand J Gastroenterol, 2014, 49 (5): 589-594.

23 SHIMADA H, OZAWA S, CHINO O, *et al*. Recent advances in endoscopic resection for esophageal cancer. Nippon Geka Gakkai Zasshi, 2011, 112 (2): 89-93.

编辑 汤 洁

130 例内镜下黏膜切除浅表型食管癌及食管上皮内肿瘤的病理学分析[*]

何 度[1]，吴 霞[1]，江 丹[1]，要文青[1]，刘庆林[1]，王艺颖[1]，朱林林[2]，秦金玉[2]，张文燕[1△]

1. 四川大学华西医院 病理科（成都 610041）；2. 四川大学华西医院 消化内科（成都 610041）

【摘要】 目的 探讨治疗性内镜黏膜下切除（ESD）浅表型食管癌及食管上皮内肿瘤的病理特征。方法 收集四川大学华西医院 ESD 切除的浅表型食管癌及食管上皮内肿瘤 130 例患者基本资料并随访。进行病变的肉眼分型、组织学类型分型、病变大小测量、浸润深度判定，评判浅表型浸润癌的浸润性生长方式、有无出芽、有无脉管侵犯，评判切缘状态等病理特征并进行统计分析。结果 患者平均年龄 60.4 岁，中位年龄 62 岁。肉眼分型以混合型（78 例，60.0%）居多，其次为浅表平坦型（Type 0-II）（49 例，37.7%）。病变最长径平均 16.5 mm，中位病变最长径 13.8 mm。组织学改变：不确定异型增生 3 例（2.3%）、低级别上皮内肿瘤 25 例（19.2%）、高级别上皮内肿瘤 56 例（43.1%）、浸润性癌 46 例（35.4%）。肉眼分型与组织学亚型不相关。浸润性癌均为鳞状细胞癌，黏膜内浸润癌和黏膜下浸润癌分别为 40 例（87.0%）和 6 例（13.0%），黏膜下层浸润深度为 sm1 和 sm2 者分别为 2 例（4.3%）和 4 例（8.7%）。46 例浸润性癌的浸润生长方式（INF）分别为 INFa（膨胀型）23 例（50.0%）、INFb（中间型）17 例（37.0%）和 INFc（浸润型）6 例（13.0%）；3 例（6.5%）可见肿瘤出芽；2 例（4.3%）可见脉管侵犯。切缘阳性 30 例（23.1%），低级别、高级别上皮内肿瘤和浸润性癌的切缘阳性率分别为 4.0%（1/25）、8.9%（5/56）和 52.1%（24/46），差异有统计学意义（P<0.001）。3 种浸润癌生长方式的切缘阳性率差异没有统计学意义（P=0.208）。15 例（11.5%）复发，10 例呈低级别上皮内肿瘤，5 例呈高级别上皮内肿瘤。低级别、高级别上皮内肿瘤和浸润性癌的复发率分别为 8.0%（2/25）、8.9%（5/56）和 17.4%（8/46），差异有统计学意义（P<0.05）。切缘阳性与阴性比较，复发率差异没有统计学意义〔10.0%（3/30）vs. 12.0%（12/100），P=0.590〕。结论 ESD 切除的浅表型食管癌及食管上皮内肿瘤中以混合型肉眼亚型居多，病理组织学改变以高级别上皮内肿瘤和浸润性癌为主。ESD 完整切除率较高，浸润性癌较上皮内肿瘤易复发且更易出现切缘阳性，但切缘阳性者无易于复发的倾向。

【关键词】 浅表型食管癌 食管上皮内瘤变 内镜黏膜下切除 病理特征

Superficial Esophageal Carcinoma and Esophageal Intraepithelial Neoplasia: a Pathological Study of 130 Cases
HE Du[1], WU Xia[1], JIANG Dan[1], YAO Wen-qing[1], LIU Qing-lin[1], WANG Yi-ying[1], ZHU Lin-lin[2], QIN Jin-yu[2], ZHANG Wen-yan[1△]. 1. Department of Pathology, West China Hospital, Sichuan University, Chengdu 610041, China; 2. Department of Gastroenterology, West China Hospital, Sichuan University, Chengdu 610041, China

△ Corresponding author, E-mail: zhangwenyanpath@163.com

【Abstract】 **Objective** To identify the pathological features of superficial esophageal carcinoma and esophageal intraepithelial neoplasia resected through endoscopic submucosal dissection (ESD). **Methods** The clinical and pathologic profiles of 130 cases were reviewed, including gross type, histology type, infiltration depth, infiltrative growth pattern, presence of tumor budding, lymphatic and vascular invasion, and margin status. **Results** The patients had a median age of 62 years old. The predominant gross type was mixed type (78/130, 60.0%), followed by Type 0-II (49/130, 37.7%). The longest diameter of lesionshad a median of 13.8 mm. Morphologically, there were 3 cases (2.3%) of undetermined dysplasia, 25 cases (19.2%) of low grade intraepithelial neoplasia, 56 cases (43.1%) of high grade of intraepithelial neoplasia, and 46 cases

---

* 四川省科技厅科技支撑计划项目（No.2015SZ0123）资助

△ 通信作者，E-mail: zhangwenyanpath@163.com

(35.4%) of invasive carcinoma. No correlation was found between histological type and gross type. Intramucosal and submucosal invasive carcinoma accounted for 87.0% (40/46) and 13.0% (6/46) of the cases, respectively; sm1 and sm2 accounted for 4.3% (2/46) and 8.7% (4/46) of the cases, respectively. Infiltrative growth pattern was identified as infiltrative growth pattern (INF) a (23/46, 50.0%), INFb (17/46, 37.0%) and INFc (6/46, 13.0%). Tumor budding was found in 3 cases and lymphatic and vascular invasion was found in 2 cases. Margin was positive in 30 cases (23.1%). Invasive carcinomahad a higher margin positive rate (24/46, 52.1%) than low grade intraepithelial neoplasia (1/25, 4.0%) and high grade intraepithelial neoplasia (5/56, 8.9%) (P<0.001). No association between margin positivity and invasive pattern was found (P=0.208). Fifteen cases (11.5%) recurred, with invasive carcinoma being more likely to recur (17.4%, 8/46) than low grade intraepithelial neoplasia (8.0%, 2/25) and high grade intraepithelial neoplasia (8.9%, 5/56) (P<0.05). No association between margin positivity and recurrence rate was found (P=0.590). **Conclusion** The superficial esophageal carcinoma and esophageal intraepithelial neoplasia resected by ESD are predominantly mixed type under endoscope, with histological features of high grade intraepithelial neoplasia and invasive carcinoma. Invasive carcinomas are more likely to recur and present with a positive margin.

【Key words】 Superficial esophageal carcinoma   Esophageal intraepithelial neoplasia   ESD   Pathological feature

食管癌是起源于食管黏膜上皮的恶性肿瘤，在全球范围内，食管癌在恶性肿瘤中居第8位，死亡率为第6位。我国是食管癌发病率最高的国家之一。浅表型食管癌指局限于黏膜层和黏膜下层，有或无淋巴结转移的食管癌（T1a和T1b期食管癌）。2000年，消化道肿瘤WHO分类将上皮内肿瘤的概念引入胃肠道癌前病变和早期癌的诊断。低级别上皮内肿瘤（low grade intraepithelial neoplasia，LGIN）相当于轻、中度异型增生，高级别上皮内肿瘤（high grade intraepithelial，HGIN）相当于重度异型增生及原位癌[1]。早期诊断、早期有效处理是食管癌的主要防控措施。内镜黏膜下切除（endoscopic submucosal dissection，ESD）是在内镜黏膜切除（endoscopic mucosal resection，EMR）的基础上使用高频电刀及其他辅助设备对消化道早期肿瘤进行完整切割、剥离的一项新技术[2]。我国自2006年开始临床应用ESD，目前已逐渐普及并成为消化道早期癌及癌前病变的首选治疗方法。本研究拟对ESD切除的130例浅表型食管癌及食管上皮内肿瘤进行总结分析，旨在探讨ESD作为治疗性切除的浅表型食管癌及癌前病变的病理特征。

1 资料与方法

1.1 病例收集及随访

收集2014年1月1日至2015年8月13日四川大学华西医院病理科接收的食管ESD病例。纳入标准为病理诊断系浅表型食管癌和/或食管上皮内肿瘤，共130例。其中，大块黏膜切除127例，环周切除3例。收集患者的性别、年龄及内镜检查资料。患者ESD术后1月、2月、3月、4月、6月、12月复查内镜并碘染观察内镜表现，必要时再取活检行病理诊断。所有患者通过查询病案和电话访问形式进行随访，随访截至2015年9月13日，随访时间为1～21个月。

1.2 方法

1.2.1 ESD样本的处理 内镜中心：①伸展钉板：将扁平样本均匀适度伸展开、黏膜面朝上、用大头针钉泡沫板，环周切除样本则套于针筒上；②定位标注：近侧端（口侧）/远侧端（肛侧）；③固定：及时放入10%（体积分数）中性缓冲甲醛（福尔马林）固定液，固定液量≥6倍标本体积，记录开始固定的时间。

病理科：①对固定时间为24～48 h的ESD样本进行拍照；②观察标本中央有无缺损/溃疡，分别测量其长径和短径，病变的范围/大小、形态、单灶/多灶、距离最近切缘的距离和位置；③组织色标标记切缘；④切割：确定切割方向后间隔 2～3 mm 依次切割全部送检并编号；⑤绘图：绘制标本及病变形态、标本放入的组织盒的号数。⑥包埋：每条组织均以垂直方向立埋；⑦切片、苏木素/伊红（HE）染色。

1.2.2 肉眼分型 参照内镜下病变形态及浅表肿瘤分型标准（巴黎分型）进行判断，同时拍照作为镜下诊断的参考。浅表型食管癌（Type 0）分为浅表隆起型（Type 0-Ⅰ）、浅表平坦型（Type 0-Ⅱ）、浅表凹陷型（Type 0-Ⅲ）。其中，浅表平坦型（Type 0-Ⅱ）又分为 3 型：轻度隆起型（Type 0-Ⅱa）、扁平型（Type 0-Ⅱb）、轻度凹陷型（Type 0-Ⅱc）[3,4]。具有两种或两种以上类型者称为混合型。

1.2.3 组织病理学观察 所有组织常规福尔马林固定，脱水，石蜡包埋，切片 4 μm 厚，HE 染色。2 名有经验的病理医师重复阅片。

①确定组织学类型：按照 2002 年胃肠道上皮性肿瘤维也纳分类[5]及 2010 年版 WHO 消化道肿瘤分册的组织学标准。食管黏膜上皮肿瘤性病变可以分为无异型增生、不确定异型增生、低级别上皮内肿瘤、高级别上皮内肿瘤、浸润性癌。浸润性癌分为黏膜内浸润性癌和黏膜下层浸润性癌。必要时行免疫组化染色以区别浸润性癌的类型。②确定肿瘤侵犯深度：以垂直切缘阴性为前提。肿瘤浸润深度根据肿瘤组织内黏膜肌层的破坏程度而定。若肿瘤组织内可见残存的黏膜肌层，则以残存的黏膜肌层下缘为基准，测量至肿瘤浸润前锋的距离；若肿瘤组织内无黏膜肌层，则以肿瘤最表面为基准，测量至肿瘤浸润前锋的距离[3]。以 200 μm 为界，不超过为 sm1，超过为 sm2。③浸润生长方式（INF）：根据日本指南[4,6]，分为 3 种类型，即 INFa（膨胀型）、INFb（中间型）和 INFc（浸润型）。④判断有无肿瘤出芽：浸润最前端肿瘤细胞在间质中呈单个或小簇状（≤5 个）浸润。⑤观察有无脉管侵犯：除 HE 染色观察外，必要时加做免疫组化 CD34 和 D2-40 显示血管内皮及淋巴管内皮，同时切 HE 连片进行对比观察以增加脉管侵犯的检出正确率。⑥判断有无溃疡及其他（如 Barrett 食管等）。⑦计算病变

最长径：根据取材测量组织大小、取材方向及取材组织块数算出每片组织的厚度，计数病变阳性的组织块数，二者相乘得到病变面积的一个径（常为口侧至肛侧的平行长轴长度）；采用带测量标尺的 LEICA 显微镜（DM/LS）镜下测量病变最大径，即为病变面积的另一个径（常为垂直食管长轴的横径）；取其中最长径。⑧判断组织切缘状态：切缘指组织标本的电灼缘，切缘干净指在各水平或垂直电灼缘未见到肿瘤细胞。⑨免疫组织化学检测：采用 Elivision 法（福州迈新公司）；以 DAB 显色，苏木素对比染色。PBS 替代一抗作为空白对照，已知阳性组织切片为阳性对照。选用抗体有 PCK、CD56、CgA、P63（购自中杉金桥），Syn、CK5/6（购自福州迈新公司），CD34、D2-40、Ki-67（购自 Dako 公司）。

1.2.4 统计学方法 分类变量关联性采用卡方关联性分析，两样本率的比较采用卡方检验，$P < 0.05$ 为差异有统计学意义。

2 结果

2.1 基本情况

患者年龄 40～80 岁，平均 60.4 岁，中位年龄 62 岁。男性 98 例（75.4%），女性 32 例（24.6%），男女比为 49∶16（3.1∶1）。

2.2 主要病理学特征

2.2.1 肉眼分型 130 例食管 ESD 切除浅表型食管癌和食管上皮内肿瘤的肉眼分型：浅表隆起型（Type 0-Ⅰ）3 例（2.3%）、浅表平坦型（Type 0-Ⅱ）49 例（37.7%）、浅表凹陷型（Type 0-Ⅲ）0 例、混合型 78 例（60.0%）。其中，浅表平坦型（Type 0-Ⅱ）又分为 3 型：轻度隆起型（Type 0-Ⅱa）27 例（20.8%）、扁平型（Type 0-Ⅱb）20 例（15.4%）、轻度凹陷型（Type 0-Ⅱc）2 例（1.5%），见图 1。

2.2.2 镜下病变 病变最长径 0.1～62.0 mm，平均 16.5 mm，中位病变最长径 13.8 mm。组织学分型中，不确定异型增生 3 例（2.3%）、低级别上皮内肿瘤 25 例（19.2%）、高级别上皮内肿瘤 56 例（43.1%）、浸润性癌 46 例（35.4%），见图 2。相关性分析结果显示组织学类型与肉眼分型无关（$P > 0.05$）。浸润性癌均

为鳞状细胞癌；仅1例为基底细胞样鳞状细胞癌，免疫组化染色示癌细胞 PCK（＋）、p40（灶性＋）、p63（灶性＋）、CD56（灶性＋）、Syn（－）、CgA（－）、Ki-67阳性率50％。46例浸润性癌中黏膜内浸润癌和黏膜下浸润癌分别为40例（87.0％）和6例（13.0％），黏膜下层浸润深度为 sm1 和 sm2 者分别为2例（4.3％）和4例（8.7％）。浸润的生长方式：INFa（膨胀型）、INFb（中间型）和INFc（浸润型），分别为23例（50.0％）、17例（37.0％）、6例（13.0％）。3例（6.5％）可见肿瘤出芽，2例（4.3％）见脉管侵犯〔免疫组化染色示血管内皮细胞 CD34（＋）、D2-40（－）〕。

2.3 切缘情况

首次 ESD 切缘阳性30例（23.1％），其中水平切缘阳性26例，垂直切缘阳性2例，水平切缘和垂直切缘同时阳性2例。病变的病理学亚型分别为低级别上皮内肿瘤1例（3.3％）、高级别上皮内肿瘤5例（16.7％）、浸润性癌24

例（80.0％）。结合组织学分型，25例低级别上皮内肿瘤切缘阳性率为4.0％（1/25），56例高级别上皮内肿瘤切缘阳性率为8.9％（5/56），46例浸润性癌切缘阳性率为52.1％（24/46），差异有统计学意义（P＜0.001）。3种浸润癌生长方式的切缘阳性率分别为膨胀型60.9％（14/23）、中间型35.3％（6/17）、浸润型66.7％（4/6），差异没有统计学意义（P＝0.208）。

2.4 随访结果

130例患者术后经定期复查内镜、碘染、行活检，115例（88.5％）无复发。15例（11.5％）复发患者中10例为低级别上皮内肿瘤，5例为高级别上皮内肿瘤。结合组织学分型，25例低级别上皮内肿瘤复发率为8.0％（2/25），均为低级别上皮内肿瘤；56例高级别上皮内肿瘤复发率为8.9％（5/56），均为低级别上皮内肿瘤；46例浸润性癌复发率为17.4％（8/46），分别为3例高级别上皮内肿瘤，5例低级别上皮内肿瘤；上述3个复发率之间差异有统计学意义（P＜0.05）。

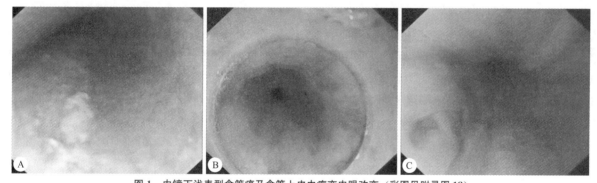

图1 内镜下浅表型食管癌及食管上皮内瘤变肉眼改变（彩图见附录图18）

Fig 1 Gross types of superficial esophageal carcinoma and esophageal intraepithelial neoplasia under endoscope

A：Slightly elevated type（Type 0-Ⅱa）；B：Flat type（Type 0-Ⅱb）；C：Slightly depressed type（Type 0-Ⅱc）

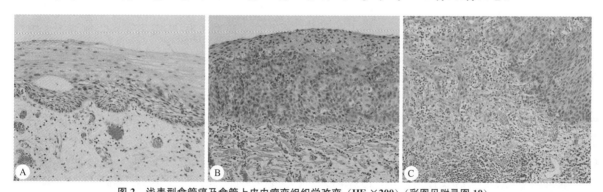

图2 浅表型食管癌及食管上皮内瘤变组织学改变（HE ×200）（彩图见附录图19）

Fig 2 Histological changes of superficial esophageal carcinoma and esophageal intraepithelial neoplasia（HE ×200）

A：Low grade of intraepithelial neoplasia of squamous epithelium；B：High grade of intraepithelial neoplasia of squamous epithelium；C：Invasive squamous carcinoma. The depth of invasion is mucosa lamina propria and the growth pattern is invasive

30 例首次 ESD 切缘阳性者中，1 例即行再次 ESD 手术完整切除病变；1 例行食管病变外科根治切除术及区域淋巴结清扫术，术后为高级别上皮内肿瘤，淋巴结未查见转移。28 例真正意义上的切缘阳性者有 3 例复发，均呈高级别上皮内肿瘤组织学改变，其中 2 例随访观察、1 例行再次 ESD 完整切除病变。切缘阳性者与切缘阴性者相比较，复发率差异没有统计学意义〔10.0%（3/30）vs. 12.0（12/100），$P=0.590$〕。

3 讨论

近年来，消化内镜技术取得突破性进展，尤其是放大内镜、窄带成像技术和共聚焦内镜的出现，显著地提高了内镜诊治水平。ESD 较 EMR 可切除更大范围的病变，使得早期食管癌在内镜下切除成为可能，患者 5 年生存率可超过 95%[1]。本组 ESD 切除的浅表型食管癌和食管上皮内肿瘤的病变最长径为 $0.1 \sim 62.0$ mm，提示 ESD 不仅可以根除微小的上皮内肿瘤、阻止其发展为进展期食管癌，而且可以实现较大病变的整块切除，为提高消化道早期癌的内镜治疗率提供前提条件。本组病例内镜下肉眼分型以混合型为主，其次为轻度隆起型（Type 0-Ⅱa）和扁平型（Type 0-Ⅱb），浅表隆起型（Type 0-Ⅰ）及轻度凹陷型（Type 0-Ⅱc）少见，无浅表凹陷型（Type 0-Ⅲ）。组织学类型以高级别上皮内肿瘤和浸润性癌为主，占 78.5%。值得一提的是，显微镜下病理组织学类型与内镜下肉眼类型并不相关；组织学 3 例不确定异型增生尚无特异性内镜下改变。因此，需要总结更多的病例探讨内镜肉眼亚型的病理组织学意义以及 ESD 术前重复活检的指征，以协助确定 ESD 的手术适应范围。

本研究发现，不同组织学类型的肿瘤复发率并不相同，差异有统计学意义（$P<0.05$）。复发的组织学改变多为低级别上皮内肿瘤（66.7%）。

本组完全切除（垂直切缘及水平切缘均未见肿瘤细胞）病例占 76.9%，与日本学者报道水平近似[7-9]。文献报道切缘阳性容易发生于病变大及浸润深的病例[10]。本组切缘阳性者以浸润性癌（52.1%）居多，而高级别上皮内肿瘤和低级别上皮内肿瘤切缘阳性者分别占 8.9% 和 4.0%，差异具有统计学意义（$P<0.05$）。切缘阳性的标本中多为水平切缘阳性，垂直切缘阳性占 13.3%。据我们观察，浸润性癌水平切缘阳性处多为低级别上皮内肿瘤，提示同时存在低级别和高级别上皮内肿瘤时，周围的低级别病变可能被忽略。而对于仅水平切缘阳性并且无其他淋巴结转移风险（黏膜下浸润深度<$200\ \mu m$；无淋巴管血管浸润，中高分化癌，垂直切缘阴性）的患者，我国指南并未推荐术后追加治疗（外科手术/放疗/化疗）[1]。本研究中，与 100 例切缘阴性者相比，30 例切缘阳性者尚无易于复发的倾向，支持该指南的处置原则。

浅表型浸润性食管癌中，sm2 淋巴结转移风险及血管侵犯比例增高，5 年生存率更低[11]。有文献报道浸润型生长方式的浅表型食管癌较非浸润型生长方式的浅表型食管癌淋巴结转移风险高[12]。日本食管协会推荐将肿瘤浸润生长方式作为病理报告的一部分[4]。本组 46 例浅表型浸润性癌中，浸润方式以膨胀型浸润方式为主，依次为中间型浸润方式和浸润型浸润方式。3 种浸润方式的切缘阳性率差异并没有统计学意义（$P=0.208$）。鉴于切缘是否阳性与复发率的差异亦无统计学意义，本研究尚无足够证据说明浅表型浸润癌的浸润型生长方式具有更强的侵袭性。

目前认为，肿瘤出芽与浅表型食管癌的淋巴结转移有关[12]，是早期食管癌的决定性预后指标[13]。脉管侵犯亦已公认为是早期食管癌淋巴结转移风险因素及预后指标。本组 46 例浸润性癌中，3 例可见肿瘤出芽，2 例查见脉管侵犯。其临床病理意义尚需积累更多病例。

综上所述，ESD 切除的浅表型食管癌及食管上皮内肿瘤中以混合型肉眼亚型居多，病理组织学改变以高级别上皮内肿瘤和浸润性癌为主；二者尚无相关性，现有的内镜下肉眼分型尚无特征性的病理组织学意义。ESD 切除浅表型食管癌及食管上皮内肿瘤的手术完整切除率较高。浸润性癌较上皮内肿瘤易复发。此外，即使食管浅表型浸润性癌较上皮内肿瘤更容易出现水平切缘阳性，但辅以再次 ESD 或外科手术切除后，切缘阳性者并无易于复发的倾向。

参 考 文 献

1　中华医学会消化内镜学分会，中国抗癌协会肿瘤内镜专业委员会. 中国早期食管癌筛查及内镜诊治专家共识意见（2014 年，北京）. 中国实用内科杂志，2015，35（4）：320-337.

2　刘靖正，姚礼庆. 内镜黏膜下剥离术（ESD）在消化道肿瘤治疗中应用的新进展. 复旦学报（医学版），2012，39（2）：198-202.

3　中华医学会消化内镜学分会病理学协作组. 中国消化内镜活组织检查与病理学检查规范专家共识（草案）. 中华消化杂志，2014，34（9）：577-581.

4　JAPAN ESOPHAGEAL SOCIETY. Japanese Classification of Esophageal Cancer, tenth edition：part Ⅰ. Esophagus，2009，6（1）：1-25.

5　SCHLEMPER R J, RIDDELL R H, KATO Y, et al. The Vienna classification of gastrointestinal epithelial neoplasia. Gut，2000，47（2）：251-255.

6　Japanese Gastric Cancer Association. Japanese classification of gastric carcinoma：3rd English edition. Gastirc Caner，2011，14（2）：101-112.

7　ISHIHARA R, IISHI H, UEDO N, et al. Comparison of EMR and endoscopic submucosal dissection for en bloc resection of early esophageal cancers in Japan. Gastrointest Endosc，2008，68（6）：1066-1072.

8　URABE Y, HIYAMA T, TANAKA S, et al. Advantages of endoscopic submucosal dissection versus endoscopic oblique aspiration mucosectomy for superficial esophageal tumors. J Gastroenterol Hepatol，2011，26（2）：275-280.

9　TAKAHASHI H, ARIMURA Y, MASAO H, et al. Endoscopic submucosal dissection is superior to conventional endoscopic resection as a curative treatment for early squamous cell carcinoma of the esophagus（with video）. Gastrointest Endosc，2010，72（2）：255-264.

10　WEN J, LINGHU E, YANG Y, et al. Relevant risk factors and prognostic impact of positive resection margins after endoscopic submucosal dissection of superficial esophageal squamous cell neoplasia. Surg Endosc，2014，28（5）：1653-1659.

11　TAKUBO K, AIDA J, SAWABE M, et al. Early squamous cell carcinoma of the esophagus：the Japanese viewpoint. Histopathology，2007，51（6）：733-742.

12　ITO E, OZAWA S, KIJIMA H, et al. New invasive patterns as a prognostic factor for superficial esophageal cancer. J Gastroenterol，2012，47（12）：1279-1289.

13　TERAMOTO H, KOIKE M, TANAKA C, et al. Tumor budding as a useful prognostic marker in T1-stage squamous cell carcinoma of the esophagus. J Surg Oncol，2013，108（1）：42-46.

编辑　余　琳

表浅胃食管交界腺癌内镜分型与浸润深度相关性分析[*]

郭天娇，马一菡，秦金玉，王一平，杨锦林[△]

四川大学华西医院 消化内科（成都 610041）

【摘要】 **目的** 探讨表浅胃食管交界腺癌（AEG）的临床病理特征与术后浸润深度之间的关系，评估表浅 AEG 的内镜分型对预测浸润深度的意义。**方法** 分析 2008 年 11 月至 2015 年 5 月期间四川大学华西医院行内镜治疗或外科手术并经病理确诊的 57 例表浅 AEG 患者的临床病理资料，对其与浸润深度的关系进行分析。**结果** 患者年龄 48~76 岁，平均（63.0±6.8）岁；男 49 例，女 8 例。肿瘤直径为 3.0~40.0 mm，平均（16.6±10.1）mm。黏膜内癌 28 例，黏膜下癌 29 例。两组年龄、性别、组织学分型、Siewert 分型差异无统计学意义，肿瘤直径（$P=0.02$）和内镜分型（$P=0.02$）差异有统计学意义。进一步行多因素 logistic 回归分析显示，内镜分型为黏膜下层浸润的独立危险因素（$P=0.041$），凹陷型表浅 AEG 发生黏膜下层浸润的风险是隆起型或平坦型的 3.244 倍（95%可信区间 1.050~10.023）。**结论** 表浅 AEG 的内镜分型对浸润深度的判断有一定意义。对于内镜分型以凹陷为主型的表浅 AEG，特别是 0-Ⅲ 型，多有黏膜下层的浸润，其发生淋巴结转移的风险高，不建议行内镜下治疗。

【关键词】 表浅胃食管交界腺癌 内镜分型 浸润深度

Correlation Between Endoscopic Macroscopic Type and Depth of Tumor Invasion for Superficial Adenocarcinoma of Esophagogastric Junction *GUO Tian-jiao，MA Yi-han，QIN Jin-yu，WANG Yi-ping，YANG Jin-lin[△]. Department of Gastroenterology，West China Hospital，Sichuan University，*Chengdu 610041，China

△ Corresponding author，E-mail：mouse-577@163.com

【Abstract】 **Objective** To investigate the clinicopathologic characteristics of superficial adenocarcinoma of esophagogastric junction（AEG），and to analyze the relationship between endoscopic macroscopic type and tumor depth for such cancers. **Methods** The clinical data of the 57 superficial AEG patients who underwent endoscopic resection or surgical operation between November 2008 and May 2015 in West China Hospital，Sichuan University were analyzed. Clinicopathologic features were compared between different depth of tumor invasion by univariate and multivariate analysis. **Results** The age ranged between 48 and 76 yr.，with an average age of（63.0±6.8）yr.；49 cases in male，8 cases in female. The tumor size ranged between 3.0 and 40.0 mm，the average size was 16.6 mm. The mucosal carcinoma was 28 cases，the submucosal carcinoma is 29 cases. There were no significant differences in age，gender，histological type and Siewert type in two groups，while there was statistical difference in tumor diameter（$P=0.02$）and endoscopic typing（$P=0.02$）between the two groups. The further multivariate analysis revealed that endoscopic macroscopic type（$P=0.041$）was an independent risk factor of superficial AEG invasion depth. The risk of submucosal invasion was 3.244 times in depressed type as large as in elevated or flat type of the superficial AEG（95% confidence interval：1.050-10.023）. **Conclusion** The endoscopic macroscopic type may be useful in accurately diagnosing superficial AEG invasion depth. For the endoscopic macroscopic type mainly of depression，especially the type 0-Ⅲ，which was more likely to infiltrate the submucosal and more likely to have lymph node metastasis，do not recommend to get an endoscopic treatment.

【Key words】 Superficial adenocarcinoma of esophagogastric junction Endoscopic macroscopic type Depth of tumor invasion

* 四川省科技厅科技支撑计划项目（No.2015SZ0123）资助

△ 通信作者，E-mail：mouse-577@163.com

表浅消化道肿瘤，指内镜表现提示病变浸润深度不超过黏膜下层，无固有肌层浸润的食管、胃、结直肠肿瘤。其中具有低淋巴结转移风险、通过完全切除可达到根治的表浅消化道肿瘤称消化道早癌[1]。对于表浅消化道肿瘤，其病变的浸润深度与淋巴结转移风险密切相关，肿瘤有无黏膜下层的浸润，对于手术方式的选择至关重要[2]。内镜检查作为诊断消化道肿瘤最基本的检查手段，在判断肿瘤浸润深度方面也具有作用。2002 年巴黎共识[1]提出内镜分型与表浅食管鳞癌、表浅胃癌、表浅结直肠癌的浸润深度有一定关系，而忽略了胃食管交界处（esophagogastric junction，EGJ）的肿瘤。胃食管交界处腺癌（adenocarcinoma of esophagogastric junction，AEG）是指发生在 EGJ 区域的肿瘤，包括远端食管腺癌和贲门癌。由于位置的特殊性，目前有不同的诊断与分型标准。其中，Siewert 定义 AEG 为肿瘤或肿瘤中心位于 EGJ 上、下各 5 cm 之内的肿瘤，是较为公认的诊断分型方法。近年来其作为外科手术方式选择的依据，已逐渐被临床认可[3]。Siewert 将 AEG 分为 3 型：Ⅰ 型为食管远端腺癌，肿瘤中心位于 EGJ 线以上 1～5 cm；Ⅱ 型为贲门癌，肿瘤中心位于 EGJ 线以上 1 cm 至以下 2 cm；Ⅲ 型为贲门下胃癌，肿瘤中心位于 EGJ 线以下 2～5 cm。本研究旨在探讨 Siewert 定义下的表浅 AEG 内镜分型与浸润深度之间的关系。

1 对象与方法

1.1 病例收集

收集四川大学华西医院 2008 年 11 月至 2015 年 5 月行内镜治疗或外科手术的表浅 AEG 共 61 例（距 EGJ 上、下各 5 cm），其中具有术后完整病理资料的 57 例纳入本研究。对这 57 例患者内镜检查资料进行再次确认、分型。由 2 名高级内镜医师独立复阅全部内镜检查图片，进行内镜下分型。如诊断不一致，则由上述 2 名医师共同讨论达成一致诊断意见。本研究已通过四川大学华西医院伦理委员会审核〔伦理号：2015 年（审81）号〕。

1.2 研究方法

本研究观察指标包括患者性别、年龄、肿瘤直径、Siewert 分型、内镜分型、浸润深度、分化程度、治疗方式。根据肿瘤中心与 EGJ 的距离，分为 Siewert Ⅰ、Ⅱ、Ⅲ型。内镜分型标准参考表浅上皮肿瘤的巴黎共识[4]：Type 0-Ⅰ型（隆起型），Type 0-Ⅱ型（平坦型），Type 0-Ⅲ型（凹陷型）。Type 0-Ⅰ型包括 2 个亚型：有蒂型（0-Ⅰp）和无蒂型（0-Ⅰs）；Type 0-Ⅱ型包括 3 个亚型：0-Ⅱa（表浅隆起型），0-Ⅱb（平坦型），0-Ⅱc（表浅凹陷型），以及同时有 0-Ⅱa、0-Ⅱc 的混合型。浸润深度分为黏膜内层和黏膜下层。根据维也纳最新共识[5]：侵及黏膜固有层的高级别瘤变及癌纳入黏膜内癌，肿瘤侵透黏膜肌层达黏膜下层为黏膜下癌。组织学类型根据日本胃癌组织学分类[6]，分为分化型腺癌和未分化型腺癌：前者为高分化腺癌、中分化腺癌、管状腺癌及乳头状腺癌，后者包括低分化腺癌、黏液腺癌及印戒细胞癌。治疗方式分为内镜治疗和外科手术治疗。

1.3 统计学方法

组间差异采用 t 检验、卡方检验或 Fisher's 精确概率检验，多因素分析采用 logistic 回归分析，$P<0.05$ 为差异有统计学意义。

2 结果

2.1 表浅 AEG 的临床病理特征

57 例表浅 AEG 患者的临床病理特征见表1。其中，年龄最大者 76 岁，最小者 48 岁，平均（63.0±6.8）岁；男女构成比 49∶8。肿瘤直径范围为 3.0～40.0 mm，平均（16.6±10.1）mm。黏膜内癌 28 例，黏膜下癌 29 例。7 例行内镜下治疗（12.3%）：内镜黏膜下剥离术（ESD）（4 例）及高频电切术（3 例）。50 例行外科切除术（87.7%）：腹腔镜根治术（1 例）及经胸/腹胃切除联合食管切除术（49 例）。组织学分型：分化型 45 例，未分化型 12 例。Siewert 分型以 Ⅱ、Ⅲ型为主：Ⅱ型 52 例，Ⅲ型 5 例。内镜分型包括 0-Ⅰ、0-Ⅱ 各亚型及混合型、0-Ⅲ型。

2.2 不同浸润深度癌变的临床病理特征差异

黏膜内癌组与黏膜下癌组的临床病理特征中，两组间的年龄、性别、组织学分型、

Siewert 分型差异无统计学意义，肿瘤直径和内镜分型差异有统计学意义（P<0.05）。黏膜内癌平均直径为（13.4±9.2）mm，黏膜下癌平均直径为（19.7±10.0）mm，差异有统计学意义（P=0.02）。黏膜内癌以隆起型及以平坦型为主型（0-Ⅰ、0-Ⅱa、0-Ⅱb、0-Ⅱa+0-Ⅱc）者多见，占63.3%，而黏膜下癌以凹陷型为主型（0-Ⅱc、0-Ⅱc+0-Ⅱa、0-Ⅲ）者多见，占66.7%，二者差异有统计学意义（P=0.02）。见表2。

2.3 影响表浅 AEG 黏膜下层浸润的多因素分析

把有无黏膜下层浸润作为应变量，将组间比较有意义的肿瘤直径（>2 cm 赋值为1，≤2 cm 赋值为0）和内镜分型（凹陷型赋值为1，隆起型或平坦型赋值为0）作为自变量进行多因素 logistic 回归分析，经过年龄（≥60 岁赋值为0，<60 岁赋值为1）和性别（男性赋值为0，女性赋值为1）的矫正后，统计结果显示内镜分型为黏膜下层浸润的独立危险因素（P=0.041）。凹陷型表浅 AEG 发生黏膜下层浸润的风险是隆起型或平坦型的3.244 倍（95% 可信区间1.050～10.023），见表3。

表1 57 例表浅 AEG 的临床病理特征

Table 1 Clinicopathologic features of 57 superficial AEG patients

	$\bar{x}\pm s$ or case (%)
Age/yr.	63.0±6.8
Tumor diameter/mm	16.6±10.1
Gender	
Male	49 (86.0)
Female	8 (14.0)
Invasion depth	
Mucosal	28 (49.1)
Submucosal	29 (50.9)
Treatment	
Endoscopic resection	
Endoscopic submucosal dissection	4 (7.0)
Endoscopic high frequency electrocoagulation	3 (5.3)
Surgical resection	50 (87.7)
Histological type	
Differentiated	45 (78.9)
Undifferentiated	12 (21.1)
Siewert type	
Ⅰ	0 (0)
Ⅱ	52 (91.2)
Ⅲ	5 (8.8)
Endoscopic macroscopic type	
0-Ⅰ	14 (24.6)
0-Ⅱa	5 (8.7)
0-Ⅱb	7 (12.3)
0-Ⅱc	12 (21.1)
0-Ⅱa+0-Ⅱc	4 (7.0)
0-Ⅱc+0-Ⅱa	6 (10.5)
0-Ⅲ	9 (15.8)

表2 黏膜内癌组与黏膜下癌组的临床病理特征比较

Table 2 Univariate analysis of invasion depth in 57 superficial AEG patients and clinicopathological factors

	Invasion depth		P
	Mucosal	Submucosal	
Age/ ($\bar{x}\pm s$, yr.)	64.0±7.5	62.0±6.0	>0.05
Tumor diameter/ ($\bar{x}\pm s$, mm)	13.4±9.2	19.7±10.0	0.02
Gender〔case (%)〕			>0.05
Male	24 (49.0)	25 (51.0)	
Female	4 (50.0)	4 (50.0)	
Histological type〔case (%)〕			>0.05
Differentiated	25 (55.6)	20 (44.4)	
Undifferentiated	3 (25.0)	9 (75.0)	
Siewert type〔case (%)〕			>0.05
Type Ⅱ	25 (48.1)	27 (51.9)	
Type Ⅲ	3 (60.0)	2 (40.0)	
Endoscopic macroscopic type〔case (%)〕			0.02
Elevated or flat	19 (63.3)	11 (36.7)	
Depressed	9 (33.3)	18 (66.7)	

表3 57 例表浅 AEG 浸润深度影响因素的多因素分析结果

Table 3 Multivariate analysis of invasion depth in 57 superficial AEG patients and clinicopathological factors

Risk factor	Partial regression coefficient	Standard error	Wald	P	OR	95%CI
Tumor diameter	0.270	0.598	0.207	0.652	1.309	0.405-4.230
Endoscopic macroscopic type	1.177	0.575	4.182	0.041	3.244	1.050-10.023
Gender	0.130	0.796	0.027	0.870	1.139	0.239-5.423
Age	0.191	0.628	0.092	0.761	1.210	0.354-4.140

OR: Odds ratio; CI: Confidence interval

3 讨论

近二十年来，远端食管、胃食管交界区和近端胃已成为西方国家上消化道肿瘤的主要发生部位[7,8]。尤其是胃食管交界区肿瘤，自20世纪70年代中期开始，以每年5%～10%的发病率逐渐增加，是多数西方国家增长速度最快的肿瘤[8,9]。也有报道称 AEG 在日本的发病率亦逐年上升[10]。而目前我国有关 AEG 的报道较少，发病率尚不清楚，且研究多仅局限于贲门癌。鉴于 AEG 对化疗敏感性欠佳，预后差，5 年生存率为 14%～22%，早期诊断和治疗对改善预后具有重要意义[11, 12]。目前表浅 AEG 已逐渐成为消化道肿瘤的研究热点之一。

采用外科手术切除病变是 AEG 的标准治疗方案。对于 Siewert Ⅰ型 AEG，外科医生经胸或经膈行食管切除术是主要的手术路径；对于 Siewert Ⅱ、Ⅲ型 AEG，外科医生根据肿瘤的位置及大小经腹行近端胃大部切除或全胃切除联合远端食管切除[13, 14]。近年来，内镜治疗手段的不断发展和完善，从传统的内镜下黏膜切除术（endoscopic mucosal resection，EMR），到可以整块切除的 ESD，均开始运用于表浅 AEG 的治疗[15]。只要病例选择恰当，内镜治疗技术就体现出创伤小、并发症少、费用低、与外科手术具有相同疗效、明显提高患者术后生活质量的强大优势[16]。由于 AEG 所处位置较为狭窄，并有尖锐的 His 角，其特殊的解剖位置使得 EMR 实施困难，一度导致术后局部复发率高达 14%～23%[17]。ESD 技术操作的改进弥补了 EMR 的缺陷。Hirasawa 等[18]随访了 58 例行 ESD 治疗的表浅 AEG 黏膜下层浸润患者，其整块切除率和根治性切除率分别为 100% 和 79%，平均随访时间为 30.1 个月，随访期间无一例患者出现复发。一项关于 ESD 治疗表浅 AEG 的 Meta 分析[19]建议，对于可达到根治性切除的表浅 AEG，推荐 ESD 作为优先选择的治疗手段。在实际临床治疗策略的选择中，病变可否完全切除且无淋巴结转移，是 ESD 能否达到根治性治疗的依据，也是预测肿瘤术后是否残余和复发的主要依据[20]。表浅 AEG 的浸润深度与病变的完整切除率和淋巴结转移率密切相关[15]。因此，准确区分肿瘤浸润至黏膜层还是黏膜下层，对于表浅 AEG 手术方式的选择十分重要。

超声内镜（endoscopic ultrasonography，EUS）是目前最常用于判断表浅消化道肿瘤浸润深度的方法之一。有文献报道，EUS 区分 AEG 浸润至黏膜内层与黏膜下层的准确性接近 80%，稍低于表浅食管鳞癌[21, 22]。这可能是由于 EUS 探头需借助水介导后才能观察，而在远端食管及 EGJ 处水囊较难充盈的缘故[23]。而内镜分型可作为判断浸润深度的辅助手段，可与 EUS 联合应用于表浅 AEG[21]。目前关于表浅 AEG 浸润深度与内镜分型的关系报道很少，因此，本研究旨在通过分析表浅 AEG 患者的内镜分型及其他各项临床病理特征，探讨其与浸润深度之间的关系。

本研究发现，黏膜内癌组与黏膜下癌组的肿瘤直径和内镜分型差异有统计学意义。黏膜内癌直径小于黏膜下癌，随着肿瘤直径增大，发生黏膜下层浸润的风险越高。这与刘安祥、Oda 等[24, 25]的研究结果一致。但本研究进一步使用多因素 logistic 分析发现，肿瘤直径并非表浅 AEG 黏膜下层浸润的独立危险因素。这提示我们在临床上不能只根据肿瘤直径来判断浸润深度和治疗方案，而应该详细、综合地评估各种危险因素，以期减少肿瘤的残余和复发。

本研究还发现，内镜分型与表浅 AEG 的浸润深度有关，且为浸润至黏膜下层的独立危险因素。以凹陷为主型（0-Ⅱc、0-Ⅱc+0-Ⅱa、0-Ⅲ）与以隆起型或平坦型为主型（0-Ⅰ、0-Ⅱa、0-Ⅱb、0-Ⅱa+0-Ⅱc）表浅 AEG 相比，浸润至黏膜下层的风险更高，这与其他部位的表浅消化道肿瘤的报道类似[26, 27]。Pech 等[27]分析 0-Ⅱa、0-Ⅱb、0-Ⅱc 3 种亚型 Barrett's 食管腺癌的浸润深度，认为 0-Ⅱb 型发生黏膜下浸润的风险最低，0-Ⅱc 型发生黏膜下浸润的可能性更大。Gotoda 等[26]发现，0-Ⅲ型表浅胃癌发生黏膜下层浸润的风险明显升高，而 Oda 等[25]对 73 例表浅 AEG 的内镜分型与浸润深度进行分析，纳入病例中无 0-Ⅲ型表浅 AEG，但发现混合型（0-Ⅱa+0-Ⅱc 或者 0-Ⅱc+0-Ⅱa）发生黏膜下浸润的风险高，考虑混合型中发生表浅凹陷的部分肿瘤即 0-Ⅱc，对黏膜下浸润有重要影响[25, 26]。通过既往报道及本研究结果，可认为 0-Ⅱc、0-Ⅲ型表浅 AEG 更易浸润至黏膜下层，若内镜检查过程中发现 0-Ⅱc、0-Ⅲ型表浅 AEG，则应联合 EUS 等其他手段综合评估浸润深度，谨慎采取内镜下治疗手段。

虽然本研究认为肿瘤直径和内镜分型与表浅 AEG 的浸润深度有关，但也存在一定的局限性。首选，样本量不足是本研究的主要缺陷之一。由于表浅 AEG 发生位置特殊且需早期及时发现，因此，单中心的回顾性研究纳入的样本量势必受限，我们还需要多中心的大样本研究以证实上述结论。其次，本研究仅将浸润深度分为黏膜内层和黏膜下层，而表浅上皮肿瘤黏膜下层从癌组织浸润深度还可细分 sm1、sm2、sm3[28]。因 sm1 发生淋巴结转移风险明显小于 sm2，可作为内镜治疗的相对适应证，若术后病理标本浸润至黏膜下层，但不超过 sm1，可不必追加外科手术[28]。对于表浅食管鳞癌，sm1 定义为不超过黏膜下 200 μm；对于表浅胃癌，sm1 定义为不超过黏膜下 500 μm；但表浅 AEG 浸润至 sm1 的具体深度值尚未有明确定义[28, 29]。因此，关于 AEG 浸润至 sm1 发生淋巴结转移的风险及 sm1 具体深度值的确定是未来研究需要关注的方向。

综上，准确判断表浅 AEG 的浸润深度，对于治疗方式的选择十分重要。虽然 EUS 作为目前最常用于判断表浅消化道肿瘤浸润深度的手段，却在 EGJ 处存在明显不足。本研究认为，表浅 AEG 的内镜分型在对肿瘤浸润深度的判断上具有一定意义，可为 EUS 检查结果提供有力的辅助信息。对于内镜分型以凹陷为主型的表浅 AEG，特别是 0-Ⅲ型，多有黏膜下层的浸润，其发生淋巴结转移风险高，不建议行内镜下治疗。

参 考 文 献

1 The Paris endoscopic classification of superficial neoplastic lesions: esophagus, stomach, and colon: November 30 to December 1, 2002. Gastrointest Endosc, 2003, 58 (6 Suppl): S3-S43.

2 SOETIKNO R, KALTENBACH T, YEH R, et al. Endoscopic mucosal resection for early cancers of the upper gastrointestinal tract. J Clin Oncol, 2005, 23 (20): 4490-4498.

3 SIEWET J R, STEIN H J. Classification of adenocarcinoma of the oesophagogastric junction. Br J Surg, 1998, 85 (11): 1457-1459.

4 Endoscopic Classification Review Group. Update on the Paris classification of superficial neoplastic lesions in the digestive tract. Endoscopy, 2005, 37 (6): 570-578.

5 DIXON M F. Gastrointestinal epithelial neoplasia: Vienna revisited. Gut, 2002, 51 (1): 130-131.

6 ASSOCIATION J G C. Japanese classification of gastric carcinoma: 3rd English edition. Gastric Cancer, 2011, 14 (2): 101-112.

7 BLOT W J, DEVESA S S, KNELLER R W, et al. Rising incidence of adenocarcinoma of the esophagus and gastric cardia. JAMA, 1991, 265 (10): 1287-1289.

8 VIAL M, GRANDE L, PERA M. Epidemiology of adenocarcinoma of the esophagus, gastric cardia, and upper gastric third. Recent Results Cancer Res, 2010, 182: 1-17. doi: 10.1007/978-3-540-70579-6_1.

9 APISARNTHANARAX S, TEPPER J E. Crossroads in the combined-modality management of gastroesophageal junction carcinomas. Gastrointest Cancer Res, 2008, 2 (5): 235-243.

10 KUSANO C, GOTODA T, KHOR C J, et al. Changing trends in the proportion of adenocarcinoma of the esophagogastric junction in a large tertiary referral center in Japan. J Gastroenterol Hepatol, 2008, 23 (11): 1662-1665.

11 KHANNA L G, GRESS F G. Preoperative evaluation of oesophageal adenocarcinoma. Best Pract Res Clin Gastroenterol, 2015, 29 (1): 179-191.

12 RUOL A, CASTORO C, PORTALE G, et al. Trends in management and prognosis for esophageal cancer surgery: twenty-five years of experience at a single institution. Arch Surg, 2009, 144 (3): 249-254.

13 WHITSON B A, GROTH S S, LI Z. Survival of patients with distal esophageal and gastric cardia tumors: a population-based analysis of gastroesophageal junction carcinomas. J Thorac Cardiovasc Surg, 2010, 139 (1): 43-48.

14 陈秀峰，陈海宁，张波，等. Ⅱ、Ⅲ型食管胃结合部腺癌的临床分析. 四川大学学报（医学版），2012，43（2）：289-292.

15 YOSHINAGA S, GOTODA T, KUSANO C, et al. Clinical impact of endoscopic submucosal dissection for superficial adenocarcinoma located at the esophagogastric junction. Gastrointest Endosc, 2008, 67 (2): 202-209.

16 HERKO P, AMNON S, SEBASTIAN S, et al. Endoscopic versus surgical therapy for early cancer in Barrett's esophagus: a decision analysis. Gastrointest Endosc, 2009, 70 (4): 623-631.

17 GIOVANNINI M, BORIES E, PESENTI C, et al. Circumferential endoscopic mucosal resection in Barrett's esophagus with high-grade intraepithelial neoplasia or mucosal cancer. Preliminary results in 21 patients. Endoscopy, 2004, 36 (9): 782-787.

18 HIRASAWA K, KOKAWA A, OKA H, et al. Superficial adenocarcinoma of the esophagogastric junction: long-term

results of endoscopic submucosal dissection. Gastrointest Endosc，2010，72（5）：960-966.

19 PARK C H，KIM E H，KIM H Y，*et al*. Clinical outcomes of endoscopic submucosal dissection for early stage esophagogastric junction cancer：a systematic review and meta-analysis. Dig Liver Dis，2015，47（1）：37-44.

20 WEN J，LINGHU E Q，YANG Y S，*et al*. Associated risk factor analysis for positive resection margins after endoscopic submucosal dissection in early-stage gastric cancer. J Buon，2015，20（2）：421-427.

21 MAY A，GÜNTER E，ROTH F，*et al*. Accuracy of staging in early oesophageal cancer using high resolution endoscopy and high resolution endosonography：a comparative，prospective，and blinded trial. Gut，2004，53（5）：634-640.

22 YOSHINAGA S，ODA I，NONAKA S，*et al*. Endoscopic ultrasound using ultrasound probes for the diagnosis of early esophageal and gastric cancers. World J Gastrointest Endosc，2012，4（6）：218-226.

23 VAZQUWZ-SEQUEIROS E，WIERSEMA M J. High-frequency US catheter-based staging of early esophageal tumors. Gastrointest Endosc，2002，55（1）：95-99.

24 刘安祥，王俊生，杨海军，等. 早期食管癌内镜下诊断与病变浸润深度相关性分析. 中国内镜杂志，2007，13（1）：73-75.

25 ODA I，ABE S，KUSANO C，*et al*. Correlation between endoscopic macroscopic type and invasion depth for early esophagogastric junction adenocarcinomas. Gastric Cancer，2011，14（1）：22-27.

26 GOTODA T，YANAGISAWA A，SASAKO M，*et al*. Incidence of lymph node metastasis from early gastric cancer：estimation with a large number of cases at two large centers. Gastric Cancer，2000，3（4）：219-225.

27 PECH O，GOSSNER L，MANNER H，*et al*. Prospective evaluation of the macroscopic types and location of early Barrett's neoplasia in 380 lesions. Endoscopy，2007，39（7）：588-593.

28 马丹，杨帆，廖专，等. 中国早期食管癌筛查及内镜诊治专家共识意见（2014年，北京）. 中国实用内科杂志，2015，35（4）：320-337.

29 中华医学会消化内镜学分会. 中国早期胃癌筛查及内镜诊治共识意见（2014年，长沙）. 中华消化杂志，2014，34（7）：433-448.

编辑　吕　熙

附 录

1222736_PSCG1957_R3_PGCSIL   Sequence Name: M122273 *rpS6* shRNA fragment   L F   Run ended: Dec 24, 2009

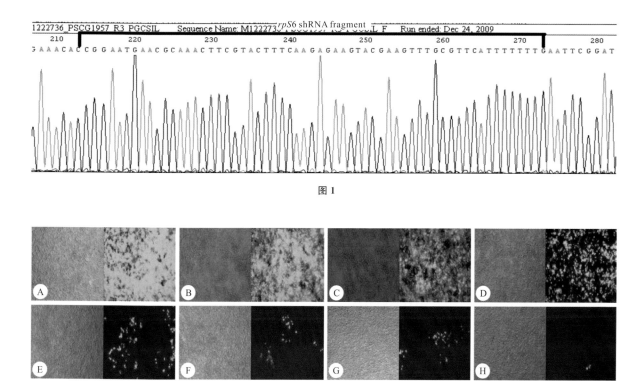

图 1

图 2

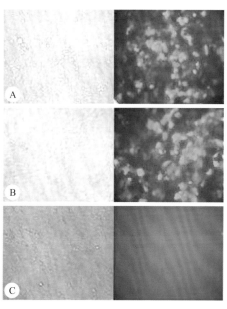

图 3

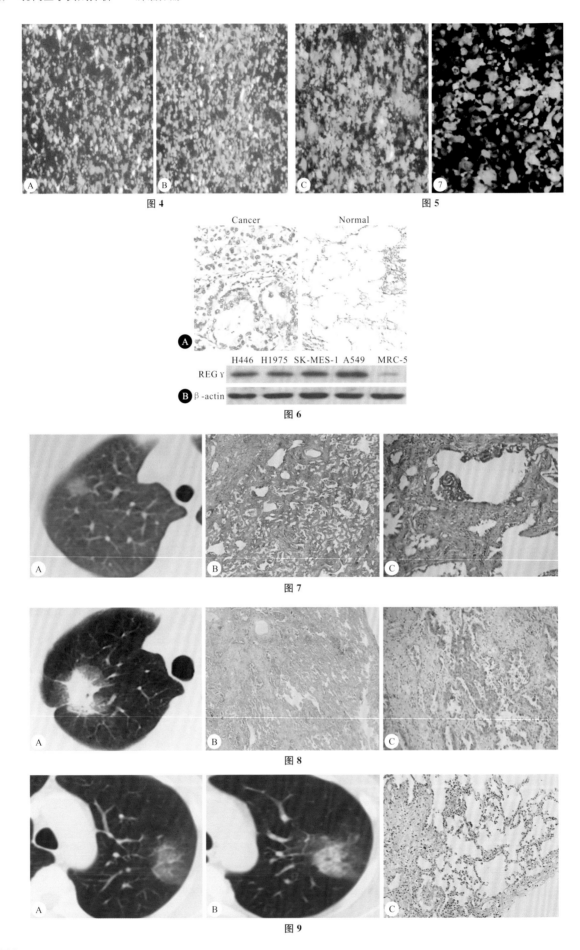

图 4

图 5

Cancer　　　　　Normal

A

H446　H1975　SK-MES-1　A549　　MRC-5

REGγ

B β-actin

图 6

图 7

图 8

图 9

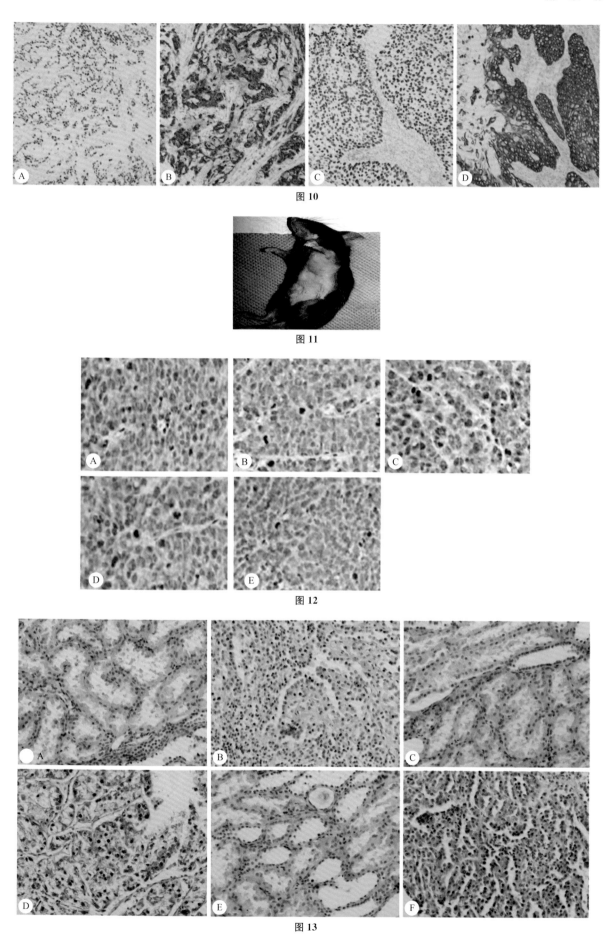

图 10

图 11

图 12

图 13

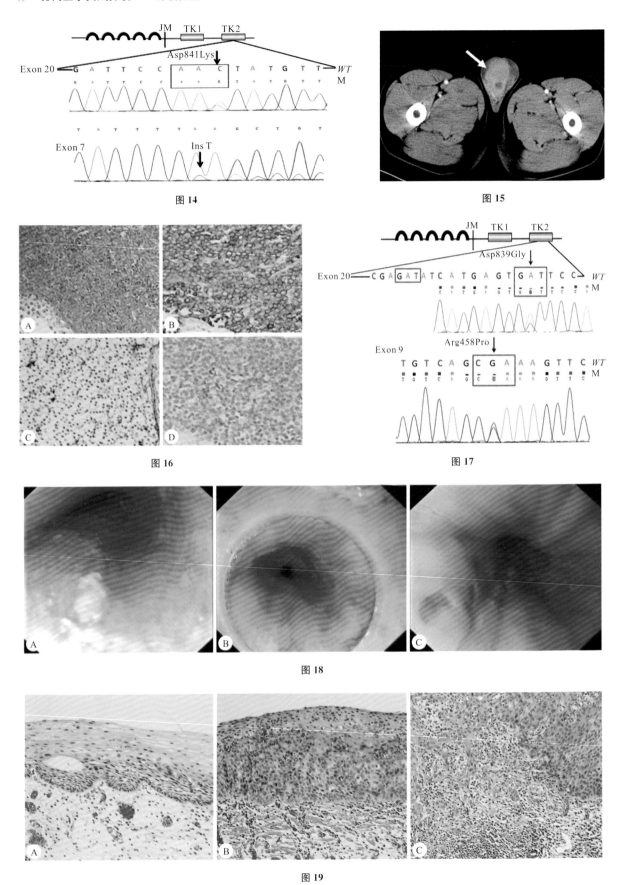

图 14

图 15

图 16

图 17

图 18

图 19